Mosaik
bei GOLDMANN

Buch

Dies ist kein Diätbuch! Denn mit dem LOW FETT 30-Basisbuch kann man dauerhaft abnehmen und trotzdem normal essen, solange maximal 30 Prozent der Kalorien aus Fett stammen. Also Schluss mit den Crash-Diäten, dem Fitness-Terror und dem frustrierenden Jojo-Effekt. Das Programm passt zu jedem Lebensstil, egal, ob man gern aufwändig kocht, im Büro isst oder nur Zeit für ein schnelles Fertiggericht hat. Gabi Schierz und Gabi Vallenthin erklären die Grundlagen und stellen Vorher-Nachher-Storys, viele Rezepte, Tipps und Tricks zur Umsetzung sowie praktische Übersichten mit Nährwertangaben vor.

Autorinnen

Gabi Schierz ist Diplom-Ökotrophologin und arbeitete in der Ernährungsindustrie als Produktmanagerin.
Gabi Vallenthin ist die eigentliche Initiatorin des LOW FETT 30-Konzepts. Schon als Säugling übergewichtig, hat sie im Laufe ihres Lebens nahezu alle Diäten kennen gelernt. Mit dem Ergebnis, anschließend wieder zuzunehmen. Mit der Fett-Formel von LOW FETT 30 gelang es ihr, dem Teufelskreis zu entrinnen.

Im Sonderheft der Stiftung Warentest (April 2002) zum Thema »Diäten« erhielt das Gruppenkonzept LOW Fett 30-konkret die Bewertung »sehr empfehlenswert«, und auch weitere Bücher der Autorinnen wurden bei den 22 besten Abnehmkonzepten auf dem Markt eingestuft.

Internet: www.lowfett.de

GABI SCHIERZ
GABI VALLENTHIN

LOW FETT 30
Essen
macht Spaß

Das Basisbuch zum
Abnehmen ohne Diät

Mosaik
bei GOLDMANN

Bildnachweis: S. 8, 11, 174, 364: Gabi Vallenthin; S. 27 bis 56: Die Fotos der LOW FETT 30-Anwender/innen wurden von den Beteiligten zur Verfügung gestellt.

Umwelthinweis:
Alle bedruckten Materialien dieses Taschenbuches
sind chlorfrei und umweltschonend.

Originalausgabe April 2002
© 2002 Wilhelm Goldmann Verlag, München,
ein Unternehmen der Verlagsgruppe Random House GmbH
Umschlaggestaltung: Design Team München
unter Verwendung eines Fotos von
Gabi Vallenthin
Redaktion: Claudia Daiber
Satz: Uhl + Massopust, Aalen
Druck: GGP Media, Pößneck
Verlagsnummer: 16504
kö · Herstellung: Max Widmaier
Printed in Germany
ISBN 3-442-16504-0
www.goldmann-verlag.de

5 7 9 10 8 6 4

Inhalt

Teil 1

Teil 2

Teil 3

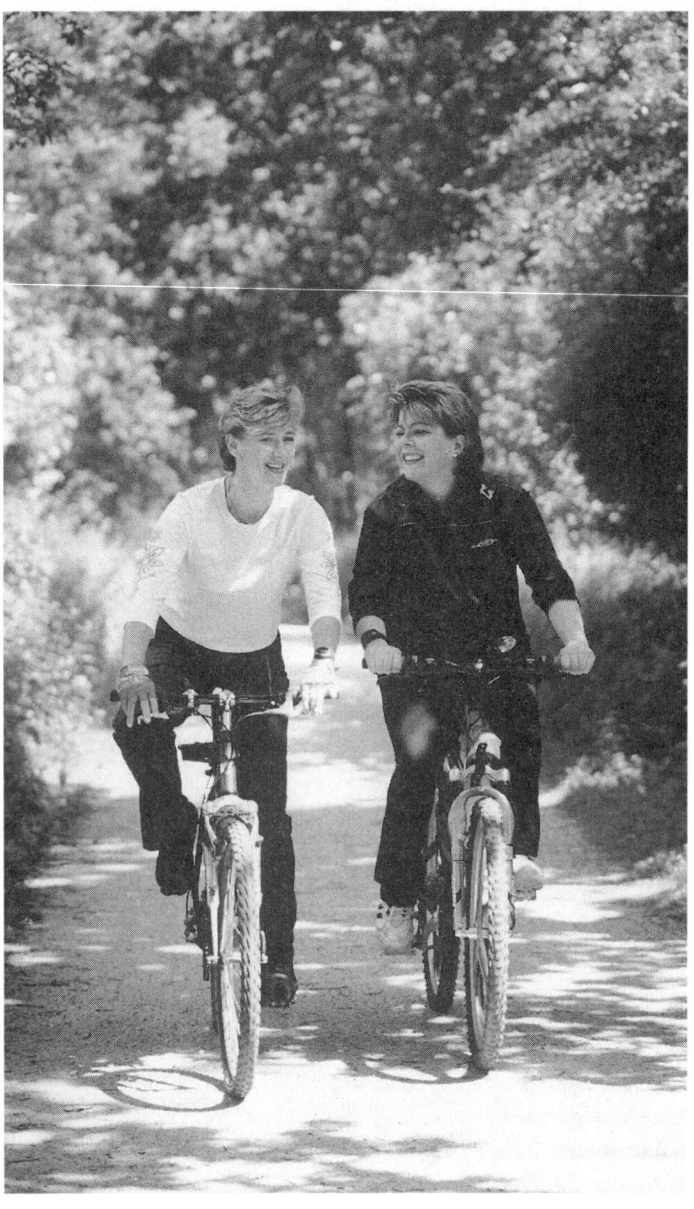

Teil 1

Guten Tag

Bevor wir uns in die Vollen stürzen, um Ihnen die Grundlagen von LOW FETT 30 und seine Feinheiten vorzustellen, möchte ich mit Ihnen einen kleinen Ausflug in meine eigene Vergangenheit machen, damit Sie verstehen können, warum ich persönlich, und auch meine Partnerin Gabi Schierz, so überzeugt von LOW FETT 30 sind.

Meine eigene Geschichte ist die eines typischen dicken Kindes: Ich war noch keine drei Tage alt, da hatte ich schon Übergewicht. Als kleiner Bomber lag ich – sagt meine Mutter! – im Bett und brüllte alle drei Stunden, weil ich Hunger hatte. Die damaligen Kinderärzte waren leider vom alten Schlag: Ein Kind wird gefüttert, wenn die Zeit um ist – also 4 Stunden – was für mich bedeutete, dass ich eine Stunde meine eigenen Nerven – aber auch die meiner Umgebung – ruinierte.

Das erste Muster für eine Essstörung war damit erfolgreich gelegt.

Angeblich habe ich mich für alles Essbare erwärmen können. Mit elf Monaten habe ich mich liebevoll mit einer Gänsekeule beschäftigt und war angeblich nicht gewillt, sie wieder herzugeben, obwohl mangels Zähnchen nicht mehr drin war, als hingebungsvoll an ihr herumzulutschen.

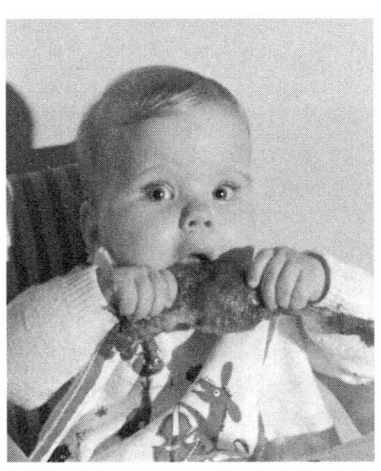

Als ich mich dann endlich alleine bewegen konnte, war ich sehr schnell in Sachen Nahrungssuche unterwegs: Nicht einmal der Küchenschrank bei meiner Oma war vor mir sicher, denn er enthielt gesammelte Zuckerstückchen aus verschiedenen Cafés – und mit einem Küchenstuhl und einem dicken Telefonbuch war ich als Vierjährige durchaus in der Lage, da dran zu kommen.

Mein Bruder, zwei Jahre jünger als ich, war das genaue Gegenteil von mir: dürr, immer auf Achse, nicht zu bändigen und chronisch appetitlos. Mit dem Effekt, dass liebe Freunde und Verwandte ihm zwei Tafeln Schokolade mitbrachten und mir... ein Buch. (»Das Kind ist ja ein bisschen dick, und da dachten wir...«) Glauben Sie bloß nicht, dass Kinder das nicht mitbekommen.

Um die Schokolade habe ich meinen Bruder natürlich glühend beneidet und auch darum, dass sich die ganze Familie größte Mühe gab, den Kleinen ein bisschen aufzupäppeln – um im gleichen Atemzug meinen Teller wegzuziehen mit dem Hinweis »Du bist satt«.

Nein, meine Eltern haben das nicht gemacht, weil sie mich quälen wollten, sondern weil sie die Probleme vorhergesehen haben, die ich spätestens als junges Mädchen haben würde: Der Marktwert von übergewichtigen Frauen ist einfach schlechter als der von dünnen. Und da Eltern nur das Beste für ihr Kind wollen, wurde mein Dicksein zu einem der zentralen Themen in unserer Familie.

Meine Mutter hat sich auch wirklich viel Mühe gegeben, aus mir ein schlankes Kind zu machen. Schon in der Grundschule gab es bei uns keinen Nachtisch mehr, auch die Suppe fiel dem Wunsch nach einer hübschen Tochter (und einem adretten Ehemann!) zum Opfer – und mit 14 war ich das erste Mal Mitglied in einer Gruppe der Weight Watcher.

Mit einem Wort: Diäten gehörten zu unserem Leben. Ich erinnere mich lebhaft an die Diskussionen, die in unserer Familie geführt wurden, als die erste Kunde von der Atkins-Diät rüberschwappte. Wir haben Eierkuren und Reistage durchgezogen und an die Tage, an denen es nur eineinhalb Liter fettarme Milch über den Tag verteilt gab, kann ich mich auch erinnern.

Es gibt kaum ein Thema, das bei uns so strapaziert wurde, wie das um die Figur – und es gibt nach meiner Erinnerung keine Diät, die wir nicht zumindest im Ansatz ausprobiert hätten. Sie aufzuzählen würde den Rahmen dieser Einführung sprengen. Heute weiß man über kurzfristige Reduktionsdiäten (sei es, dass die Reduktion über den Brennwert oder durch die Kombination oder Auslassung bestimmter Nahrungsmittelgruppen erreicht wird) nur eines wirklich sicher:

Sie sind alle – samt und sonders – ungeeignet, dauerhaft Gewicht zu reduzieren, wenn man nicht bis zu ihrem Ende einen neuen Lebensstil erlernt.

Damit habe ich jetzt eine Botschaft für Sie, die Sie wundern wird:

Es ist letztlich völlig gleichgültig, mit welcher Methode Sie abnehmen (körperliche Verträglichkeit vorausgesetzt!). Selbst wenn man sich eines Tages zwölf Monate ins Koma versetzen lassen könnte, um unter ärztlicher Aufsicht abzunehmen, dann funktioniert auch das nur, wenn Sie nach diesen zwölf Monaten ein anderes Leben führen als das, das Sie hat dick werden lassen.

Ein Glück, dass wir das JETZT zumindest wissen.

Wenn ich mir heute die Bilder von damals betrachte, finde ich mich eigentlich gar nicht so übermäßig dick – verglichen mit den wirklich dicken Kindern, die wir heute immer häufiger sehen.

Ich mache es kurz: Ich hatte noch nie in meinem Leben Normalgewicht. Nicht mal annähernd. Auch heute noch nicht.

Dennoch war ich dank des Ballettunterrichts (meine Mutter hat wirklich alles unternommen, damit ich nicht als dicker

Trampel ende!) als Kind gelenkig und keineswegs unsportlich. Die Möglichkeiten aber, die wir heute in Sachen Freizeitsport haben, gab es in den 60er und 70er Jahren natürlich noch nicht – schon gar nicht in ländlichen Gegenden.

Am Tag meines Abiturs wog ich 81 Kilo und sah dabei eigentlich richtig nett aus.

Mit zwölf hatte ich bereits die ersten »richtigen« Diäterfahrungen, und durch die Diäten nahm ich auch hervorragend ab, um danach noch besser wieder zuzunehmen.

Ich habe mich mindestens ein Mal komplett abgenommen, doch dank des Jojo-Effektes wog ich spätestens nach einem Jahr mehr als beim Start der neuen Diät.

Das wirklich Interessante dabei ist, dass man als dicker Mensch mehr über Ernährung weiß als die meisten dünnen. Man kennt von jedem blöden Obst oder Gemüse die Kalorien pro 100 Gramm, gibt ein Heidengeld für Diäten, Pulver und Drinks, Riegel und Körner aus, isst IMMER mit schlechtem Gewissen, sogar Karotten und Salatgurke, und hat das ständige Gefühl zu versagen.

Im Gegensatz zu Rauchern oder Alkoholikern können Sie ja nie wirklich clean werden: Denn ganz im Gegensatz zu anderen Drogen MÜSSEN Sie essen, um am Leben zu bleiben. Und irgendwann vergessen Sie einmal die Bremse und geraten unvermittelt und mit voller Wucht wieder in die Sucht.

Dazu kommt, dass Sie sich natürlich von jedem Idioten anhören müssen, dass Sie zu dick sind und ENDLICH etwas dagegen unternehmen sollten. Glauben diese Menschen eigentlich, dass man keinen Spiegel hat?

Einem Arzt, der mir bei 110 Kilo väterlich in die Augen sah und meinte, ich wäre übergewichtig, konnte ich nur mit einem Augenaufschlag entgegenhauchen: »Ach, wirklich?«

Und falls Sie zu den glücklichen Dünnen gehören: Seien Sie froh, dass Sie ohne ein Gefühl aufsteigender Panik an Schulbushaltestellen vorbeigehen können. Denn 10- bis 20-Jährige sind von einer gnadenlosen Brutalität, wenn ein Dicker an ihnen vorbeigeht.

Danken Sie dem lieben Gott, dass Sie vor anderen Menschen in ein Brötchen beißen dürfen, OHNE ein schlechtes Gewissen zu haben und ohne darauf zu warten, wer denn nun JETZT die Augen hoch rollt.

Es ist überhaupt nicht witzig, dick zu sein. Und es ist eine unsägliche Unverschämtheit, was man sich alles anhören muss, wenn man dick ist.

Gerne zu essen – oder sogar ein Overeater zu sein – ist die einzige Macke, die andere ohne Probleme erkennen können.

Für jeden Alkoholiker, Fixer, Kokser oder Raucher hat die Gesellschaft Verständnis – aber bitte nicht für Leute mit Übergewicht, denn die haben ja bloß keine Disziplin.

Dabei hat mir nur jeder gesagt, ich sollte weniger essen. Ich esse aber leidenschaftlich gerne. Immer zurücknehmen? Immer Disziplin? Hunger haben? Immer vor jedem Bissen nachdenken, ob man den noch essen darf, ob dieser Happen die Tagesbilanz nicht doch noch durcheinander bringt?

1000-kcal-Diäten werden besonders gerne empfohlen. Und immer noch von Medizinern und Ernährungswissenschaftlern. Dabei ist das Problem ja nicht der Brennwert der Nahrung, sondern das Problem liegt darin, dass ich mehr esse, als ich sollte; als ich brauche.

Ich habe Akupunktur genauso versucht wie Hypnose, ich habe heilgefastet und bin in die Psychotherapie gegangen, ich habe Gruppen besucht und Entspannungs-CDs zum Abnehmen gehört – aber alles hilft nichts gegen die Lust am Kauen und Schlucken.

Wenn man DAS lassen soll, dann steht man einfach total unter Strom.

1996 wog ich dann endlich 110 Kilo. Und genauso sah ich damit auch aus. Und exakt so elend habe ich mich auch gefühlt:

Konfektionsgröße 50 auf dem Übergang zu 52, Atemnot beim Gehen, Mondgesicht, nach außen hin fröhlich und ganz mit mir zufrieden, tief drinnen todunglücklich, weil sich mein »Marktwert« als Frau in den tiefen Minusbereichen bewegte. Fotos aus dieser Zeit gibt es kaum noch, denn auf jedem Foto sah ich so fürchterlich aus, dass ich es sofort zerrissen und weggeworfen habe.

Meine Wende kam noch im selben Jahr.

Auf einer Zugfahrt las ich einen Roman, der mein ganzes Leben verändert hat: »Echt süß«. Die Heldin in diesem Roman kocht und backt, ist lieb und dick, ein echter Schatz! Was ihren nörgelnden Ehemann nicht daran hindert, sie gegen die dürre Sprechstundenhilfe aus seiner Zahnarztpraxis auszutauschen. Dann geschieht das Unfassbare:

Nur durch eine Veränderung ihrer Essgewohnheiten nimmt die Protagonistin des Stückes ab, wird schlank, schön, erfolgreich – ohne zu hungern.

Natürlich ist das Disneyworld, wenn Sie das lesen. Quatsch. Schön wär's. Essen und Abnehmen.

Ich hielt das Ganze für einen netten Roman. Doch offensichtlich habe ich unmittelbar nach der Lektüre meine Essgewohnheiten leicht verändert: Drei Wochen, nachdem ich das Buch beendet hatte, konnte ich meine Lieblingsjeans nach dem Waschen DIREKT schließen, ohne mich aufs Bett zu legen.

Die Waage brachte dann die Gewissheit: drei Kilo in drei Wochen.

Erst dachte ich natürlich, ich hätte Krebs. Logisch. Wer nimmt schon einfach so ab.

Aber dann fiel mir der Roman wieder ein – den ich daraufhin natürlich noch einmal las, und jetzt aus einer völlig anderen, ungläubigen, neugierigen Perspektive.

Ich setzte nun konsequent die 30-Prozent-Regel (max. 30 Prozent der kcal aus Fett) bei allen meinen Einkäufen um. Bei meinen Nachforschungen kam heraus, dass selbst die Deutsche

Gesellschaft für Ernährung vor rund 15 Jahren diese Empfehlung in Hinblick auf das Fett ausgesprochen hatte.

Und ich ging mit Rechner einkaufen, verbrachte Stunden im Supermarkt, untersuchte zahllose Verpackungen auf Nährwertangaben und rechnete, und staunte, und ärgerte mich mitunter fast schwarz über meine Blödheit als Verbraucher (dazu später noch mehr!).

Allerdings gab es dann doch noch ein paar Highlights. Eines war die Entdeckung, dass die »Super Dickmanns« nicht mehr als 30 Prozent der kcal aus Fett haben. Noch am gleichen Tag fuhr ich in einen Großmarkt und kaufte da eine Gastronomie-Packung der Schokoschaumküsse. In nur vier Stunden hatte ich 24 Stück, also eine komplette Lage des Großkartons, gekillt.

Mir war kotzübel, aber ich glaube, ich war selten glücklicher als an diesem Tag: endlich essen, ohne ein schlechtes Gewissen zu haben. Und dann noch etwas essen, was ich mir jahrelang verkniffen hatte.

Ich glaube, an diesem Tag hatte ich die Idee mit dem Label: Denn so glücklich wie ich – das wurde mir mit einem Schlag klar – könnten ganz viele Verbraucher sein, wenn sie einem Produkt direkt ansehen könnten, ob es LOW FETT 30 ist oder nicht.

Eine unglaubliche Idee. Völlig unmöglich, sie zu realisieren. Vielleicht, wenn ich Frau Unilever wäre… oder Frau Nestlé. Aber als Nobody ohne reichen Daddy im Hintergrund ein hoffnungsloses Unterfangen.

Aber wie das im Leben eben so ist, wenn es sein soll, dann helfen die Zufälle.

Mein erster »Zufall« tauchte in Form des Astrologen Winfried Noé auf – den ich hier einmal herzlich grüßen und mich für seine Arbeit bedanken möchte!

Meine Firma lief zwar ganz nett, aber irgendwie war ich nicht so richtig zufrieden. Ich musste viel arbeiten für (in meinen Augen) mäßigen Erfolg – meine Kunden waren zwar zufrieden, aber ich hatte immer wieder Pech, dass Ansprechpartner wechselten, geplante Etats immer dann wegfielen, wenn gerade ein neuer akquiriert war.

Und dann gab es da noch ein paar Projekte, von denen ich dachte, dass sie Erfolg haben könnten – eines war LOW FETT 30.

Winfried erstellte dann mein persönliches Horoskop – die Fragestellung war: Wie soll ich die Weichen meiner kleinen Firma stellen, um meine Lebensaufgabe zu finden?

Seine Antwort lautete: Wenn ich ein Aufgabengebiet hätte, womit ich bei anderen Menschen eine Verhaltensänderung bewirken würde, dann würde ich nicht nur Erfolg haben, sondern merkwürdigerweise würde sich mein eigenes Gewichtsproblem dadurch entschärfen.

Damit war klar: Auch wenn es das schwierigste der 5 möglichen »Babies« war, sollte ich alles auf eine Karte setzen und mich voll und ganz auf LOW FETT 30 konzentrieren.

Zum damaligen Zeitpunkt hätte jeder Marketingmensch, Unternehmensberater, Venture-Capital-Geber und Erfolgsstratege nur ein müdes Lächeln für mich gehabt.

Dass das heute anders ist, liegt vor allem am Konzept selbst. LOW FETT 30 ist ein Ernährungs- und Bewegungskonzept, das für jeden geeignet ist. Und für jeden besser geeignet ist als unsere gewohnte Ernährung mit zu viel Fett und zu wenig Natur auf dem Teller.

Davon gleich mehr. Der Rest der Story ist schnell erzählt.

Bei einer Veranstaltung meines Marketing Clubs lernte ich meine heutige Partnerin kennen. Wir waren uns auf Anhieb sympathisch – beide heißen wir Gabi, beide sind wir im Sternzeichen Schütze geboren – und obwohl es mir (ein Jahr vor dem Besuch beim Astrologen) nicht gelungen war, sie als Kunden zu gewinnen, hatte ich sie in bester Erinnerung, als ich sie nach der Prophezeiung von Winfried Noé wieder traf.

Ich wusste, dass sie Ernährungswissenschaften studiert hatte und dass sie mehr als zehn Jahre in der Lebensmittelindustrie tätig gewesen war. Auch sie befand sich an einem beruflichen Scheidepunkt (so viel zum Thema »Zufall«) – und ich erklärte ihr LOW FETT 30 und meine Idee dazu.

Nach anfänglicher Skepsis (erfolgreich Abnehmen ohne Diät ?????????) und einer Zeit des Überlegens fing sie Feuer.

Ich rechne es ihr heute noch hoch an, dass sie sich auf diese verrückte Idee eingelassen hat. Drei Monate später (das Label war eingetragen, wir hatten schon bei einer Ersatzkasse und bei einer Lebensmittelkette zwei Präsentationen absolviert) hatten wir den ersten Buchvertrag unter Dach und Fach.

Das Grundkonzept, mit dem wir damals die LOW FETT 30-Buchreihe starten wollten, mussten wir im Selbstverlag herausbringen, weil ein wesentlicher Teil des Konzeptes die genaue Kenntnis über Lebensmittel ist – und unser Verlag befürchtete, dass das als Schleichwerbung interpretiert werden könnte.

Acht Industrieunternehmen sagten spontan zu, weil ihnen die Idee von LOW FETT 30 so gut gefiel und völlig plausibel war. Unser besonderes Dankeschön geht an die Firma Haribo, ein Partner der ersten Stunde. Auch unser erster Labelnehmer, die Firma Multaben, bewies Mut und kennzeichnete die Verpackungen. Sehr zur Freude der Verbraucher, die jetzt bewusst nach diesen Produkten Ausschau halten. Ohne Unternehmen, die Mut beweisen und eine Idee mittragen, ist es sehr schwierig, neue Konzepte auf den Markt zu bringen.

Uns liegen mehr als 10 000 Votumskarten und E-mails vor, die uns Verbraucher mit einem klaren »Ja für LOW FETT 30« zurückgesandt haben. Für viele Verbraucher ist es deshalb völlig unverständlich, warum die Industrie immer noch zögerlich reagiert.

Hier einige Argumente, mit denen uns Industrieunternehmen abgeschmettert haben und teilweise noch abschmettern.
1. Der Verbraucher will Spaß beim Essen und sich darüber keine Gedanken machen.

2. Wir möchten den Verbraucher nicht so weit informieren, denn damit »kannibalisieren« wir andere Produkte, die mehr als 30 Prozent der Kalorien aus Fett haben. (Anmerkung: Dem Bierkonsum hat es auch keinen Abbruch getan, dass es alkoholfreies Bier gibt, und auch die Diät-Cola hat eher neue Verbrauchergruppen erschlossen, als alte »umgemodelt«. Wenn man mit LOW FETT 30-Kartoffelchips auf den Markt kommt, dann werden normale Chips trotzdem weiter gegessen – aber diejenigen, die sich seit Jahren Chips verkneifen, weil sie der personifizierte Dickmacher sind, die würden DANN eben nicht weiter verzichten, sondern die Alternative wählen.)

3. Wenn wir unsere Produkte nicht mehr nur über den Spaß verkaufen, machen wir uns unglaubwürdig (das war ein Hersteller von LOW FETT 30-Süßigkeiten!).

4. Wir warten mal, ob andere damit Erfolg haben, und hängen uns dann dran.

5. Es ist uns zu teuer, die Verpackung zu ändern.

6. Das Label ist zwar sinnvoll, aber es stört das Design der Packung.

Wir waren mehr als überrascht, dass so viele Produktverantwortliche so wenig über die Nöte von Verbrauchern wissen. Manche Hersteller von Diätprodukten vermittelten uns den Eindruck, dass Übergewicht nur eine wunderbare Chance ist, um Kasse zu machen.

Denn offensichtlich geht es weder darum, offen zu deklarieren, noch geht es darum, dem Verbraucher eine Hilfestellung zu geben.

Viele Trends im Food-Bereich sind oft nur gute und Gewinn bringende Marketing-Gags. Viele Hersteller halten nicht einmal hinter dem Berg damit, dass ihre Produkte eigentlich völlig überflüssig sind – und auch nicht viel bringen –, aber sie verkaufen sich gut. Weil wir gerne gesünder leben möchten nach

BSE und MKS und Nitraten und Flüssig-Ei-Skandalen (schon vergessen?) und Schwermetallen im Gemüse.

Wir können Ihnen versichern:

LOW FETT 30 ist KEIN Marketing-Gag.

LOW FETT 30 ist eine sinnvolle, praktikable und erfolgreiche Methode, falsche Ernährungsweisen so umzustricken, dass die Einschränkung gering ist, der Erfolg aber dennoch kommt.

LOW FETT 30 ist vor allem keine Diät. Es ist eine dauerhafte Umstellung – und dazu muss es einfach erst einmal »klick« gemacht haben.

Und ob Sie überzeugte Vegetarier sind, Biokost vorziehen, gerne selbst kochen oder Fertiggerichte essen, weil Sie keine Zeit und auch keine Lust haben, selbst zu kochen, dann ist das IHRE Entscheidung. LOW FETT 30 lässt sich auf jede Sonderernährungsform übertragen, vorausgesetzt, Sie sind vom Grundsatz her gesund.

Diabetiker und Menschen mit starken Stoffwechselstörungen können LOW FETT 30 zwar auch umsetzen, sollten dies aber vorher unbedingt mit ihrem Arzt besprechen und sich beraten lassen, ob alle Empfehlungen, die von gesunden Menschen bedenkenlos übernommen werden können, auch für sie gelten.

Wir werden auch mit ein paar grundsätzlichen Ernährungsdogmen aufräumen. Vieles, was heute an Ernährungslehre vermittelt wird, ist zwar in der Theorie richtig, geht aber voll an der Realität vorbei. Es ist illusorisch, in einer Welt von Pizzaservice und netten Abendessen, von Betriebskantinen und einem umwerfenden Angebot an Süßigkeiten an jeder Tankstelle den zuckerfreien, vegetarischen Vollwertesser als Leitbild zu propagieren.

Natürlich WÄRE das besser.

Es gibt so viele Dinge, die besser wären, wenn sie anders wären. Dennoch sind sie, wie sie sind. Und daran ändern auch frömmelnde Ernährungsexperten nichts, die in ihrem Leben noch nie mit Übergewicht zu kämpfen hatten.

Und natürlich gebe ich diesen Experten Recht, wenn sie sagen, dass sie keine Probleme mit ihrem Gewicht haben, weil sie sich so perfekt ernähren. Aber wenn das Problem schon einmal vorhanden ist, sind Dogmen und hehre Lehren aus dem Elfenbeinturm nicht geeignet, um meinen Appetit zu bremsen, den ich habe, wenn ich gefrustet bin, meine Antriebslosigkeit für den Sport zu beheben und es zu schaffen, dass ich genau das esse, was ich brauche.

Wissenschaft ist oft nur Theorie.

Und LOW FETT 30 ist Praxis. LOW FETT 30 ist umsetzbar, es funktioniert. Es funktioniert bei Overeatern und vielen anderen Formen von Essstörungen, weil es den Druck wegnimmt, unter dem die Betroffenen stehen.

Und selbst wenn Sie es auch mit LOW FETT 30 nicht schaffen, Twiggy-Maße zu bekommen, werden Sie damit Gewicht verlieren und Lebensfreude gewinnen. Und nur das ist entscheidend. Dass Sie sich besser fühlen und wieder in ein Brötchen, in ein Stück Kuchen oder ein herzhaftes Stück Fleisch beißen können, ohne sich gleichzeitig für Ihre Disziplinlosigkeit und Ihren schwachen Charakter zu verdammen.

Das war die Einleitung!

Und jetzt geht's richtig los!

Halten Sie sich fest, wir werden Ihr Leben verändern.

Das ist LOW FETT 30

LOW FETT 30 ist ein Ernährungs-und Bewegungskonzept.

Eigentlich wären wir alle gesund und schlank, trainiert und gut gebaut, wenn unsere »Zivilisation« nicht wäre.

Denn sie hat uns (neben den unglaublich tollen Sachen wie Internet, weltweiten Reisemöglichkeiten, Ausrottung der meisten Krankheiten…) zwei Dinge beschert, die für uns nicht gut sind:

1. die ständige Verfügbarkeit von Nahrung samt ihrer leichten Zubereitung;
2. die Möglichkeit, sich nicht bewegen zu müssen, um sich Nahrung (Futter!) zu besorgen.

Wie alle Lebewesen ist auch der Mensch bequem. Er lebt streng nach dem Minimalprinzip: Wie überlebe ich mit möglichst wenig Aufwand.

Futter erjagen (wie unsere Vorfahren) ist Aufwand; rennen (hinter Wild), graben (nach Wurzeln), weite Strecken laufen (auf der Suche nach neuen Lager- und Futterplätzen), körperliche Kämpfe (mit Tieren und Artgenossen) sind alles Anstrengungen, die heute nicht mehr nötig sind. Wir fahren in den Supermarkt, packen die Tüten voll und sind – husch – schon wieder weg.

Am Stand vor dem Supermarkt noch schnell ein halbes Hühnchen »erjagt« oder eine Portion Pommes mit Mayo und Ketchup »erlegt«, und ab nach Hause auf die Couch und vor den Fernseher.

Für das bisschen, was wir körperlich leisten, benötigen wir eigentlich nicht viel Nahrung. Weil Essen aber Spaß macht und in so vielfältigen Formen und für jeden Geschmack angeboten wird, essen die meisten über den Bedarf hinaus.

Selbst wenn das Gefühl von Hunger und Sättigung noch funktioniert, richtet der hohe Anteil an Fett in der Nahrung auch bei Schlanken Schäden an.

Der Bundesdeutsche (und da befindet er sich in guter Gesellschaft mit seinen europäischen Kollegen) nimmt pro Tag rund 150 Gramm Fett zu sich. Ernährungswissenschaftler aber empfehlen, es sollten nicht mehr als 60 Gramm für eine normalgewichtige Frau und nicht mehr als 80 für einen Mann sein.

Kein Wunder, dass so viele von uns mit Speckröllchen kämpfen.

Das Fazit, das man daraus ziehen muss, lautet:

Wenn Sie etwas verändern wollen, müssen Sie weniger gehaltvoll essen und sich dazu mehr bewegen.

Geben Sie es zu:
Genau das hatten Sie befürchtet!

Hungern und Sport – bah!

Jetzt aber kommt der Trick von LOW FETT 30: Sie sollen nur so viel tun, dass Ihr Körper nicht anfängt, sich gegen Ihre Aktivitäten zu wehren.

Sie sollen Ihre Ernährungs-und Bewegungsgewohnheiten nur ganz, ganz sanft verändern.

Sie sollen nicht weniger essen, sondern nur den Anteil des Fettes in Ihrer Nahrung ändern.

Und Sie sollen nicht sofort losjoggen, sondern ein kleines bisschen mehr Bewegung einbauen.

»Sport ist Mord«

Wenn wir bei Beratungen sagen, man solle mehr SPORT machen, fällt meistens eine Klappe: Sport assoziieren die meisten Sport-Abstinenten mit Schulsport, sprich mit Leistung. Also 400-m-Aschenbahn, Bundesjugendspiele, Zirkeltraining und Geräteturnen. Bewegung bis zum Kotzen! Und das noch unter Aufsicht eines (strengen!) Lehrers, der unsere Leistungen bewerten musste. Und die, die nicht gerne Sport gemacht haben als Kinder, waren eben auch keine Bewegungsnaturelle. Also war es anstrengender und schwieriger als bei sportbegabten Kindern. Übersetzen Sie mal bitte »sportlich« mit »sport-begabt« ... merken Sie den Unterschied? Sportlich hat eine ähnliche Wertigkeit wie schön, jung, schlank, sexy – alles Dinge, die wir ohne weiteres ändern können, die, das suggeriert die Werbung, nur eine Frage der Disziplin und der richtigen Kleidung, des richtigen Parfüms, des richtigen Autos und der richtigen Zigaretten sind. Sport-begabt aber fällt in dieselbe Kategorie wie die Worte sprach-begabt, Mathe-Genie, musikalisch ... Es ist eine Frage der Begabung. Nichts, was man mit Disziplin alleine schaffen kann, sondern man muss einen Teil davon mitbringen. Tatsächlich gibt es Menschen, die erlernen jede neue Sportart schnell, und denen macht das natürlich auch Spaß. Und dann gibt es die, die ängstlicher sind, ungeschickter, weniger geschmeidig – und wenn Sie dazugehören: AUCH kein Problem. Dann müssen Sie eben Sportarten erlernen, die einfach sind, die Ihnen NICHT schwer fallen. Und Sie müssen Geduld mit sich haben. Vertrauen Sie darauf: Sie können auf jeden Fall mehr Bewegung in Ihr Leben einbauen.

Unser Anliegen ist, dass Sie versuchen, die Erfahrungen

aus dem Schulsport durch eine neue Einstellung zu ersetzen:

Bewegung kann Spaß machen. Sie kann einem durch
emotionale Tiefs helfen, sie führt zu mehr Sauerstoff im
Körper und zu einer Ausschüttung von Glückshormonen!

Und wie Sie dahin kommen, das erklären wir Ihnen
ganz ausführlich!

Vorhang auf

Da Beispiele viel überzeugender sind als Theorien, haben wir
erfolgreiche LOW FETT 30-Anwender darum gebeten, ihre
Geschichte in Wort – und nach Möglichkeit auch Bild – zu er-
zählen. Auf dem linken Foto sehen Sie jeweils die Teilneh-
mer/innen vor, auf dem rechten Foto nach der Ernährungsumstellung nach den Prinzipien des LOW FETT 30.

31 Teilnehmer, die wir privat, auf unseren Internetseiten
oder in einem der Kurse unserer LOW FETT 30-Trainings-
GmbH von LOW FETT 30 überzeugen konnten, werden wir
Ihnen auf den nun folgenden Seiten vorstellen.

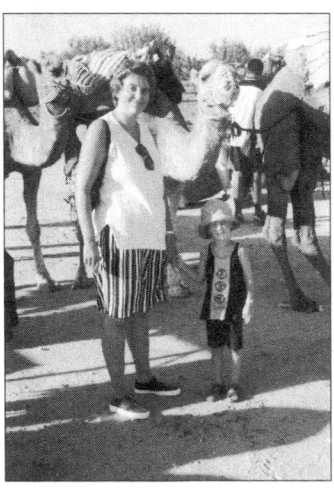 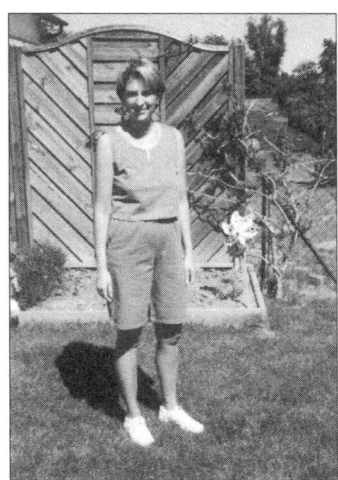

Name:	Andrea Caspar
aus:	Gronau
Familienstand:	verheiratet, 2 Kinder
Alter:	35
Startgewicht:	89 kg
heutiges Gewicht:	67 kg
Sport:	bis zu zweimal pro Woche
	Fitnessstudio und Rad fahren

Andrea Caspar aus Gronau schickte uns aufgrund unseres Aufrufes nach erfolgreichen Abnehmern folgende E-Mail: »…ich bin so begeistert vom LF30-Prinzip, dass ich auch andere sehr gerne motivieren möchte mitzumachen. Ich selbst habe vom 2. September 2000 bis heute (23. April 2001 – Anm. d. Red.) 22 Kilogramm abgenommen. Eigentlich hatte ich mir nur 15 Kilogramm vorgenommen, doch da ich nicht das Gefühl hatte, auf etwas verzichten zu müssen, habe ich einfach weitergemacht und lebe auch heute noch nach dem LF30-Prinzip. Vor zwei Wochen habe ich meine Blutwerte kontrollieren lassen: Sie waren top! Früher waren Cholesterin und Triglyceride immer etwas erhöht.

Ich stelle mich gerne für Euer Buch zur Verfügung.«

Andreas Meinung zu LF30: »Ja, ich bin von LF30 total überzeugt, denn es war für mich der einzige Weg, endlich Pfunde zu verlieren, ohne etwas dabei zu vermissen. Normalerweise hatte ich sofort Heißhunger, wenn ich nur das Wort ›Diät‹ gehört habe. Da alles erlaubt ist, hatte ich nie das Gefühl, auf etwas verzichten zu müssen. Wenn ich Lust auf Süßes hatte, habe ich mir statt Schokolade ein paar Gummibärchen gegönnt. Es gibt eben für alles eine gute LF30-Alternative. Ich habe weder Brotscheiben noch Kalorien zählen müssen. Mein Magen hat nie geknurrt – deshalb war ich auch ausgeglichen. Bin immer noch bei LF30, obwohl ich mein Wunschgewicht schon längst erreicht habe. Es tut mir und meiner Gesundheit einfach gut.«

Andreas Lieblingsgericht ist Überbackenes Kasseler (Seite 210).

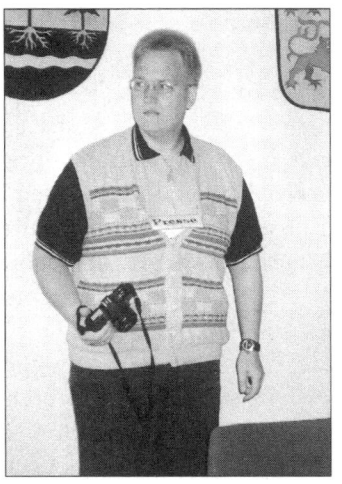 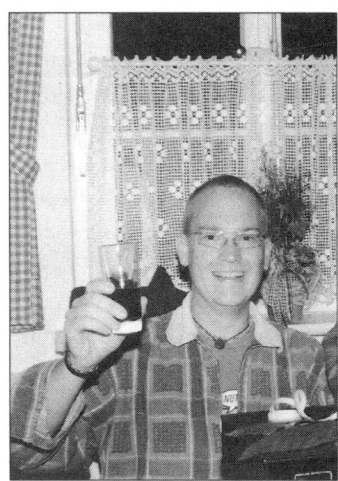

Name: Sascha Reinking
aus: Petershagen
Familienstand: ledig
Alter: 27
Startgewicht: 150 kg bei 186 cm Größe
heutiges Gewicht: 110 kg
Sport: mindestens einmal pro Woche Joggen,
                        Squash, Badminton, Rad fahren

Zu Saschas Geschichte: Der junge Architekt hörte in einer
Fernsehsendung von LOW FETT 30. Zu diesem Zeitpunkt
nahm er Medikamente gegen seinen hohen Blutdruck. Für
einen echten Genießer wie Sascha waren die Aussichten damals
denkbar trübe. Die Gewichtsreduzierung von 40 Kilogramm in
nur knapp einem Jahr ist außergewöhnlich – und die restlichen
15 Kilogramm, die er noch abspecken möchte, wird er mit
ziemlicher Sicherheit in den nächsten Monaten schaffen.

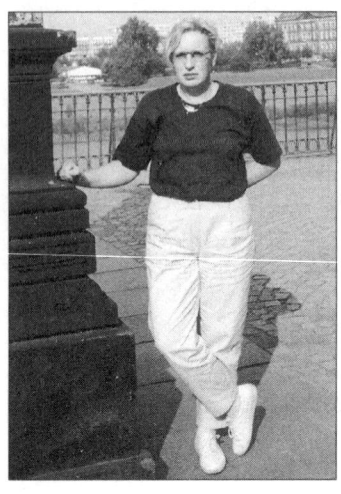 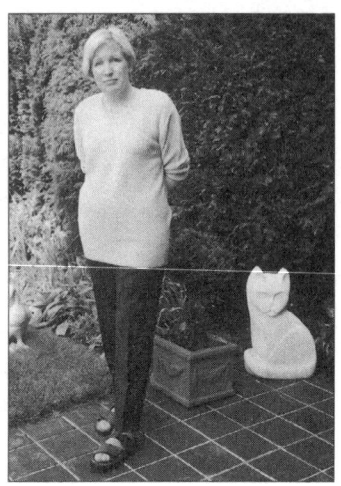

Name:	Dagmar Schmohl
aus:	Mönchengladbach
Familienstand:	verheiratet, 1 Kind
Alter:	52
Startgewicht:	77,8 kg bei 161 cm
heutiges Gewicht:	63 kg
Sport:	zweimal pro Woche
	30–45 Minuten Walking

Zu Dagmars Geschichte: Dagmar Schmohl las Ende Januar 2001 in der Lokalzeitung von LOW FETT 30. »Diät-Erfahrung« hatte sie bis dahin bereits reichlich gesammelt. An LOW FETT 30 gefällt ihr, dass es einfach umzusetzen ist und dass man weder Kalorien zählen noch in »Schubladendenken« verfallen muss. Wenn sie zu Süßigkeiten greift, dann isst sie heute statt Schokolade eben Weingummi. Von ihr stammen folgende Rezepte:

Fischtopf mit Gemüse (Seite 235)
Spinatauflauf mit Fisch (Seite 236)
Gebackene Knollen (Seite 251)
Hähnchentopf mit Mango (Seite 220)
Hirschgulasch mit Pfifferlingen (Seite 233)
Chili-Linsen-Topf (Seite 221)

Name:	Regine Tielke
aus:	Braunschweig
Familienstand:	verheiratet, 1 Kind
Alter:	34
Startgewicht	
Januar 2001:	112 kg
Gewicht April 2001:	96 kg
Sport:	zwei- bis dreimal pro Woche Fitness-studio plus Gartenarbeit in den Sommermonaten

Zu Regines Geschichte: Eine so rasante Gewichtsabnahme wie bei Regine Tielke kommt häufiger vor; bei Teilnehmern mit so viel Diäterfahrung ist sie jedoch ein besonderer Glücksfall. In nur 14 Wochen schaffte Regine es, von Konfektionsgröße 50 auf 46 zu »schrumpfen«. Sie schickte uns auch folgendes Zitat aus der Apothekenumschau vom 17. April 2001 zum Thema »Abnehmen mit Fettreduktion«: »Diese Diäten lassen sich nach individuellen Wünschen und sehr abwechslungsreich gestalten. Das lästige Kalorienzählen entfällt, weil fettarme Lebensmittel fast immer auch weniger Kalorien liefern. Großer Pluspunkt: Die gesunde Ernährungsumstellung ist nach anfänglichem Lernprozess auch gut auf Dauer durchzuhalten.« Diesem Statement schließt sich Regine Tielke zu 100 Prozent an.

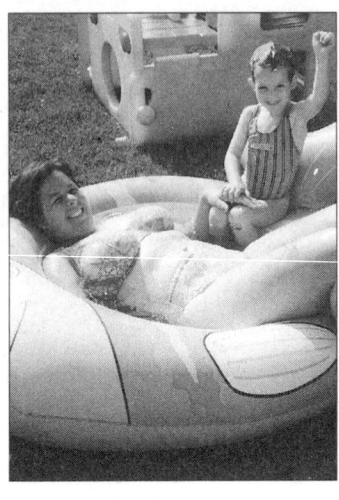 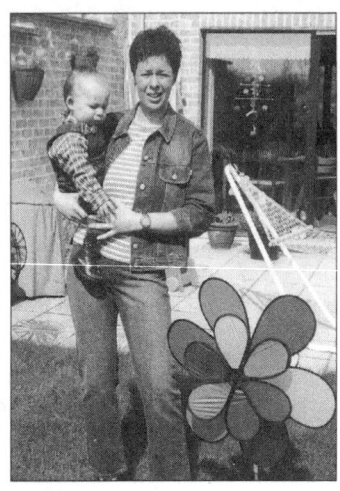

Name:	Dorothee Ambros
aus:	Eynatten, Belgien
Familienstand:	verheiratet, 2 Kinder
Alter:	33
Startgewicht	
September 2000:	78,5 kg
Gewicht April 2001:	63,5 kg (Ziel 58,5 Kg)
Sport:	sechsmal pro Woche Joggen, Inlinern, Rad fahren, Aerobic

Dorothees Meinung zu LF30: »Das Gute an LF30 ist, dass man weder hungern noch auf Süßigkeiten verzichten muss. Es gibt sehr viele Rezepte für schmackhafte Gerichte und auch leckere Kuchen. Im täglichen Leben ist LF30 ohne Probleme umzusetzen.« Ihre Rezepte sind:

Tiramisu (Seite 323)
Süßsaures Schweinefilet (Seite 211)

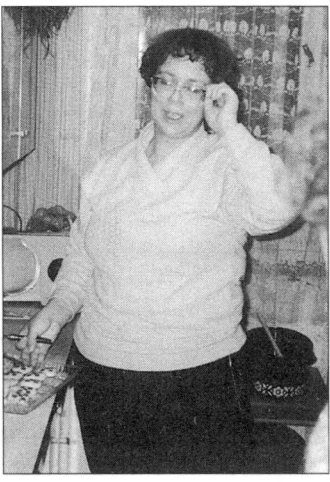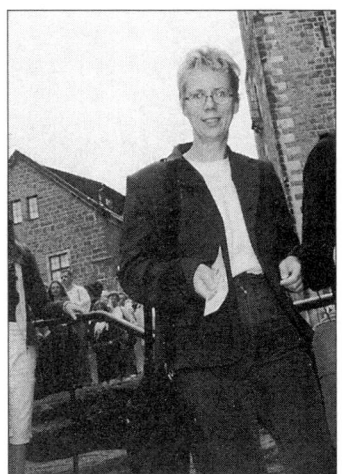

Name:	Ilona Siede
aus:	Penig
Familienstand:	verheiratet, 1 Kind
Alter:	42
Startgewicht	
Januar 2000:	77,5 kg
Gewicht Mai 2001:	60 kg
Sport:	viermal pro Woche (dreimal zwei Stunden Fitness, einmal eine Stunde Schwimmen)

Zu Ilonas Geschichte: Ilona Siede ist als Altenpflegerin fast täglich auf Kantinenessen angewiesen. Ihren früheren Cholesterinwert von 229 hat sie durch LOW FETT 30 auf 175 senken können. Ilona ist ein überaus aktives »Mitglied« der Internet-Seiten. Für sie gibt es für LOW FETT 30 ein unschlagbares Argument: es funktioniert.

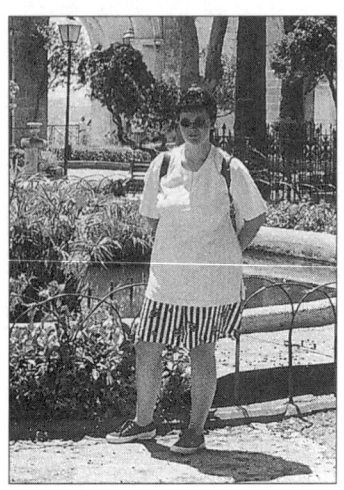 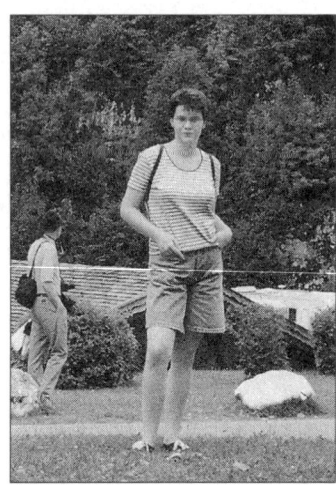

Name:	Anke Schwager
aus:	Söhnstetten
Familienstand:	verheiratet
Alter:	28
Startgewicht:	84 kg bei 167 cm
heutiges Gewicht:	59 kg
Sport:	Fehlanzeige

Ankes Meinung zu LF30: Anke hat uns einen langen Brief geschrieben, den wir ungekürzt wiedergeben:

»Leider hab ich die Veranlagung zum Dickwerden von meiner Mutter vererbt bekommen. Während manche Menschen wirklich essen können, was sie wollen, hat sich bei mir schon immer jede Nahrungsaufnahme in Gramm und Kilogramm bitter gerächt. Da ich aber nie bereit war, andauernd Kalorien zu zählen und mir alles, was so lecker schmeckt, zu verkneifen, hatte ich mich irgendwann damit abgefunden, ›zu den Dicken‹ zu gehören. Nach Silvester 2000 fingen aber auch die Hosen in Größe 44 an zu kneifen. Bei einer Größe von 1,67 Metern brachte ich knapp 84 Kilogramm auf die Waage – das war einfach zu viel!

Ich wollte nur ein paar Kilo abnehmen, um wieder in meine Kleidung zu passen. Deshalb habe ich angefangen, nach Trennkost-Rezepten zu kochen, und mit der Zeit purzelten die ersten Kilos. Allerdings fand ich die Trennkost-Methode für mich persönlich auf Dauer nicht praktikabel. So kam ich über die AOK-Pfundskur, die sich ja auch mit Fettreduzierung beschäftigt, schließlich zu LOW FETT 30.

Anfangs kochte ich ausschließlich nach den LOW FAT 30-Büchern, die nach und nach alle den Weg in meine Küche fanden. Doch schon nach kurzer Zeit hatte ich den Bogen raus, eigene Rezepte durchzurechnen und – falls nötig – auch zu entfetten. Auf diese Art habe ich es geschafft, in rund sechs Monaten 20 Kilo abzunehmen. Weitere vier Kilo, die ich eigentlich gar nicht beabsichtigt hatte, schmolzen in den nächsten drei Monaten noch weg – und das, ohne jemals das Gefühl zu haben, auf etwas verzichten zu müssen.

Den Hunger auf Süßes habe ich anstatt mit Schokolade mit einer Hand voll Gummibärchen gestillt, meine heiß geliebten Pommes kamen jetzt aus dem Backofen (mit nur drei Prozent Fett) und sogar ein Stückchen Kuchen zum Sonntagskaffee war durchaus drin! Was aber noch viel wichtiger ist: Bis heute habe ich kein einziges Kilo mehr zugenommen, nicht einmal über die Weihnachtsfeiertage, an denen ich sonst immer zugelegt hatte. Ich wiege heute konstant zwischen 59 und 60 Kilo und trage Konfektionsgröße 36/38 – wirklich ein Wahnsinnsgefühl.

Ich bin davon überzeugt, dass diese Art von Ernährung der Weg zur Lösung der Probleme vieler übergewichtiger Menschen ist. LOW FETT 30 ist für mich ein Teil meines Lebens geworden, der nicht mehr wegzudenken ist, und ich fühle mich so wohl wie noch nie zuvor.«

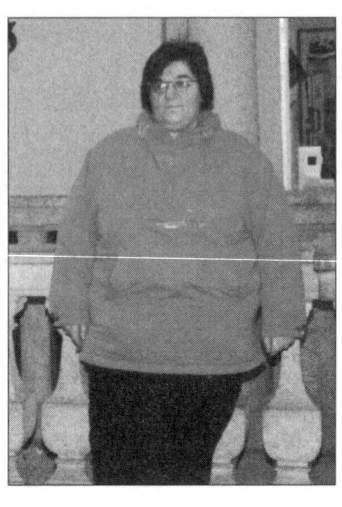 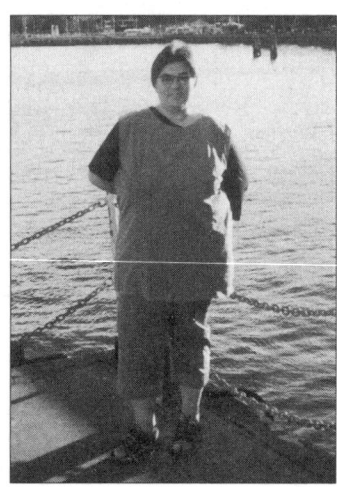

Name:	Solangé Jagodzinski
aus:	Kiel
Familienstand:	ledig
Alter:	38
Startgewicht Herbst 1999:	174 kg
Gewicht Mai 2001:	128 kg
Sport:	dreimal pro Woche Schwimmen

Solangés Meinung zu LF30: Solangé findet, dass LOW FETT 30 vor allem einfach zu praktizieren ist. Allerdings bemängelt sie, dass auf den Lebensmittelpackungen nie alle Nährwertangaben komplett angegeben sind; irgendetwas fehlt immer. Eines ihrer Lieblingsgerichte sind die LOW FETT 30-Pommes.

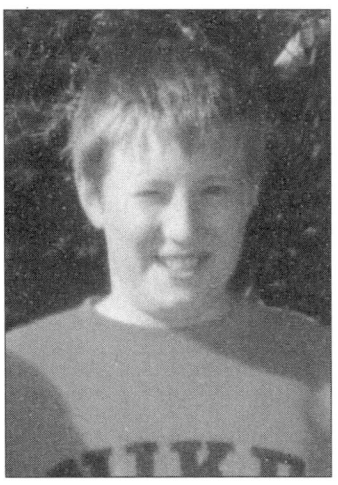 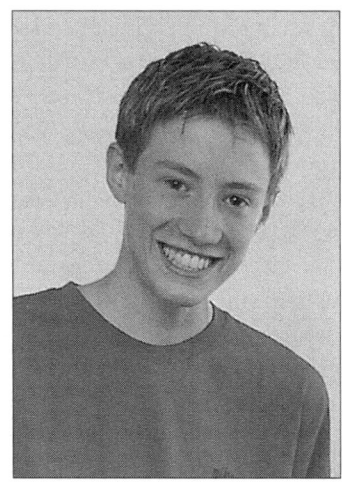

Name:	Philipp Obenhuber
aus:	Würzburg
Familienstand:	ledig
Alter:	13
Startgewicht	
20. September 2000:	68,6 kg (20 kg Fettmasse) bei 160 cm
heutiges Gewicht:	56,2 kg (8,4 kg Fettmasse) bei 164 cm
Sport:	alles Mögliche und viel mehr als früher

Zu Philipps Geschichte: Philipp hat uns ausführlich geschrieben:
»Nach Aussage meiner Mutter war ich ein pflegeleichtes Kleinkind, das schon immer gerne seinen Teller leer aß. Seit meinem 8. Lebensjahr wurde ich immer dicker und gleichzeitig umso unzufriedener wegen meines Gewichts. Schulsport war für mich die reinste Qual, denn ich war ungelenkig und schwerfällig. Ständig musste ich Hänseleien über mich ergehen lassen, bis ich mich im Spätsommer 2000 entschloss, mich von meinen Rundungen zu trennen.

Meine Mutter brachte mich zu einem Informationsgespräch zu Frau Teßmer von LOW FETT 30. Von da an achtete ich genau auf mein Essverhalten. Was ich mir in den Mund schob, hatte nur noch maximal 30 Prozent der Kalorien aus Fett. Bei den Süßigkeiten nahm ich mich zurück, ohne ganz darauf zu verzichten; schließlich gab es ja für mich auch LOW FETT 30-Süßigkeiten. Ich war begeistert und entschloss mich, mit dem ganzen Programm zu beginnen. Durch Disziplin beim Essverhalten und Sport purzelten die Pfunde, und ich wurde innerhalb eines halben Jahres 13,4 Kilogramm leichter. Ich gehe gerne in die Gruppenstunde und gebe meine Erfahrungen an andere weiter.

Heute bin ich ein fröhlicher, zufriedener Junge – danke. Oft werde ich gefragt: ›Was hat sich seit deiner Gewichtsabnahme positiv verändert?‹ Selbstbewusstsein und Sport gehören heute – im Gegensatz zu früher – zu meinem täglichen Leben, freies Sprechen vor Gruppen macht mir Spaß. Mein größtes Erfolgserlebnis hatte ich, als ich beim Besuch einer Delegation der Bayerischen Staatsregierung als einziger eine Ansprache hielt.«

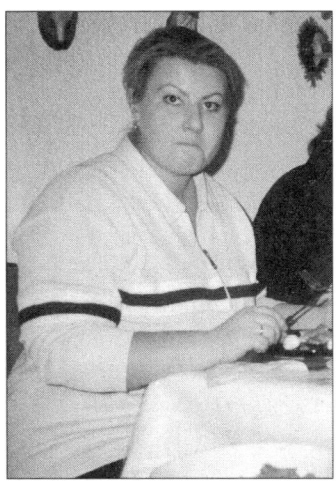 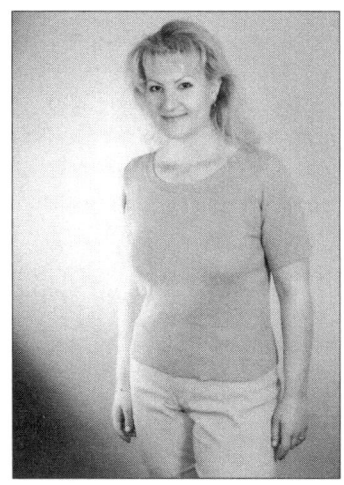

Name:	Monika Heusinger
aus:	Bischofswiesen
Familienstand:	ledig
Alter:	32
Startgewicht	
April 2000:	110 kg
heutiges Gewicht:	67 kg
Sport:	fünf- bis sechsmal pro Woche Joggen, Rad fahren, Schwimmen, Bergsteigen, Aerobic

Monikas Meinung zu LF30: »Hat man das Prinzip der Fettformel einmal begriffen, muss man nie mehr übers Essen nachdenken!«

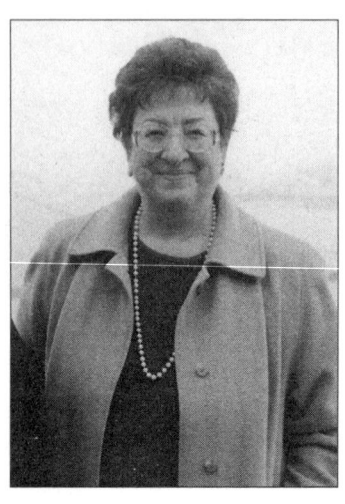 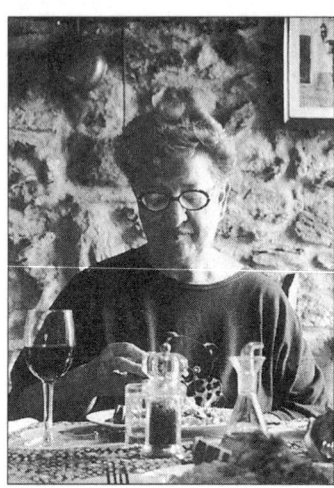

Name:	Sylvia Erb
aus:	Lugaggia, Schweiz
Familienstand:	verwitwet
Alter:	67
Startgewicht	
Juni 2000:	105 kg
Gewicht Mai 2001:	93 kg
Sport:	ein- bis zweimal pro Woche Aquagym, im Sommer wandern

Zu Sylvias Geschichte: Frau Erb, die sehr aktiv auf unseren Internetseiten mitgemacht hat, findet LOW FETT 30 abwechslungsreich. Es gelingt ihr immer wieder, ihre eigenen Rezepte so abzuwandeln, dass sie LOW FETT 30 werden. LOW FETT 30 hat ihr nicht nur das erste Paar Jeans in ihrem Leben beschert (zwei Konfektionsgrößen sind schon abgespeckt), sondern ihr auch wieder Lebensfreude nach dem Tod ihres Partners gegeben.

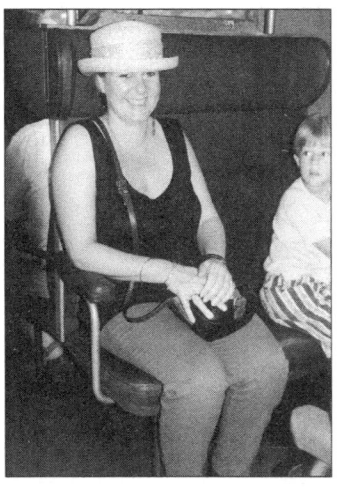 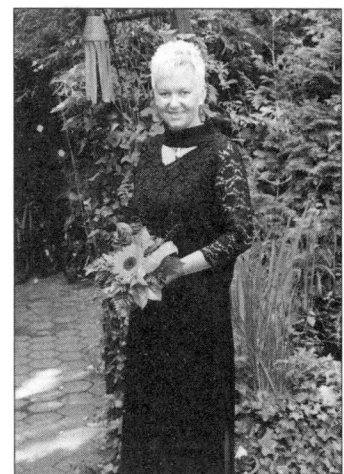

Name:	Maren Zilm
aus:	Bremen
Familienstand:	verheiratet, 3 Kinder
Alter:	42
Startgewicht	
Juli 1999:	87 kg
heutiges Gewicht:	72 kg
Sport:	ein- bis zweimal pro Woche Walking

Marens Meinung zu LF30: »Das Schöne an LF30 ist, dass es einfach ist und ohne Verbote und Beschränkungen für die ganze Familie in die Praxis umgesetzt werden kann.« (Maren ist eine unserer treuesten LOW FETT 30-Teilnehmerinnen.)

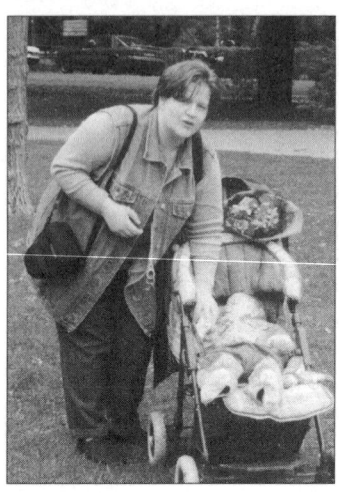 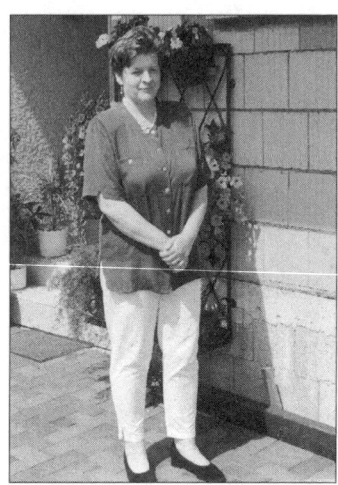

Name:	Ursula Völker
aus:	Schonungen
Familienstand:	verheiratet, 1 Kind
Alter:	35
Startgewicht	
März 2000:	114 kg
heutiges Gewicht:	94 kg
Sport:	gelegentlich Wandern
	und Schwimmen

Zu Ursulas Geschichte: Ursula Völker ist so begeistert von LOW FETT 30, dass sie sich trotz ihrer generellen Abneigung, fotografiert zu werden, für dieses Buch hat ablichten lassen. Ihr gefallen die einfachen Regeln, die sie nach etwas Übung nun restlos beherrscht. Von ihr stammen folgende Rezepte:

Rindsroulade (Seite 212)
Mit Gemüse überbackenes Fischfilet (Seite 237)
Grünkernsuppe (Seite 188)

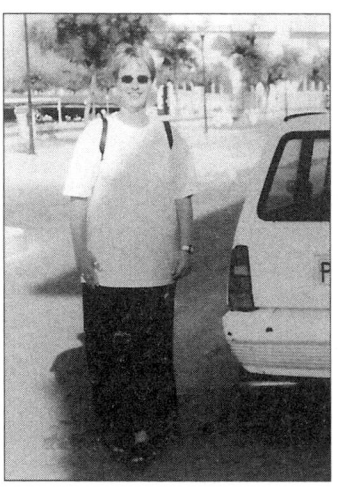 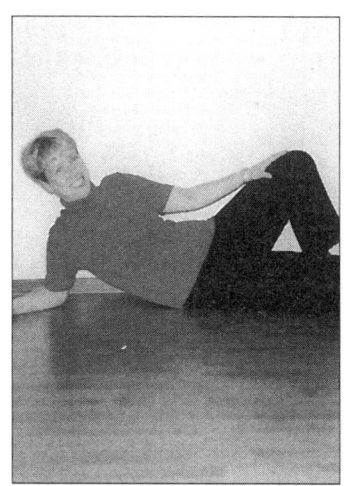

Name:	Martina Stamp
aus:	Handewitt
Familienstand:	ledig
Alter:	30 Jahre
Startgewicht:	81,2 kg
heutiges Gewicht:	69 kg
Sport:	zweimal pro Woche Fitnessstudio Weight Line, einmal pro Woche Aqua-Fitness

Martinas Meinung zu LF30: »Das Schöne an LOW FETT 30 ist, dass es eben keine Diät ist und dass man sich nicht nach irgendwelchen Plänen richten muss. Man achtet lediglich auf bewusste Ernährung.«

Name:	Cordelia Schreiber-Kuckermann
aus:	Ladbergen
Familienstand:	verheiratet, 2 Kinder
Alter:	33 Jahre
Startgewicht:	84 kg bei 181 cm
heutiges Gewicht:	68 kg
Sport:	ein- bis zweimal pro Woche Joyrobic, Inlineskaten, Rad fahren

Zu Cordelias Geschichte: Nachdem Cordelia Schreiber-Kuckermann über eine Frauenzeitschrift auf LOW FETT 30 aufmerksam geworden war, klickte sie unsere Internetseiten an – und blieb dabei. Nach ihren Eindrücken und Erfahrungen ist LOW FETT 30 mehr, als nach Kilos und Gewichtsabnahme zu schielen, und muss deshalb ganzheitlich betrachtet werden: gesünder werden, abnehmen, Sport treiben – und sich rundherum besser fühlen. Den Eigengeschmack von Kräutern, Gewürzen und Gemüsesorten findet sie mittlerweile viel köstlicher als den »Geschmacksträger Fett«.

Name: Dr. med. Heike Schrader
aus: Hohenhameln
Familienstand: verheiratet, 1 Kind
Alter: 53
Startgewicht: 77 kg
heutiges Gewicht: 65 kg
Sport: zwei- bis dreimal pro Woche
                         Trainingszentrum mit physio-
                         therapeutischer Betreuung
                         bei gleichzeitiger Fibromyalgie

Zu Heikes Geschichte: Frau Dr. Schrader lernte anlässlich eines Adipositas-Kongresses LOW FETT 30 kennen und probierte es selbst aus. Ihre Beschwerden aufgrund der Fibromyalgie verbesserten sich schnell. Frau Dr. Schrader ist energische Befürworterin einer einheitlichen Kennzeichnung mit dem LOW FETT 30-Label. Vielleicht würde es dadurch auch einigen ihrer Patienten leichter fallen, das leidige Kalorienzählen zu lassen und nur noch nach LOW FETT 30 einzukaufen.

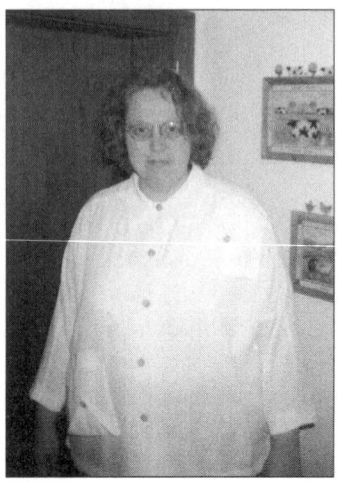 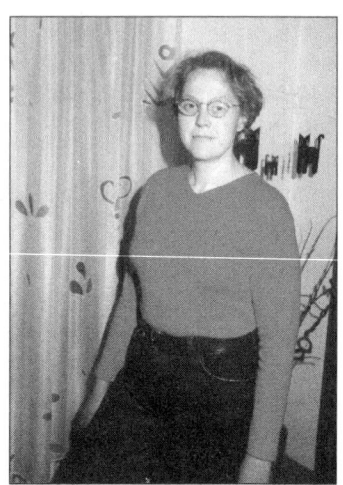

Name:	Judith Rank
aus:	Günzburg
Familienstand:	verheiratet
Alter:	31
Startgewicht	
Juli 2000:	140 kg
heutiges Gewicht:	83,6 kg
Sport:	täglicher Sport in ihrem eigenen Heim-Fitnessstudio

Zu Judiths Geschichte: Den Einstieg schaffte Judith Rank mit dem Susan-Powter-Programm, das im Wesentlichen die gleichen Inhalte wie LOW FETT 30 hat. Dadurch, dass sie auch ihre Naschkatzen-Gelüste befriedigen kann, gehört Judith Rank zu den vielen Teilnehmern, die LOW FETT 30 ohne Probleme dauerhaft praktizieren können, weil sie nicht das Gefühl haben, verzichten zu müssen.

Name:	Astrid Reuter
aus:	Isernhagen
Familienstand:	verheiratet
Alter:	32
Startgewicht	
August 2000:	109,5 kg
Gewicht Mai 2001:	84 kg
Sport:	fünf- bis siebenmal pro Woche 60 bis 90 Minuten Hometrainer, drei- bis fünfmal wöchentlich ein bis zwei Stunden Reiten

Astrids Meinung zu LF30: Astrid Reuter, die schon sehr viele Diäten mitgemacht hat, schätzt an LOW FETT 30 vor allem, dass es einfach anzuwenden und gerade keine Diät ist.

Name:	Brigitte Paulicks
aus:	Freising
Familienstand:	verheiratet
Alter:	44
Startgewicht	
September 2000:	76 kg
Gewicht April 2001:	68 kg
Sport:	drei- bis viermal pro Woche Joggen, Walking, Rad fahren, Tennis sowie Ski fahren (alpin) und Bergsteigen

Brigittes Meinung zu LF30: Auch Brigitte Paulicks schätzt an LOW FETT 30, dass man auf nichts verzichten muss und ohne große Anstrengung wie von selbst abnimmt – wenn man das Prinzip einmal begriffen hat und sich beim Einkauf danach richtet. Ihr Ehemann, der LOW FETT 30 nur am Rande mitmacht, konnte seinen Cholesterinwert damit von 303 auf 217 senken.

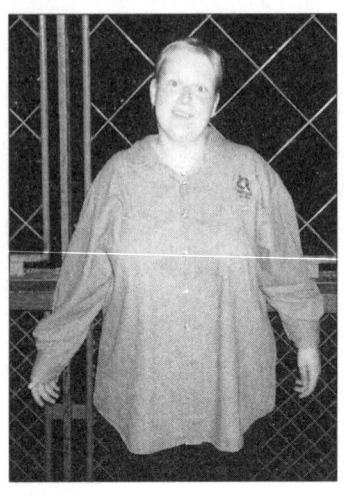 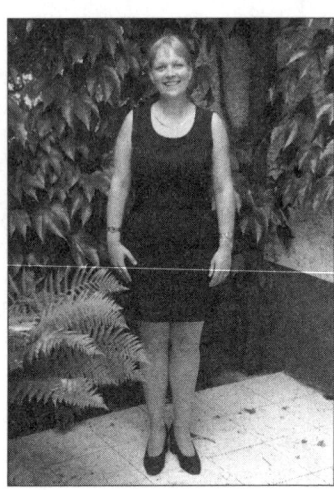

Name:	Katrin Schoenberg
aus:	Langen
Familienstand:	ledig
Alter:	24
Startgewicht	
April 2000:	93 kg
Gewicht April 2001:	72 kg
Sport:	zwei- bis dreimal pro Woche Walking und Rad fahren

Katrins Meinung zu LF30: Auch Katrin Schoenberg findet LOW FETT 30 so gut, weil es KEINE Diät und dauerhaft ohne elementaren Verzicht durchzuhalten ist. Besonders freut sie sich darüber, dass es auch Berufstätige im Alltag umsetzen können.

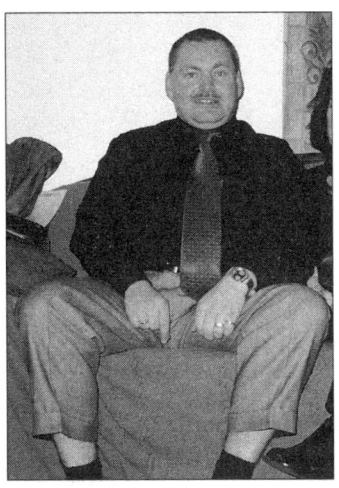 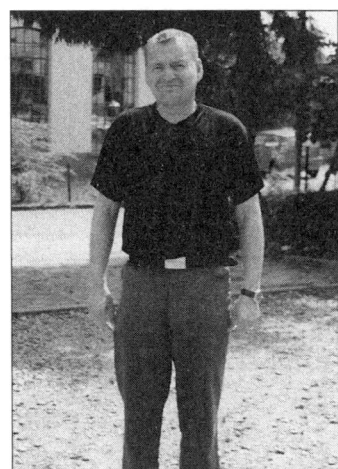

Name: Udo Ohmen
aus: Köln
Familienstand: verheiratet
Alter: 37
Startgew. Okt. 2000: 96 kg
Gewicht Juli 2001: 78 kg
Sport: viermal pro Woche Joggen, Fußball
                   und Krafttraining

Zu Udos Geschichte: Beim Start von LOW FETT 30 hatte Udo
Ohmen einen so erhöhten Blutdruck, dass er Medikamente einnehmen musste. Trotz zahlreicher Diäten war es ihm nicht gelungen, sein Gewicht – und den damit in Zusammenhang ste-
henden Bluthochdruck – in den Griff zu bekommen. Auch Udo
Ohmen schätzt an LOW FETT 30, dass es zum einen einfach
ist und dass man andererseits weder hungern noch sich in Verzicht üben muss. Von ihm stammen die Rezepte:
        Putengeschnetzeltes »Asia« (Seite 228)
        Pute mit Sommergemüse (Seite 229)

Name:	Wenke Hahnemann
aus:	Freiburg
Familienstand:	ledig
Alter:	31
Startgewicht 1999:	53 kg
Gewicht Juli 2001:	50 kg
Sport:	zweimal pro Woche Krafttraining, zwischendurch Joggen und Biken

Zu Wenkes Geschichte: Wenke Hahnemann betreibt in Freiburg die Szenerestaurants »Oscar's« und »Caruso« – die einzigen Restaurants, in denen die Nährwerte pro Portion ausgewiesen werden. Der Küchenchef denkt mittlerweile auch verstärkt darüber nach, Rezepte aus der LOW FETT 30-Küche zu übernehmen und mit dem Label zu kennzeichnen. Und wenn die erklärte Naschkatze (Leidenschaft »Zuckerschnecklis«!) von Gästen gefragt wird, wie man so gut essen und trotzdem eine so tolle Figur halten kann, verweist sie auf LOW FETT 30. Wir haben zwei aktuelle Fotos von Wenke Hahnemann genommen…

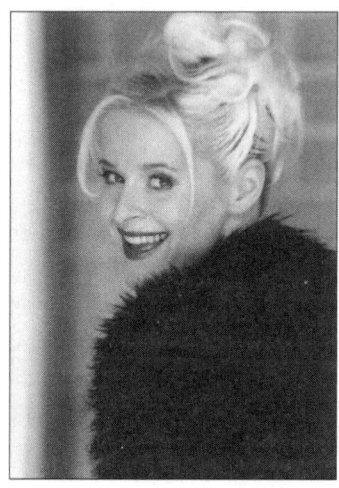
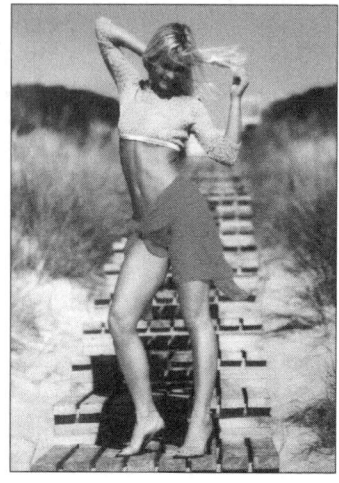

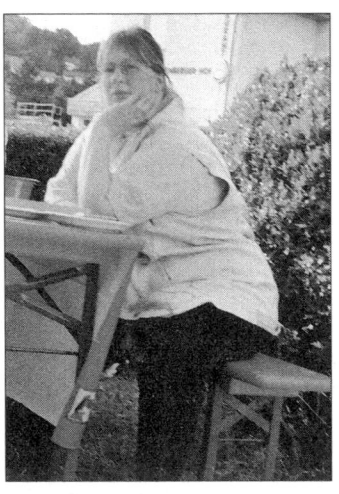 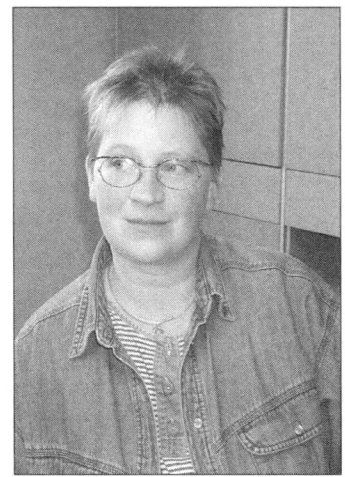

Name: Silke Schäfer
aus: Ortenberg
Familienstand: verheiratet, 2 Kinder
Alter: 36
Startgew. Januar 2001:   115 kg
Gewicht April 2001:   104 kg
Sport: zwei- bis dreimal Fitnessvideo von
                         Susan Powter, zweimal 30 Minuten
                         Schwimmen

Silkes Meinung zu LF30: Silke Schäfer, eine von den Teilnehmerinnen, deren Liste ehemaliger Diäten unendlich lang ist, benötigt mittlerweile keine Nährwerttabellen und kein Rechnen mehr, weil sie weiß, welche Produkte LOW FETT 30 sind. Sie kann folglich essen, was ihr schmeckt, und kommt sich nach eigener Aussage auch »nicht wie ein Kaninchen vor, das ständig Grünzeug knabbern muss«. Besonders hebt Silke Schäfer hervor, dass ihre Galle, die ihr über drei Jahre immer wieder Koliken beschert hat, seit LOW FETT 30 nicht mehr »gestreikt« hat.

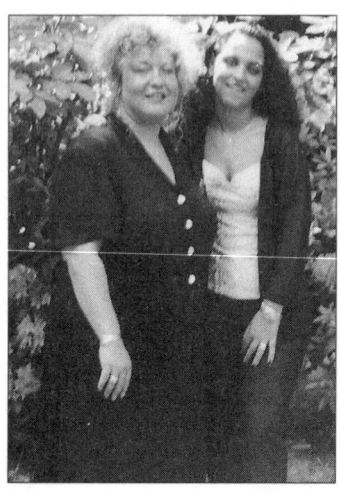 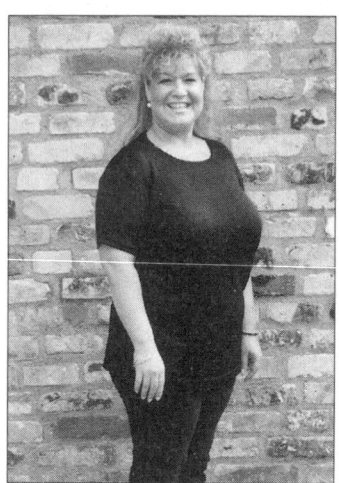

Name:	Amelia Minigirulli
aus:	Mönchengladbach
Familienstand:	verheiratet, 2 Kinder
Alter:	35
Startgewicht	
Februar 2001:	109 kg
Gewicht August 2001:	89 kg
Sport:	Fehlanzeige

Zu Amelias Geschichte: Bei Amelia Minigirulli macht die gesamte Familie mit: der Ehemann, die Kinder und ihre Eltern. Mittlerweile wird Amelia Minigirulli immer wieder angesprochen, mit welcher »Super-Diät« sie so viel abgenommen hat. Sie freut sich, wenn sie darauf antworten kann: »Diät? Ich mache keine Diät!« Ihr Rezept ist:

Kaninchen à l'arrabiata (Seite 234)

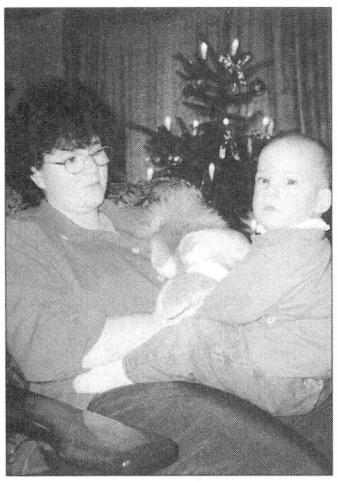 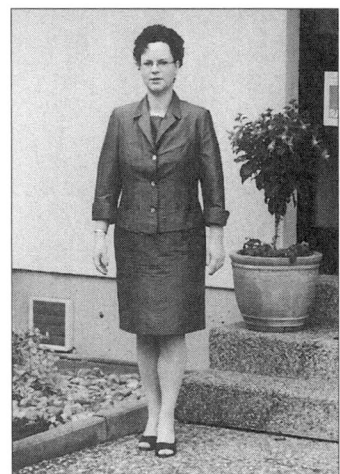

Name:	Rita Metzger
aus:	Niederkirchen
Familienstand:	verheiratet, 3 Kinder
Alter:	32
Startgewicht 1997:	92 kg
Gewicht April 2001:	72 kg
Sport:	zweimal pro Woche Fitnessstudio,
	Joggen und Rad fahren

Zu Ritas Geschichte: Rita Metzger musste vor ihrer Ernährungsumstellung Tabletten gegen eine Schilddrüsenunterfunktion einnehmen. Heute, vier Jahre später, sind die Schilddrüsenwerte wieder in Ordnung, auch der Cholesterinwert ist gesunken und der Blutdruck ist ebenfalls niedriger. Dass man bei LOW FETT 30 essen darf, wenn man Hunger hat und worauf man Lust hat, ist für sie vor allem überzeugend. Denn richtig zu essen war bei ihren bisherigen Diäten nicht möglich.

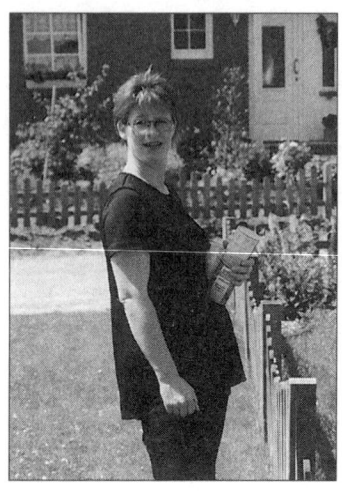 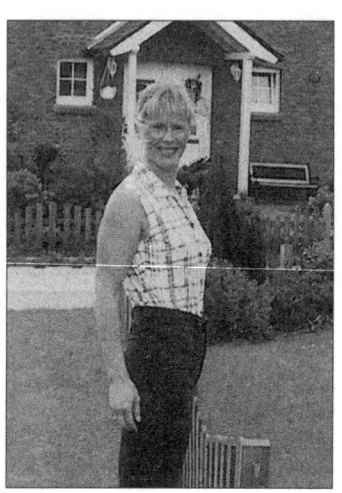

Name:	Helma Kaiser
aus:	Friedeburg-Horsten
Familienstand:	verheiratet, 3 Kinder
Alter:	32
Startgewicht	
August 1999:	78 kg
Gewicht April 2001:	64 kg
Sport:	zwei- bis dreimal pro Woche
	Inlineskaten und Rad fahren

Zu Helmas Geschichte: Kein Kalorienzählen, essen wenn man Hunger hat und immer gute Laune für die Familie, das ist Helma Kaiser wichtig. Wir drücken ihr die Daumen für ihren ersten Berlin-Marathon.

Name: Dagmar Kiesewalter
aus: Bielefeld
Familienstand: verheiratet, 1 Kind
Alter: 50
Startgew. Januar 2001: 83,2 kg
Gewicht April 2001:   78 kg
Sport: zweimal pro Woche Rad fahren

Dagmars Meinung zu LF30: Dagmar Kiesewalter hat von LOW FETT 30 beim Chatten erfahren. Sie findet besonders positiv, dass man morgens nicht gleich mit negativen Gedanken aufsteht, weil man auf »Diät programmiert« ist. Besonders bemerkenswert ist, dass sich ihr Blutdruck in nur vier Monaten von 180/110 auf 145/80 gesenkt hat.

Name: Hiltrud Fydrich
aus: Schwalbach
Familienstand: verheiratet
Alter: 46
Startgewicht
Februar 2000:   70 kg
Gewicht April 2001:   65 kg
Sport: zwei- bis dreimal pro Woche Fitness-
                       studio, Walking und Rad fahren

Hiltruds Meinung zu LF30: Hiltrud Fydrich, die sehr aktiv auf unseren Internetseiten mitmacht, kennt sich mittlerweile mit LOW FETT 30 bestens aus. Ihr gefällt, dass man fast alles essen darf und sich ganz »nebenbei« gesund und vollwertig ernährt. Der gesundheitliche Aspekt steht bei »Hillebille« im Vordergrund: Nach einer Operation drei Jahre zuvor bewegten sich ihre Leberwerte stets in einem bedenklichen Bereich. Doch mit LOW FETT 30 normalisierten sie sich ganz von alleine.

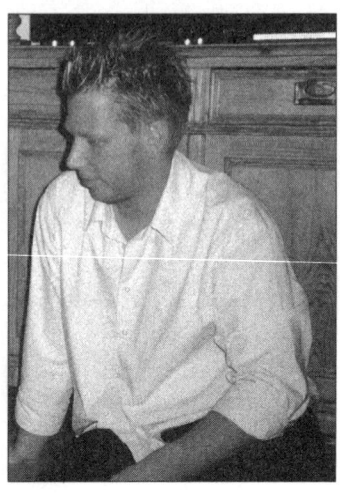 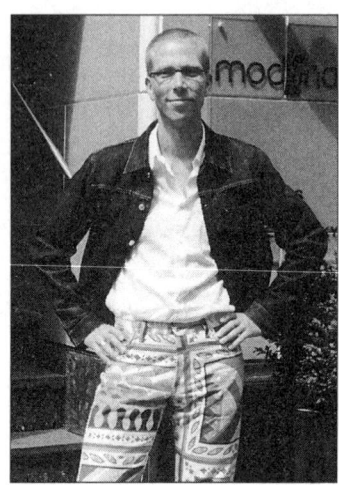

Name: Thomas Gerber
aus: Krefeld
Familienstand: verheiratet, 1 Kind
Alter: 27
Startgewicht
Januar 2001:   102 kg
Gewicht Juli 2001:   78 kg
Sport: zweimal pro Woche Joggen
                         beziehungsweise Rad fahren

Thomas Meinung zu LF30: Die große Auswahl an geeigneten Lebensmitteln und die unkomplizierten Rezepte haben es Thomas Gerber besonders angetan – vor allem, weil es keine Mengenvorgaben gibt, die einem den Appetit verderben können. Seine Frau hat übrigens in der gleichen Zeit 16 Kilo abgenommen!

Name:	Emmi Kösters
aus:	Willich
Familienstand:	verheiratet
Alter:	56
Startgewicht	
März 2000:	72 kg
Gewicht April 2001:	62 kg (aber schwankend)
Sport:	Fehlanzeige

Emmis Meinung zu LF30: Emmi Kösters ist total begeistert: Die Kombination von essen dürfen, vielseitigen Rezepten und guter Aufklärung über Produkte findet sie so gut, dass sie LOW FETT 30 das Prädikat » 1a« gibt.

Name:	Brigitte Butzon
aus:	Mönchengladbach
Familienstand:	verheiratet
Alter:	52
Startgewicht	
Herbst 2000:	90 kg
Gewicht August 2001:	70 kg
Sport:	fünfmal pro Woche Rad fahren und Fitnessstudio, außerdem Gymnastik und Schwimmen

Brigittes Meinung zu LF30: Auch Brigitte Butzon gehört zur Gruppe der »Dauer-Diäter«. Sie schätzt den Umstand, dass man bei LOW FETT 30 nicht hungern muss, sondern abwechslungsreich und köstlich essen kann. Und obwohl sie mehrmals im Monat essen geht, ist es ihr in der kurzen Zeit gelungen, 20 Kilo los zu werden.

Unser Körper spricht eine deutliche Sprache

Unser Körper hat einfache, gut funktionierende Mechanismen, um uns von unüberlegten und gesundheitsschädigenden Handlungsweisen abzubringen. Im Einzelnen sind das:

> Müdigkeit,
> schlechte Laune,
> Kopfschmerzen,
> Muskel- und Gliederschmerzen,
> Übelkeit.

Diese »Sprache« setzt er immer ein, wenn wir uns überfordern, sei es bei wilden Feten und durchzechten Nächten oder bei strengen Diäten und harten Sportprogrammen.

Auf gut Deutsch geht es Ihnen nach einer Sauforgie genauso besch… wie bei einer Turbodiät.

Die Konsequenz: Nach einer Orgie schlafen Sie erst mal richtig aus und eine Diät halten Sie eben nicht lange durch.

Womit Ihr Körper mal wieder über Ihren Willen gesiegt hat. Seien Sie nicht sauer, er kann ja nicht wissen, dass Ihr Bruder seinen Geburtstag jedes Mal bis zum bitteren Ende feiert, bzw. weiß nicht, dass Sie nicht mehr in die Jeans aus der Schulzeit passen und GENAU DAS ABER WOLLEN!

Er hat es lediglich geschafft, Sie von Ihrem unheilvollen Tun abzuhalten (bis zum nächsten Mal, wo Sie sich ins Partygetümmel stürzen oder von der Waage steigen und sich schwören: ab morgen mache ich Diät).

Auch Muskelkater ist nichts anderes als die Reaktion auf Überforderung. Die Muskeln wurden übersäuert, kleine Muskelfasern sind gerissen und das tut weh! Das tut so weh, dass Sie erst einmal Ihre Sportschuhe in die Ecke stellen. Bingo!

Fazit:

Sie müssen so viel tun, dass sich was ändert, aber im gleichen Zuge so wenig, dass Ihr Körper gerne mitmacht und sich nicht gegen Ihre Pläne wehrt.

Sie müssen nicht weniger, sondern fettärmer essen, und Sie müssen keine sportlichen Leistungen erbringen, sondern sich einfach ein bisschen mehr bewegen.

Die Regeln für das Essen und die Bewegung werden wir Ihnen genauestens erläutern… und wir sind fest davon überzeugt, dass Sie sich – wie die vielen Menschen, die bereits mit LOW FETT 30 erfolgreich abgenommen haben – an die Stirn hauen und ausrufen: Meine Güte, das ist ja total einfach!

Die LOW FETT 30-Regeln fürs Essen

Es gibt bei LOW FETT 30 nur drei Regeln:

Regel 1

Essen Sie, wenn Sie Hunger haben.

Regel 2

Hören Sie damit auf, wenn Sie satt sind.

Regel 3

Alles was Sie essen, soll LOW FETT 30 sein.

Die Regeln 1 und 2 wären nicht nötig, wenn wir bedarfsgerecht essen würden bzw. wenn Essen nicht einfach so zur Verfügung stünde.

Ein wesentliches Ziel bei LOW FETT 30 ist es, wieder so zu essen, wie wir von unseren natürlichen Funktionen gesteuert werden. Bis dahin ist es ein weiter Weg. Ein erster Schritt auf diesem Weg ist es, immer und immer wieder zu hinterfragen, ob wir in diesem Moment nun nach Bedarf (also Hunger) essen oder weil uns der einsame Keks einfach nur anlacht. Oder weil es Mittagszeit ist. Oder weil die Kollegin einen ausgibt. Oder weil das Kind einen Rest auf dem Teller gelassen hat, um den es schade wäre. Oder, oder, oder.

Das zweite Ziel ist, dass wir mit dem Essen aufhören, wenn wir satt sind. Satt. Nicht voll gefressen und nicht kurz vor der Detonation. Wenn Sie nach einer Mahlzeit denken, »Platzen ist ein schöner Tod«, war's mal wieder zu viel.

Und auch wenn Sie nach einem Essen nicht auf dem Bauch liegen können, weil Sie sonst um Ihr Sofa fürchten müssten. Satt ist die zufriedene Abwesenheit von Hunger. Und keine menschliche Bombendrohung!

Die Regeln 1 und 2 benötigen eine ganze Weile, bis sie sich ein bisschen in unserem Verhalten etabliert haben.

Regel 3 aber können Sie sofort umsetzen:

Alles was Sie essen, soll LOW FETT 30 sein.

Und LOW FETT 30 bedeutet, dass max. 30 Prozent der Kalorien in unserer Nahrung aus Fett kommen sollen. Oder anders formuliert:

Der Anteil der Kalorien aus Fett soll nur 30 Prozent an den Gesamtkalorien haben.

Achtung: Das ist NICHT identisch mit 30 Prozent Fett, auch nicht mit 30 Prozent in Trockenmasse oder mit 30 Gramm.

Auch unsere Haustiere sind betroffen!

Tiere, die sich ihr Futter in ihrem angestammten Lebensraum selbst besorgen müssen, haben in aller Regel kein Übergewicht.

Nur domestizierte Tiere, also unsere Haustiere, haben Gewichtsprobleme: Dicke Hunde, fette Katzen und speckige Pferde sind ebensolche Opfer des stets frei verfügbaren Futters wie wir selbst.

Wildhunde, Wildkatzen und wild lebende Pferde sind schlank, gesund und muskulös.

Waldi, Miezi und Black Beauty dagegen sind dick und krank.

Sprechen Sie mal mit einem Tierarzt, der sich auf Reitpferde spezialisiert hat: Er wird Ihnen bestätigen, dass er nahezu arbeitslos wäre, wenn Pferde artgerecht gehalten würden. Die überwiegenden Krankheiten von Reit- und Sportpferden lassen sich auf mangelnde bzw. falsche Bewegung und falsche Fütterung (zu viel Energie, zu wenig Raufaser) zurückführen... eine Fehlentwicklung, die zu Degenerationserscheinungen geführt hat, von denen mittlerweile ganze Zuchtlinien betroffen sind. Ein normales Pferd, das in einer Herde überwiegend auf einer Weide lebt, regelmäßig aber nicht zu heftig bewegt wird und seine normalen Impfungen und Wurmkuren bekommt, wird locker 30 Jahre alt.

Das deutsche Warmblutpferd hat laut Statistik der reiterlichen Vereinigung (FN) aber nur noch eine durchschnittliche Lebenserwartung von neun Jahren. Da ist jeder weitere Kommentar überflüssig.

Ein Gramm Fett hat nämlich, im Gegensatz zu Kohlenhydraten und Eiweiß, die jeweils vier Kilokalorien pro Gramm haben, neun Kalorien, also mehr als doppelt so viel.

Der Gesamtbrennwert – oder die Gesamtkalorien – eines Produktes, werden ermittelt durch

Gramm Kohlenhydrate x 4 kcal = x kcal
Gramm Eiweiß   x 4 kcal = y kcal
Gramm Fett   x 9 kcal = z kcal

Dann werden x, y und z addiert und das sind die Gesamtkalorien.

Beispiel:
Ein Fertiggericht, sagen wir mal eine Tütensuppe, hat
10 Gramm Kohlenhydrate x 4 kcal = 40 kcal
                             (x ist damit 40 kcal!)
4 Gramm Eiweiß   x 4 kcal = 16 kcal (y dann 16 kcal)
3 Gramm Fett   x 9 kcal = 27 kcal (z = 27 kcal)
Dann wird addiert:
40 kcal (x) + 16 kcal (y) + 27 kcal (z) = 83 kcal ... der Gesamtbrennwert bzw. die Gesamtkalorien sind also 83 kcal.

Entscheidend für eine fettarme Ernährungsweise ist der Anteil der Kalorien aus Fett im Verhältnis zu den Gesamtkalorien.

Dazu wendet man folgende Formel an:

$$\frac{\text{Gramm Fett x 9 kcal x 100}}{\text{Gesamtkalorien}} = \text{Prozent der kcal aus Fett}$$

In unserem Beispiel sind das:

$$\frac{\text{3 Gramm Fett x 9 kcal x 100}}{\text{83 kcal Gesamt}} = 32,53\,\%$$

Diese Suppe hätte also einen zu hohen Anteil der Kalorien aus Fett.

Schon ein Gramm Fett weniger würde genügen, um den Wert unter 30 sinken zu lassen, bzw. ein paar mehr Kalorien aus Eiweiß oder aus Kohlenhydraten, was bei der normalen Durchführung bedeuten würde, dass man ein paar Kohlenhydratträger wie Nudeln oder Reis mitkocht bzw. eine Scheibe Brot zur Suppe isst.

Moment! Werden Sie jetzt sagen.

Dann sind es aber gleich viel mehr Kalorien!

Stimmt! Sagen wir. Sie haben gut aufgepasst.

Aber: Fett ist das, was uns vornehmlich fett macht. Kohlenhydrate wie Nudeln, Reis oder Brot machen dagegen satt und zufrieden.

Eine Suppe ist schnell gelöffelt. Und mit ihr das Fett. Und nach kurzer Zeit haben Sie wieder Hunger. Wenn Sie aber dazu eine Scheibe Brot gegessen haben, dann füllt das Brot mit seinen Ballaststoffen Ihren Magen und Sie haben auch nicht so schnell wieder Hunger.

Das Ziel von LOW FETT 30 ist, dass Sie vornehmlich mit Kohlenhydraten satt werden.

Das entspricht übrigens auch im Wesentlichen der Ernährungspyramide, die Sie sicher schon des Öfteren gesehen haben.

Dazu kommen wir später noch ganz detailliert (Abb. einer Ernährungspyramide auf Seite 100).

Ganz besonders krass ist dieses Phänomen von »schnellem Löffeln« und geringer Sättigung bei Jogurts. Ein 250-Gramm-Becher Jogurt ist für die meisten Menschen ein Klacks – was daran liegt, dass Jogurt zwar Zucker, aber so gut wie keine Ballaststoffe hat. Mit zehn Löffeln ist der Becher verputzt, ohne dass man auch nur ein Mal vernünftig gekaut hätte. Damit haben Sie aber in aller Regel auch mal eben neun bis zwölf Gramm Fett und 180 bis 250 kcal verdrückt. Bei einem angestrebten Tagesbedarf von nur 60 Gramm Fett bleibt nach dem Genuss von zwei Bechern Jogurt nicht mehr viel übrig.

Hier ein paar Werte von gängigen Nahrungsmitteln, deren Anteil an Kalorien aus Fett Sie zur Übung einmal ausrechnen sollten:

Hier noch einmal die Formel:

$$\frac{\text{Gramm Fett x 9 kcal x 100}}{\text{Gesamtkalorien}} = \text{Prozent kcal aus Fett}$$

Produkt	Gramm Fett	Gesamtkalorien	
Hühner-Ei (100 g)	10,6	167	?
Tiefkühl Brokkoli-Rahmsuppe	8	108	?
Brötchen (100 g)	1,7	254	?
Tzatziki (100 g)	10	135	?
Rote Grütze (100 g)	0,3	115	?
Gelbe Erbswurst mit Speck (fertig)	11	333	?
Haferflocken	6,3	375	?
Schweine-Mett	27	318	?
Nudelrahmtopf (fertig)	5	113	?
Schweinefilet	2,0	104	?

57,34 66,67 5,95 66,97 2,35 67 29,73 15,12 77,83 39,82 17,31

Häufige Frage

Und wenn ich nicht 100 Gramm eines Produktes esse, sondern sogar 200 Gramm?

Der Anteil der Kalorien aus Fett bleibt gleich. Der Kalorienwert verdoppelt sich zwar, aber der Grammwert für das Fett verdoppelt sich ja auch. Und wenn man beides dann wieder in die Formel einsetzt, kommt der identische Anteil der Kalorien aus Fett heraus. Deswegen ist es auch egal, ob Sie zur Berechnung des Brennwertes aus Fett den angegebenen Wert für 100 Gramm nehmen oder den für eine Packung (z. B. 125-g-Becher). Nur bei sehr, sehr kleinen Einheiten, wie z. B. ein Löffel oder fünf Gramm (z. B. ein einzelner Keks) sollten Sie aufpassen: Wenn die Kalorienzahl aufgrund der Menge sehr klein wird, dann ist natürlich auch der Grammwert in Fett sehr, sehr gering. Dann kann es durch Rundungsfehler dazu kommen, dass ein Keks rein rechnerisch KEIN Fett hat, die 100-Gramm-Packung dagegen nicht mehr LOW FETT 30 ist. Also: Bei sehr kleinen Darreichungsmengen – 1x sprühen, 1 Stück, 1 EL – den 100-Gramm-Wert heranziehen.

Bezüglich der Mengenbegrenzung (»Wie viel darf ich denn essen?«) greift dann die Regel 2: Hören Sie auf, wenn Sie satt sind. Wenn Sie nach 100 Gramm satt sind, ist es gut, und wenn Sie 400 Gramm benötigen, ist es auch gut. Wenn Sie nicht mehr essen als bisher, werden Sie abnehmen.

Wenn Sie einkaufen gehen, ist diese Form der Rechnerei zugegeben am Anfang mühsam.

So gelingt Ihnen die Umstellung leicht:

1. Beschäftigen Sie sich intensiv mit diesem Buch, denn wir haben Ihnen nicht nur die typischen Vertreter von Kohlen-

hydraten und Fetten zusammengetragen, sondern auch eine umfassende Nährwerteliste, die Sie im Anhang finden.

2. Nach einer Weile brauchen Sie nicht mehr zu rechnen, weil Sie »Ihre Pappenheimer« ja dann kennen. Kaum jemand kauft jeden Tag völlig andere Produkte ein. Im Wesentlichen befinden sich bei einem normalen Einkauf in unserem Einkaufswagen rund 30 – und damit später in unseren Vorratsschränken ca. 100 – verschiedene Produkte. Wenn Sie die fettreichen Produkte eliminiert und durch fettarme ersetzt haben, dann kommt schon nicht mehr so viel zusammen, was Sie in Gefahr bringt.

3. Hier eine einfache Rechenform, die Ihnen beim Einkaufen auf die Schnelle hilft: Sie teilen einfach die angegebene Kalorienzahl durch 30 – ist der deklarierte Fettwert geringer als Ihr Ergebnis, können Sie zugreifen. Alternativ dazu können Sie den Fettwert mit 30 multiplizieren. Ist Ihr Gesamtkalorienwert höher, darf das Lebensmittel in den Einkaufswagen.

   Beispiel: Ein Produkt hat 210 kcal. Sie teilen durch 30 – und wenn es dann nicht mehr hat als sieben Gramm Fett, können Sie es nehmen.

   Alternativ dazu für alle, die lieber multiplizieren als dividieren: Sie nehmen die Gramm Fett des Produktes – also fünf Gramm – und multiplizieren das mit 30, ergibt 150. Hat das Produkt mindestens 150 kcal ist es LOW FETT 30. Ein Produkt mit 210 kcal könnten Sie also bedenkenlos essen, bis Sie satt sind!

4. Vorsicht vor allem, was weiß ist.

   Sahne ist weiß. Käse ist (fast) weiß. Fettränder sind weiß. Wurst ist (zu) weiß. Erkaltetes Fett ist weiß. Immer dann, wenn Sie auf weiße Produkte treffen (also Jogurt-Dressings, Remouladen, was auch immer) ist höchste Vorsicht geboten. Denn meistens ist weiß (außer bei Kohlenhydraten wie Reis oder Nudeln) ein Zeichen für die Beimengung von Fett. Besonders gut können Sie den Unterschied erkennen, wenn Sie sich Fertig-Tomatensaucen im Supermarkt ansehen und die Nährwerte kontrollieren. Wenn kleine graue Pünktchen in der Sauce auszumachen sind, können Sie davon ausgehen, dass im Zutatenverzeichnis »Pflanzenöl« auftaucht. Bei »knatschroten« Tomatensaucen werden Sie diesen Hinweis kaum finden.

5. Zutatenverzeichnis
   Immer noch sind nicht auf allen Produkten Nährwertangaben zu finden. Wenn Sie sich nicht sicher sind, sehen Sie sich das Zutatenverzeichnis an. Da sind die Hersteller gezwungen, die Zutaten nach ihrer Menge aufzulisten: Das, was an erster Stelle steht, ist am meisten (in Gramm) in der Rezeptur vorhanden. Suchen Sie also Produkte, deren erste Zutaten LOW FETT 30 sind: Gemüse, Obst, Kohlenhydrate, mageres Fleisch … Nur bei Produkten mit hohem Gemüseanteil ohne zusätzliche Kohlenhydrate kann es sein, dass das Produkt dann doch noch vom Fett »überholt« wird; bei Rohkostsalaten zum Beispiel ist das recht häufig der Fall.
   Gemüsekonserven sollten Sie deshalb nur dann auswählen, wenn definitiv KEIN Pflanzenöl im Zutatenverzeichnis auftaucht!

Wieso funktioniert LOW FETT 30?

Durchschnittlich nimmt ein Deutscher 55 Prozent der Kilokalorien aus Fett zu sich. Damit sind wir alle satt und zufrieden, natürlich häufig zu dick, aber an diesen Anteil von Fett in der Nahrung haben wir uns gewöhnt.

Wir essen viele Fertigprodukte, gehen oft essen, lieben Pizza, Currywurst, Pommes, Schnitzel, Salate mit leckeren Dressings, Eis und Schokolade, Kekse und Kuchen, von Cola und Chips mal ganz zu schweigen. Und viele herzhafte Mahlzeiten schmecken uns noch besser mit einem Löffel Crème fraîche oder mit Extra-Käse oder einem »Stich« Butter… einfach, weil wir uns daran gewöhnt haben.

Gerade bei industriell gefertigten Produkten ist Fett ein Stoff, der die Produktion erleichtert und dazu auch noch eine besonders billige Zutat ist: Fett ist der Trägerstoff für Würzmittel und Geschmacksverstärker, Fett erhöht häufig die Lagerfähigkeit, es macht einige Produktionsabläufe erst möglich (z. B. eine cremige Konsistenz für Abfüllungen zu gewährleisten). Und weil es auch nicht viel kostet und dafür viel wiegt, wird es »gerne genommen«.

Kurzum: Wir haben uns daran gewöhnt, sind darauf getrimmt und haben eine heftige Abneigung gegen »nicht-fette« Produkte entwickelt: Die KÖNNEN ja gar nicht schmecken (da fehlen ja die Geschmacksverstärker!!!) – und Fett ist schließlich ein Geschmacksträger, das sagt Ihnen jeder Koch und jeder Angestellte in einer Fleischerei im Brustton der Überzeugung. Dass Profiköche versalzene Speisen mit der Zugabe von Fett wieder zu neutralisieren verstehen, darüber redet keiner. Fett killt nämlich den Eigengeschmack und zieht alles geschmacklich glatt.

Okay, also weniger Fett.

Und jetzt haben Sie natürlich Bedenken, dass Sie nicht mehr satt werden. Aber was bedeutet eigentlich »satt«?

»Satt« fühlen wir uns in erster Linie, wenn wir im Magen dieses angenehme Spannungsgefühl haben, weil die soeben verzehrten Leckerchen auf die Magenwände drücken.

Ist bei gleicher Magenfüllung der Anteil von Fett deutlich geringer, sinkt dadurch von ganz alleine der Kalorienwert der Magenfüllung. Trotzdem fühlen wir uns identisch satt, denn die Menge, die von innen drückt, ist ja die Gleiche geblieben.

Der Umstand, dass sich die Menge (auch auf dem Teller) nicht verändert, sprich verringert, erleichtert ganz erheblich das Durchhalten. Denn Sie essen genau so lange, Sie essen die gleichen Mengen wie bisher, nur der Brennwert, den Sie auf diese Weise zu sich nehmen, ist geringer und das sorgt dafür, dass Sie sanft und ohne eine Einschränkung zu fühlen abnehmen werden.

Und wenn Sie konsequent LOW FETT 30-Produkte einkaufen und Ihre Fettbomben aus dem Kühlschrank und der Vorratskammer verbannen, können Sie sogar dann nichts mehr falsch machen, wenn Sie mal eine Fressattacke bekommen.

Kohlenhydrate, Eiweiß, Fett: Wofür braucht man was?

Nahrung besteht aus diesen drei Hauptbausteinen + Wasser. Jeder dieser Nahrungsbausteine hat eine spezielle Funktion.

Gehen wir einmal zurück in die Steinzeit.

Unsere Vorfahren waren Jäger und Sammler.

Beeren, Wurzeln, Pilze und Pflanzen haben, von wenigen Ausnahmen abgesehen, fast nur Kohlenhydrate. Alle Kohlenhydrate sind aneinander gereihte Zuckermoleküle. Der »Grundbaustein« aller Kohlenhydrate ist die Glucose. Sie ist ein so genanntes »Mono-Saccharid«, ein »Einfachzucker«. Haushaltszucker und Honig (Maltose und andere) bestehen aus zwei Glucose-Bausteinen – ihre Gruppe wird als »Di-Saccharide«, also »Zweifachzucker«, bezeichnet. Und wenn es ganz, ganz viele Glucosebausteine werden (mehr als 24), dann sprechen wir von Stärke – also Mehl & Co. – und die Bezeichnung lautet »Poly-Saccharide« (»Vielfachzucker«).

Auch Ballaststoffe sind Kohlenhydrate. Wegen ihrer Molekularstruktur – sie sind regelrecht verschachtelt – werden sie als »komplexe Kohlenhydrate« bezeichnet. Diese Strukturen sind von uns aber nicht aufspaltbar, sodass uns Ballaststoffe keine verwertbare Energie liefern. Aber sie füllen den Magen, pflegen die Darminnenwände und machen satt – sie zwingen uns zu kauen und speichern gut Wasser (deswegen auch immer viel trinken!).

Wenn wir von Kohlenhydraten reden, sprechen wir stets vom verwertbaren Anteil – wir sprechen von Zucker und von Stärke.

Die Zuckermoleküle, aus denen Kohlenhydrate bestehen, dienen der Energieversorgung für den täglichen »Normalbetrieb«, ermöglichen also alle Grundfunktionen wie Atmen,

Herzschlag, Körperwärme, Versorgung der Organe mit Blut und alle kleineren Leistungen, wie gehen, sitzen, reden. Wenn die verfügbare Energie für die Grundversorgung knapp wird, sinkt der Blutzuckerspiegel auf einen Punkt, wo wir Hunger bekommen. Hunger ist nichts anderes als das Signal, dass es Zeit ist, an den Energienachschub zu denken, vergleichbar mit der Anzeige im Auto für die Tankfüllung: Wenn sie anfängt zu blinken, sollten Sie sich eine Tankstelle suchen.

Kohlenhydrate erhöhen also den Blutzuckerspiegel (was dafür sorgt, dass der Hunger aufhört) und wir können gut mit Kohlenhydraten existieren, wenn nichts Außergewöhnliches von uns verlangt wird.

Überschüsse an Kohlenhydraten – die Super-Orgie mit der Tüte Gummibärchen zum Beispiel – können nicht ohne weiteres eingelagert werden. Solche Überschüsse werden unter Aufwendung von rund 25 Prozent der zugeführten Energie in Fett umgebaut. Das ist dann »tierisches« Fett, das wir als Speicher um die Hüften tragen.

Von 1000 kcal Überschuss kommen also nur rund 750 in den Fettzellen an.

Eiweiß und Fett sind die beiden anderen Energieträger. Eiweiß ist der Grundbaustoff unserer Zellen, Fett dagegen ein Energiekonzentrat (neun statt nur vier kcal). Fett ist vor allem dazu da, das Überleben in schlechten Zeiten zu sichern.

Im Groben funktioniert der Mechanismus so: Wenn in guten Zeiten, also im Sommer und bei guten Wildbeständen, die Nahrung aus Kohlenhydraten, Eiweiß und Fett bestand, konnten die Energiereserven (Fettpolster) gefüllt werden, um das Überleben in schlechten Zeiten (z.B. im Winter) zu sichern.

Die dazu nötigen Speichervorgänge werden vor allem über den Blutzuckerspiegel reguliert: Beim Verzehr von Kohlenhydraten steigt der Blutzuckerspiegel an. Um den Körper vor einer »Überdosis« zu schützen, schüttet die Bauchspeicheldrüse Insulin aus, das den Blutzuckerspiegel in verträglichen Bahnen hält.

Das Vorhandensein von Insulin heißt damit umgekehrt also auch: Es hat eben genügend »Energie« (also Nahrung) gegeben.

Solange der Insulinspiegel erhöht ist (und damit ein Überschuss an Blutzucker), kann Fett ungehindert in die Depots wandern. Es muss nicht einmal großartig umgewandelt werden, sondern hier findet mehr oder minder ein glatter »Durchmarsch« statt.

Dieses Prinzip ist absolut genial: Ist der momentane Energiegehalt ausreichend (Insulin ist da!), kann der Körper das Fett (zusätzliche Energie) für schlechte Zeiten speichern.

GLYXX

Der Glykämische Index – eine Hilfsgröße, die aus der Diabetesbehandlung entstanden ist – besagt, wie stark ein Produkt das Ansteigen des Insulinspiegels auslöst. Ballaststoffhaltige Lebensmittel mit einem geringen Anteil an Einfachzuckern (Vollwertbrot, Vollwertnudeln, Gemüse...) sorgen für einen sanften Anstieg des Blutzuckerspiegels – und haben deshalb einen geringen GLYXX. Bananen, Zucker, Honig – also reine Glucoseträger ohne einen nennenswerten Anteil an Ballaststoffen – haben einen hohen GLYXX. Es ist auch möglich, nur mit Kontrolle des Glykämischen Indexes abzunehmen. Denn wenn Fett bei einem niedrigen Blutzuckerspiegel zugeführt wird, wird es leichter verbrannt, wandert nicht in die Depots. Das Problem dabei ist, dass aber die Auswahl bei Lebensmitteln stark eingeschränkt ist. Bei LOW FETT 30 zäumen wir das Pferd von der einfacheren Seite (wie wir meinen!) auf, indem wir eben gar nicht so viel Fett zuführen, das in die Depots wandern könnte, und können so aus der ganzen Bandbreite von Lebensmitteln relativ frei wählen.

Nur durch die Möglichkeit, Energie in ausreichender Menge zu speichern, war es unserer Art möglich, Hungersnöte, Missernten und lange Winter zu überstehen. Ein zusätzliches Phänomen der Anpassung ist, dass es offensichtlich eine »Energiespartaste« gibt: Wenn das Futter knapp ist, kann der Körper nach einer Weile mit weniger Brennstoff auskommen, damit er nicht so schnell in Bedrängnis kommt. Umgekehrt, waren dann die langen, kalten Winter vorbei und die Gefahr gebannt, begannen die Körper unserer Vorfahren noch emsiger für Fettpolster zu sorgen, überschüssigen Brennstoff einzulagern, denn – das war bestimmt nicht der letzte harte Winter.

Das Blöde an diesem Programm ist nur, dass WIR es auch noch haben und weiterhin bewahren werden. Ein solches Programm ist nicht innerhalb von 60 Jahren – länger sind unsere letzten Hungerjahre nicht her – überschrieben. Und je mehr wir hungern, Diäten schieben, fasten... umso mehr perfektioniert unser Körper das Programm: nimmt schlechter ab, legt schneller zu.

Der gesamte Stoffwechsel gerät auf Sparkurs... und Menschen, die viele Diäten hinter sich haben, sind die, die besonders schlecht abnehmen. Sie trimmen sich mit jeder Diät noch mehr auf gute Futterverwerter.

Was ist der Stoffwechsel?

Es ist an der Zeit, sich mit dem Thema »Stoffwechsel« generell auseinander zu setzen – wobei wir nicht in die Tiefe gehen, sondern bei einfachen Modellen bleiben. »Stoffwechsel« ist nichts anderes als das Prinzip »oben rein – mittendrin verheizen – unten raus«.

Wobei »unten raus« bei vielen Menschen mit Übergewicht schon ein Problem ist: Viele Übergewichtige leiden dauerhaft an Verstopfung.

Das liegt daran, dass die Stoffwechselvorgänge, die Verdauung, das Abscheiden und letztendliche Ausscheiden, langsamer sind als bei anderen.

Auch wenn es verlockend ist, mal ein bisschen Tempo in den Körper zu kriegen: Greifen Sie bitte nicht zu Abführmitteln. Auch nicht zu pflanzlichen. Nicht zu homöopathischen. Keine Pflaumen, keine Früchtewürfel.

Es gibt viel bessere und völlig unschädliche »Abführmittel« bzw. Stoffwechselbeschleuniger:

... Ballaststoffe ...

... Rohkost ...

... viel, viel Wasser (so viel nur eben geht) ...

... und Bewegung.

Der beste Stoffwechselbeschleuniger ist Bewegung. Tägliche, ausdauernde Bewegung – je länger umso besser und das mit einer leicht erhöhten Pulsfrequenz, wie sie beim Walking, zügigen Fahrrad fahren, Inlineskaten und beim Joggen entsteht.

Das funktioniert teilweise schon beim ersten Mal, wo Sie Sport treiben. Und je regelmäßiger Sie Sport machen, ballaststoffreich essen und Wasser trinken, umso mehr heizen Sie Ihre Körperfunktionen durch.

Der beschleunigte Puls sorgt für eine erhöhte Zellaktivität, einen schnelleren Transport von Blut und anderen Körperflüssigkeiten, das zusätzliche Wasser verbessert den Wasseraustausch der Körperzellen miteinander. Ihr Körper wird entschlackt und gereinigt.

Es ist, als ob Sie ein VW-Käfer wären. Wer einmal Käfer gefahren ist, weiß, dass man diesem Auto richtig das Laufen beibringen konnte. Kostete zwar Benzin, aber irgendwie wurde das Käferchen schneller.

Wenn Sie Ihren Stoffwechsel in Schwung bringen, Gas geben, dann verbrauchen auch Sie mehr Benzin. Sie werden flotter ... und wenn Sie dranbleiben, kann aus Ihnen sogar ein kleiner Sportwagen werden.

Merken Sie sich:

Ihr Körper ist in der Lage, alles zu lernen, was innerhalb seines Spektrums angelegt ist, aber genauso gut kann er jede Fähigkeit durch Nichtgebrauch wieder verlieren.

Use it or loose it (nutz es, oder verlier es).

Und es ist niemals zu spät, Ihren Körper wieder in Schwung zu bringen. Auch wenn Sie heute 80 Jahre alt sein sollten und Übergewicht haben, Ihr Herz nicht mehr gut ist und Sie unter Diabetes leiden: Selbst dann können Sie Ihren heutigen Zustand verbessern, indem Sie Ihre Ernährung umstellen und sich gezielt und regelmäßig bewegen. Natürlich können Sie nicht mit einem 20-Jährigen konkurrieren. Aber wo steht geschrieben, dass wir in allem und jedem »konkurrieren« müssen? Es soll uns gut gehen. Wir möchten gesund alt werden. Die Zipperlein müssen keineswegs schon mit 40 anfangen.

Wenn man der heutigen Medizin eines ankreiden kann, dann mit Sicherheit nicht die Misserfolge. Viel größer ist der Schaden, der dadurch entstanden ist, dass die heutige Medizin fast alles kuriert – und damit die Eigenverantwortung unnötig scheint.

In unseren Köpfen ist ein teures »Ersatzteillager-Denken« entstanden: Was nicht mehr funktioniert, wird erneuert – ist ja im Krankenkassenbeitrag schon drin.

Zähne pflegen? Gibt ja Zahnersatz!

Bewegung? Viel zu anstrengend!

Nicht mehr rauchen? Wozu, die Transplantationstechnik funktioniert doch von Jahr zu Jahr besser.

Die Statistiken über Erkrankungen in Deutschland sprechen eine deutliche Sprache. Herzinfarkte, Schlaganfälle und Diabetes II müssten ebenso wenig sein wie die Masse an operierten Magengeschwüren, künstlichen Hüft- und Kniegelenken... Wenn wir uns mehr bewegen und den Anteil am Fett in unserer Nahrung mit heute 55 Prozent der kcal aus Fett auf 30 Prozent und weniger drücken würden, wäre das die revolutionärste Form von Kostendämpfung im Gesundheitswesen.

Prof. Dr. Hans Reis, Internist, MG

Die Einstellung zur eigenen Gesundheit ist bei vielen Patienten erschreckend passiv. Während sie von Ärzten und medizinischen Fachkräften erwarten, dass ihnen Hilfe am besten in Form von Tabletteneinnahme zuteil wird, ist die Bereitschaft äußerst gering, durch aktive Maßnahmen, wie Änderung der Nahrungsgewohnheiten, Aufgabe des Rauchens, Reduzierung des Alkoholkonsums und regelmäßige körperliche Tätigkeiten, ihren Beitrag zu leisten. Oft erst nach einem Herzinfarkt, als ersten gesundheitlichen Schuss vor den Bug, oder beim Auftreten einer Tumor-Erkrankung sind die Patienten bereit, einen persönlichen Beitrag zu ihrer Gesundheit zu leisten. Während Medikamente in der Behandlung äußerst wichtig sind, häufig jedoch nur die Folgen der Erkrankung bekämpfen, wie erneute Verschlüsse der Herzkranzarterien oder das Weiterwachsen von Tumoren, ist ein Einstellen der Rauchgewohnheiten, eine Einschränkung des Alkoholkonsums, ein regelmäßiges Bewegungstraining und insbesondere auch eine Umstellung der Ernährung eine Möglichkeit, das Auftreten der Erkrankung zu verhindern oder zu verzögern.

Dies gilt sowohl für die Coronare Herzerkrankung als auch für das Dickdarm-Karzinom. Da der Fettgehalt sowohl als atherogener Risikofaktor als auch als Prokarzinogen bei Dickdarm-Karzinom in der Nahrung der westlichen Zivilisation in der Regel viel zu hoch liegt (Untersuchungen in Kantinen ergaben 50 Prozent und mehr Kalorien durch Fett), ist die Reduktion des Fettgehaltes auf maximal 30 Prozent Nahrungskalorien ernährungsphysiologisch einer der wichtigsten prophylaktischen Faktoren der Ernährungstherapie.

Die ballaststoffreiche LOW FETT 30-Ernährung kommt diesen ernährungsphysiologischen Forderungen nach. Wenn sie mit einem moderaten, aber regelmäßigen Bewegungsprogramm verbunden ist, bietet sie eine hervorragende Möglichkeit, Krankheiten zu vermeiden bzw. ihr Auftreten zu verschieben und Aufenthalten in Krankenhäusern und Reha-Zentren vorzubeugen.

Die genetische Disposition ist zwar ein unbeeinflussbarer Risikofaktor, die beeinflussbaren Risikofaktoren (Übergewicht, zu hoher Blutfettspiegel, Zuckerkrankheit, Gicht, Bluthochdruck, Bewegungsmangel, Nikotinmissbrauch) bedürfen aber des aktiven eigenen Engagements, wobei die Ernährungsumstellung eine zentrale Rolle einnimmt.

Häufige Frage

Wenn ich nur 30 Prozent der kcal aus Fett zu mir nehmen darf, aber mein Frühstück schon 20 Prozent der kcal aus Fett hatte, darf ich dann für den restlichen Tag nur noch 10 Prozent zu mir nehmen?

Also, diese Frage taucht bei uns fast täglich auf. Und sie ist der 100 %ige Beweis, dass Prozentrechnen in unseren Schulen nicht genügend geübt wird.

Man kann Prozente nicht addieren. Aus zehn Prozent von irgendwas und 20 Prozent von was anderem werden keine 30 Prozent...

Nein, ALLES was Sie essen, sollte nicht mehr als 30 Prozent der kcal aus Fett haben. Und wenn ALLES nicht mehr als 30 Prozent der kcal aus Fett hat, dann können Sie nichts falsch machen. Und damit das für Sie ganz einfach ist, kaufen Sie nur ein, was LOW FETT 30 ist... und damit ist die Gefahr gebannt.

Unsere Rezepte sind in sich LOW FETT 30 – darin finden auch fettere Produkte Anwendung. Wenn Sie selbst ein bisschen geübter sind, können Sie auch mit Kombinationen spielen. Für den Anfang aber sollten Sie sehr streng darauf achten, dass ausschließlich LOW FETT 30-Produkte Ihren Einkaufswagen erreichen.

Zählen, messen, wiegen...

Bevor wir in die Tiefen des Abnehmens einsteigen, sollten Sie herausfinden, ob und wie viel Übergewicht Sie haben. Grundsätzlich ist LOW FETT 30 für ALLE gesünder... wir haben aber auch Kunden, überwiegend Kundinnen, die hochgradig untergewichtig sind – und sich dennoch für zu dick halten.

Manche wissen bereits, dass sie magersüchtig sind, andere machen sich auch mit Biafraärmchen und Kindergröße noch Gedanken, wie sie ihre überflüssigen Pfunde loswerden – auch wenn sie schon seit Jahren ihre Periode nicht mehr hatten.

Sollten Sie also nach der Grundformel Größe in cm minus 100 = kg 30 Prozent (oder sogar mehr) unter dem Restwert liegen (also bei 170 cm weniger als 49 kg wiegen), ist es Zeit für eine Therapie. Und zwar allerhöchste.

Es gibt eine Menge Methoden, mit denen Wissenschaftler versuchen, Gewicht und Kalorienbedarf in irgendwelche Formeln zu zwängen.

Egal wie man es dreht und wendet: Es sind alles Hilfsgrößen, Durchschnittswerte.

Den ersten hatten wir gerade: Körpergewicht in cm minus 100 = Normalgewicht – damit fühlen sich die meisten normalgewichtigen Frauen schon zu dick. Minus weitere 10 Prozent wäre dann das Idealgewicht einer Frau... und auch da jammern noch genügend. Amerikanische Wissenschaftler haben dagegen herausgefunden, dass Menschen mit Normalgewicht + 10 Prozent die höchste Lebenserwartung haben.

(Anmerkung: Falls Ihnen das zu kompliziert ist, können Sie auf unseren Internetseiten alle hier geschilderten Formeln online berechnen: www.lowfett.de)

Oder der Body-Mass-Index

Er ist derzeit richtig beliebt und wird wie folgt berechnet:

Body-Mass-Index (BMI):
Körpergewicht in kg/Körpergröße in m²

Hier ein Beispiel:
Mann, 180 cm, 85 kg BMI = 85/(1,80)²; BMI = 26,2
Und das ist dann die Auswertung:

unter 20	untergewichtig
20–25	normalgewichtig
25–30	übergewichtig
30–40	**adipös**
über 40	stark **adipös**

Aber: Kraftsportler, Bodybuilder und Boxer haben so viele Muskeln – und damit Gewicht – , dass sie meist bei »übergewichtig« eingestuft werden.

Messung des Körperfettanteils

Es gibt Waagen und Handmessgeräte, aber auch Ganzkörpermessgeräte, die den Körperfettanteil ermitteln.

Um vernünftige Werte auszuspucken, braucht das jeweilige Gerät Ihr Geschlecht, Ihre Größe und Ihr Gewicht (außer, es ist die Körperwaage mit Fettanteil, die ermittelt Letzteres selbst!).

Dann werden zwei Ströme durch Ihren Körper geschickt; der eine misst gerade durch, der andere muss Umwege um Körperzellen machen. Aus der Differenz, mit der die Ströme ankommen, ermittelt das Gerät die fettfreie Masse und rechnet dann den Körperfettanteil zurück.

Als Vergleichswert sind die Ergebnisse in aller Regel brauchbar – gerade, wenn man mit Sport beginnt und eine Veränderung sehen möchte –, aber wenn Sie von einer Waage zu einem Handmessgerät wechseln, differieren die Werte auch schon mal um 5 Prozent... und ob Sie nun 30 oder 35 Prozent Fettanteil haben, ist ja dann doch ein Unterschied.

Am genauesten arbeiten die Geräte, die komplett eine Körperhälfte messen. Denn hier bekommen Sie den Wert vom Finger bis zum Zeh. Bei Geräten, die nur durch den Unterleib oder nur den Oberkörper messen, wird das Ergebnis durch spezielle Körperformen (dicke Oberschenkel, kleiner Busen) ein bisschen ungenau.

Aber für einen Vergleich reicht es dennoch.

Die Idealwerte liegen bei Männern je nach Alter zwischen 14 bis 22 Prozent, bei Frauen zwischen 18 bis 24 Prozent... 14 Prozent erreichen meist nur Männer, die regelmäßig laufen oder aber sehr, sehr dünn sind.

Sie bleiben dabei? Sie möchten also mit LOW FETT 30 nicht nur gesünder leben, sondern auch abnehmen.

Es ist wichtig, dass Sie sich klar machen, warum Sie nicht schlank sind.

1. Gab es einen Auslöser, dass Sie zugenommen haben? Der häufigste Auslöser bei Frauen sind Schwangerschaften, wobei die zweite meist wesentlich dramatischere Gewichtszunahmen bringt als die erste. Interessanterweise aber auch nur bei Frauen, die schon ein bisschen zu Übergewicht neigen. Es gibt genügend Frauen, die auch noch mit vier Kindern zierlich sind. Ihnen kommt dabei nicht immer nur ihre Veranlagung zu Hilfe, sondern meist sind diese Frauen ziemlich energisch und dominant. Sie setzen sich durch. Und DAS ist der häufigste Grund für Übergewicht: die Unfähigkeit, Grenzen zu setzen. Und weil man kein anständiges »Nein« als Grenze hinzubekommen glaubt, schafft

man sich eine körperliche Grenze in Form von Speckröllchen. Wenn Sie also zur Kategorie der »Schwangerschafts-
dicken« gehören, dann schauen Sie sich mal genau Ihr Leben und Ihre Umgebung an: Wer verdient ein Nein? Wo
müssten Sie Grenzen setzen? Wer nutzt Sie aus? Was ist mit
Ihren Wünschen und Träumen? Widerstehen Sie der Versuchung, immer gleich »das geht nicht« zu denken. Es geht
viel, viel mehr als Sie glauben.

Das heißt keinesfalls, dass Sie rücksichtslos und kalt werden sollen, sondern Sie sollen den Respekt einfordern, der
Ihnen zusteht. Ihren Selbstwert erkennen und danach leben. Seien Sie anspruchsvoll – artikulieren Sie sich. Sagen
Sie »Nein«, wenn Ihnen nach »Nein« ist – nur ein klares
Nein ermöglicht auch ein verlässliches »Ja«. Hören Sie mit
den faulen Kompromissen auf und machen Sie sich klar,
dass SIE in Ihrem Leben die Hauptperson sind. Und
»trotz« dieser Einstellung kann man liebevoll und nett sein.
Aber erlauben Sie anderen nicht, auf Ihrer Seele rumzu-
trampeln.

2. Sie waren schon immer zu dick. Schon als Kind – vielleicht
hatten Sie eine »normale« Zeit in der Pubertät, aber mit 20,
25, 30 ging's zügig mit dem Gewicht bergauf. Oft geht
diese Gewichtszunahme mit einer dauerhaften Partnerschaft einher. Man wird bequem. Macht es sich gemütlich.
Kocht nett. Trifft sich mit Freunden. Der größte Fehler, den
Sie machen könnten, wäre, das zu akzeptieren und sich gemütlich zurückzulegen. Selbst wenn es heute nur 20 Kilo
zu viel sind: Es werden bei einem derartigen Lebensstil bald
weitere 10, 20 Kilo dazukommen. Das Übergewicht als solches ist ja noch nicht so schlimm, aber die Folgeerscheinun-
gen sind bei starkem Übergewicht schon erheblich: Atemnot, Probleme mit dem Kreislauf, Knieprobleme, Diabetes,
Hüftprobleme ... Wollen Sie sich wirklich mit Messer und
Gabel krank machen? Sprechen Sie mit Ihrem Partner (der

unter Umständen das gleiche Problem hat) – und ändern Sie gemeinsam etwas an Ihren Essgewohnheiten und Ihrem Freizeitprogramm. Falls Ihr Partner nicht mitzieht, stellen Sie ihm deutlich die Frage, ob er wirklich möchte, dass Sie (und falls er Übergewicht hat, er auch!) aufgrund von Übergewicht krank werden. Warum er Ihnen nicht helfen will, wieder fit zu werden. Ob DAS Liebe ist, wenn man von seinem Partner keine Unterstützung bekommt. Und wenn Ihr Partner aus Bequemlichkeit, weil er Übergewicht scharf findet oder weil er auf seine fetten Schnitzel nicht verzichten will, Ihnen nicht hilft und nicht mitmacht, dann sollten SIE sich fragen, ob das Liebe sein kann. Richtig, das ist Egoismus vom Feinsten. Also seien auch SIE egoistisch und denken Sie an Ihr Leben und Ihre Gesundheit. Und ziehen Sie LOW FETT 30 dann eben alleine durch. Menschen mit starkem Übergewicht sind insofern im Vorteil, als dass sie verhältnismäßig schnell abnehmen: ein Kilo pro Woche für die ersten drei bis fünf Monate ist durchaus möglich, vorausgesetzt, Sie starten auch mit einem moderaten Bewegungsprogramm, um Ihren Stoffwechsel flott zu kriegen.

3. Sie nehmen Cortison, Schilddrüsenhormone, spritzen Insulin... und haben vielleicht deshalb zugenommen. LOW FETT 30 ist ein Programm für Menschen, deren Stoffwechsel funktioniert. In diesem Fall nehmen Sie bei einer Umstellung Ihrer Ernährungs- und Bewegungsgewohnheiten auch ab. Die (dauerhafte) Einnahme von Cortison, Schilddrüsenhormonen und Insulin ist notwendig, weil Ihr Stoffwechsel eben NICHT funktioniert. Dennoch sollten Sie – in Absprache mit Ihrem Arzt – in das Programm einsteigen. Wenn Sie gut eingestellt sind (Schilddrüsenhormone), werden Sie trotzdem abnehmen – zwar langsamer als andere, aber Sie werden Gewicht verlieren. In jedem Fall aber werden sich Ihre klinischen Werte (Blutfett-

werte & Co.) verbessern. Das Bewegungsprogramm wird dafür sorgen, dass Sie sich besser fühlen und Muskeln bekommen. Ihr Körper wird sich straffen, selbst wenn sich auf der Waage nichts tun sollte. Deswegen: Sprechen Sie mit Ihrem Arzt und ziehen Sie LOW FETT 30 dann durch.

4. Sie haben eine Essstörung: Sie gehören zur Gruppe der Overeater (Begriff für Menschen, die weit über ihren Bedarf essen und dabei Suchtverhalten zeigen), Bulimiker, sind magersüchtig… dann fangen Sie mit LOW FETT 30 an, aber suchen Sie bitte gleichzeitig Kontakt zu einer Selbsthilfegruppe oder einem Therapeuten. Essstörungen sind keine Bagatelle, wie gelegentliche Kopfschmerzen und splissige Haare. Der Vorteil an LOW FETT 30 bei Essstörungen ist, dass das Einhalten der Regel 3, alles was Sie essen, ist LOW FETT 30, dafür sorgt, dass man sich satt essen kann und – und das ist das Beste – sich mit gutem Gewissen und POSITIV mit Essen auseinander setzen darf. Essen – LOW FETT 30-Essen – darf Spaß machen. Der psychische Druck wird genommen – und man fühlt sich nicht mehr wie ein Kessel unter Dampf.

5. Sie haben einfach nur ein paar Kilo zu viel – gut, dann richten Sie sich darauf ein, dass Sie nicht so dramatisch schnell abnehmen werden wie Menschen mit starkem Übergewicht. Bei einer konsequenten Umstellung werden Sie dennoch schon nach wenigen Wochen deutliche Veränderungen spüren. Bei weitgehend normalgewichtigen Frauen, die sich über fünf Kilo zu viel ärgern, ist ein Gewichtsverlust von einem Kilo pro Monat normal.

6. Die Gruppe der Dauer-Diäter hat es am schwersten. Sie essen schon seit Jahren jeden Bissen mit Bedacht, haben schon eine ganze Reihe von Diäten durchgezogen und nehmen genau genommen vom Zugucken zu. Der Stoffwechsel liegt völlig darnieder – und trotz ziemlicher Disziplin nehmen die Vertreter dieser Gruppe von Jahr zu Jahr langsam

aber stetig zu. Im Falle von Dauer-Diätern ist es häufig erforderlich, die Kalorienzufuhr anzuheben (richtig gelesen!!!). Durch die Menge der Diäten hat der Körper gelernt, mit immer weniger auszukommen und ist vom Normalmotor zur Drei-Liter-Maschine geworden. Denn mit ständigen Diäten wird ihm eine permanente »Hungersnot« vorgespielt (das Steinzeitprogramm, Sie erinnern sich!). Wenn Sie zu dieser Gruppe gehören, benötigen Sie jetzt vornehmlich Mut und Vertrauen in uns. Denn Sie müssen Ihren Körper jetzt erst einmal wieder flott kriegen. Und das geht nur, indem Sie mindestens Ihren Grundbedarf an Kalorien essen (dazu kommen wir gleich) und unbedingt mit dem LOW FETT 30-Bewegungsprogramm anfangen. Letzteres ist so wichtig, damit Sie Ihren Körper wieder dazu bringen, mit einem STOFF-WECHSEL zu beginnen: Sauerstoff rein, Wasser rein, Kalorien dazu, Energie verbrauchen über körperliche Aktivität, Muskelaufbau… Ihr Körper muss auch physiologisch »in Bewegung« kommen. Und das geht ausschließlich über körperliche Bewegung. Mut und Vertrauen in uns brauchen Sie, weil Sie wahrscheinlich in den ersten zwei bis drei Wochen zunehmen werden, um erst danach kontinuierlich abzunehmen. Ihr Körper braucht erst einmal das Signal, dass die Hungersnot vorbei ist. Die Alternative, die Sie haben, wenn Sie diesen Mut NICHT aufbringen, ist die einer weiteren Gewichtszunahme, und das bei minimaler Kalorienzufuhr. Wenn Sie die Wechseljahre noch vor sich haben, dann könnte es Ihnen passieren, dass Sie selbst mit 800 kcal pro Tag noch nicht abnehmen. Wollen Sie das? Nein? Dann fällt es Ihnen vielleicht leichter, Mut zu entwickeln. Aber selbst wenn Sie zunehmen und selbst, wenn sich monatelang auf Ihrer Waage nichts tun sollte, werden Sie feststellen, dass sich Ihr Körper verändert. Abgesehen davon, dass Sie mehr essen können – und das ist ja schon mal nicht schlecht! –, werden Sie sich viel besser fühlen. Und auch wenn Ihr Gewicht stagniert, wird sich Ihr Körper straffen. Damit Sie nicht zwischendrin »aufstecken«, sollten gerade Sie das Messen (auch dazu gleich mehr!) besonders ernst nehmen.

Bestandsaufnahme zum Start

Jetzt kommt die Stunde der Wahrheit.

Messen Sie bitte…

…Ihren Taillenumfang

…Ihren Hüftumfang

…Ihren Brustumfang

…den Umfang Ihrer Oberarme

…den Ihrer Oberschenkel

und tragen Sie die Ergebnisse in die unten stehende Zeichnung ein.

Dann gehen Sie auf die Waage.

Sie wiegen heute

_____ Kilogramm.

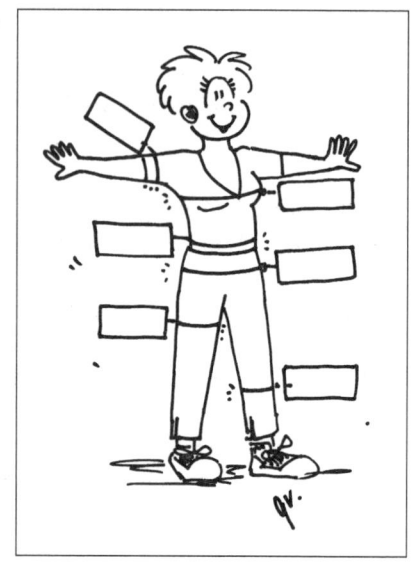

Dann ermitteln Sie bitte Ihren Kalorienbedarf zum Erhalt der reinen Körperfunktionen, also den so genannten »Grundumsatz«.

Wir haben dazu drei verschiedene und anerkannte Berechnungsmethoden ausgewählt und

Sie sollten jetzt den Grundumsatz nach allen drei Methoden ermitteln:

Methode 1
Gewicht in kg x 24 = _____ kcal
Also 85 Kilogramm x 24 = 2040kcal

Methode 2
Frau: 7 x _____ kg = _____ + 700 = _____kcal
Mann: 10 x _____ kg = _____ + 900 = _____kcal

Also, eine Frau mit 85 Kilogramm = 1295 kcal
Bei einem Mann mit 85 Kilogramm sind es 1750 kcal (gemein, was!).

Methode 3
Frauen:
10–18 Jahre 0,056 x kg + 2,898
19–30 Jahre 0,062 x kg + 2,036
31-60 Jahre 0,034 x kg + 3,538
> 60 Jahre   0,038 x kg + 2,755

Männer:
10–18 Jahre 0,074 x kg + 2,754
19–30 Jahre 0,063 x kg + 2,896
31–60 Jahre 0,048 x kg + 3,653
> 60 Jahre   0,049 x kg + 2,459

Und jetzt multiplizieren Sie den ermittelten Wert mit 239.

Beispiel:
Frau mit 35 Jahren und 85 Kilo = 1536 kcal

Da alle Formeln letztlich nur Hilfsgrößen sind, addieren Sie bitte die Ergebnisse aller drei Berechnungen und teilen Sie diese durch drei.

In unserem Falle wären das dann 1623 kcal.

1627 kcal ist die Kalorienmenge, die unsere »Frau Mustermann«, 35 Jahre alt und 85 Kilo schwer, ab sofort zu sich nehmen sollte.

Falls unsere Frau Mustermann starke körperliche Arbeit verrichten sollte (z. B. als Bäuerin, Gärtnerin ...), kann sie diesen Grundumsatz noch mit dem Faktor 1,2 multiplizieren.

Ihr persönlicher Grundumsatz liegt nun bei _____ kcal.

Bis 1500 kcal Grundumsatz ziehen Sie bitte 100 kcal ab,

bei 1501 bis 2200 kcal 150 kcal und ab

2201 kcal 200 kcal, denn Sie sollten pro Tag diese abgezogenen Kalorien durch eine entsprechende Menge an hochwertigen, essentiellen, kaltgepressten Ölen ersetzen.

Zwei Moccalöffel Öl entsprechen etwa 100 kcal, drei 150 kcal und vier 200 kcal. Denn ohne den Verzehr von hochwertigen Fetten käme Ihr Fettstoffwechsel völlig zum Erliegen und Ihr Körper würde Schaden nehmen.

Kleiner Ausflug zu den Fetten

Fett ist ein hoch konzentrierter Nahrungs-Grundbaustein. Man unterscheidet – das haben Sie sicher schon gehört – in gesättigte Fette sowie einfach und mehrfach ungesättigte Fette.

Alle tierischen Fette sind gesättigte Fette – auch Ihre Speckröllchen sind gesättigte Fette. Diese Fette sind schlecht für uns – und leider sind sie in allen tierischen Produkten mehr oder minder reichlich vorhanden.

Käse und Wurst, Sahne und Speck, Marmorierungen und

»Durchwachsenes« im Fleisch… alles gesättigte Fette, die das LDL-Cholesterin, das schlechte Cholesterin, fördern. Dieses Fett steht bei LOW FETT 30 in der Schusslinie. Je weniger Sie davon essen, umso besser – schließlich haben Sie davon ja schon genug! Das ist das Fett, das dick UND krank macht.

Ungesättigte Fette machen »nur« dick. Denn auch ungesättigte Fette haben neun kcal pro Gramm – und stehen deshalb fast genauso auf dem Index wie gesättigte Fette.

ABER: Unser Körper braucht ungesättigte Fettsäuren. Diese Fettsäuren sind essentiell, das heißt lebensnotwendig, und da wir sie nicht bilden können, müssen wir sie von außen zuführen.

Dazu reichen aber – je nach Ihrem heutigen Gewicht – zwei bis vier Moccalöffelchen in Form von

– Nüssen (außer Kokosnuss!), ungeröstet und ungesalzen, versteht sich,
– kaltgepressten Ölen (z. B. Olivenöl, Rapsöl, Weizenkeimöl),
– Avocados oder
– Seefisch.

Dabei sollten Sie einfach und mehrfach ungesättigte Fettsäuren einigermaßen gleichwertig zu sich nehmen, wobei ein solcher Ausgleich über die Woche hin betrachtet werden kann: Also heute ein Fischgericht, morgen hochwertiges Salatöl… man muss es nicht unnötig kompliziert machen.

Hier eine Übersicht, welchen Anteil die einzelnen Öle an einfach und mehrfach ungesättigten Fettsäuren haben:

Öle mit überwiegend einfach ungesättigten Fettsäuren:
Rapsöl (56 Prozent)
Olivenöl (74 Prozent)

Öle mit überwiegend mehrfach ungesättigten Fettsäuren:
Kürbiskernöl (51 Prozent)
Maiskeimöl (53 Prozent)

Weizenkeimöl (62 Prozent – und der höchste Anteil an Vitamin E bei den Ölen!)
Sonnenblumenöl (63,5 Prozent)
Traubenkernöl (66 Prozent)
Walnussöl (71 Prozent)
Leinöl (72 Prozent)

Öle mit einer recht ausgewogenen Verteilung von einfach und mehrfach ungesättigten Fettsäuren:
Sesamöl (42 Prozent – 44 Prozent)
Rapsöl (31 Prozent – 56 Prozent)
Sonnenblumenöl (24 Prozent – 63,5 Prozent)

Besonders wertvoll
Fischfett, das einen Anteil von 30 Prozent langkettiger Omega-3- und Omega-6-Fettsäuren hat. Träger dieser Fischfette sind Kaltwasser-Räuber, wie Lachs (rohen Lachs vorziehen, also z. B. Graved Lachs!), Hering, Sardine oder Makrele.

Kleine Warenkunde

Alle diese Fette sollten Sie ausschließlich kalt verwenden und schon beim Einkauf darauf achten, dass sie kalt gepresst wurden. Beim Erhitzen werden die Molekularketten teilweise zerstört und es entstehen so genannte »Transfettsäuren«, die nun alles andere als gesund sind.

Kaufen Sie Ihren Vorrat an kaltgepressten Ölen immer in kleinen Mengen ein; 250 ml – zum Beispiel ein kleines Fläschchen Olivenöl und ein kleines Fläschchen Weizenkeimöl – reichen völlig aus. Lagern Sie Öle immer kühl und dunkel, auch wenn die Flasche noch verschlossen ist. Licht beschleunigt den Oxidationsprozess und lässt Öle schneller ranzig werden.

Ideal ist die Aufbewahrung im Kühlschrank.

Falls Sie kein Freund von Ölen und Nüssen sind, sondern Ihre Portion an ungesättigten Fetten lieber in Form von Margarine zu sich nehmen wollen, wählen Sie nach Möglichkeit Margarinesorten aus, die frei von gehärteten Fetten und anderen Zusatzstoffen (Farbstoffe, Stabilisatoren etc.) sind. Am schnellsten werden Sie da im Bioladen fündig.

Nicht übertreiben

Weder in die eine noch in die andere Richtung. Auch einfach und mehrfach ungesättigte Fette sind FETTE – also konzentrierte Energie. Deshalb sparsam in der Größenordnung von zwei bis vier Moccalöffeln täglich verbrauchen. Aber auch nicht völlig auf Fett verzichten, denn sonst bekommen Sie innerhalb von drei Wochen Gelüste auf alles und jedes… und egal, wie viel LOW FETT 30-Produkte Sie zu sich nehmen, der Appetit hört nicht auf. Das kommt immer dann, wenn man so sparsam auch mit ungesättigten Fetten umgegangen ist, dass der Körper seinen Mangel (er BRAUCHT diese Fette!) dadurch zeigt, dass er Sie so lange mit Appetit quält, bis Sie ihm das geben, was er benötigt.

Das gilt auch für andere Nahrungsmittel. Salz ist zum Beispiel ein solcher Stoff. Wer sehr salzarm isst, könnte nach ein paar richtig heißen Tagen im Sommer ziemlich viel Appetit entwickeln, der mit nichts zu befriedigen ist. Machen Sie versuchsweise Ihren Finger nass und stippen Sie ihn in Jodsalz oder Meersalz. Ablecken – und sofort ist der Spuk vorbei. Salz ist überhaupt gut geeignet, um Appetit-Attacken abzuschwächen. Falls Sie zu den »Abend-Leckermäulchen« gehören, die also beim Fernsehen den richtigen Appetit entwickeln, können Sie die Situation mit einer Tasse gekörnter Brühe oder einer japanischen Instant-Misosuppe (gibt es im Bioladen) entschärfen.

Misosuppe

Diese japanische klare Brühe wird aus fermentiertem Soja gewonnen. Den Instant-Varianten sind getrocknete Algenblätter zugesetzt, die nicht nur wie Spinat aussehen, sondern auch ähnlich schmecken. Der hohe Jodgehalt von Misosuppen hat den angenehmen Effekt, dass die Schilddrüse ausreichend mit Jod versorgt wird. Wer täglich ein solches Tütchen mit Instant-Miso zu sich nimmt (aber nicht mehr!), kann über diesen Weg seinen Stoffwechsel ein bisschen anregen.

Nachdem Sie sich jetzt gemessen und gewogen haben, stellen Sie bitte Ihre Waage für mindestens vier bis sechs Wochen in die Ecke und wiegen Sie sich von da an nur noch ein Mal im Monat.

Wenn Sie auf die Waage steigen, nehmen Sie mit Sicherheit nicht schneller ab. Und dass Sie zunehmen, ist ziemlich unwahrscheinlich – aber selbst das würden Sie an Ihren Hosen und Ihren Blusen merken, dafür benötigt man keine Waage.

Umgekehrt: Wenn Sie einmal über die Stränge geschlagen haben oder aufgrund des monatlichen Zyklus ein Kilo mehr auf die Waage bringen, reißt Sie dieser Umstand nicht gleich in ein emotionales Tief.

Also: Haben Sie ein weiteres Mal Mut und stellen Sie Ihre Körperwaage bei einer netten Freundin unter.

Setzen Sie sich kein Ziel

Sagen Sie nicht, ich muss fünf, 15 oder 55 Kilo abnehmen. Sagen Sie sich stattdessen: Heute ist der erste Tag vom Rest meines Lebens. Und den Rest meines Lebens möchte ich leichter und gesünder erleben als die letzte Zeit. Denn keiner kann Ih-

nen sagen, ob Sie ALLES Übergewicht mit LOW FETT 30 weg-
bekommen – aber sicher können wir Ihnen sagen, dass Sie
einen Teil davon loswerden, und das wird für Ihren Körper auf
jeden Fall besser sein, als wenn es bleibt wie es ist.

Auch wenn Sie keine fünf Kilo abnehmen müssen, kann es Ihr
Ziel sein, einfach gesünder zu leben, Ihr Herz-/Kreislaufsystem
zu entlasten und Ihren Organismus zu schonen und zu pflegen.

Sie werden in Kombination mit dem Sportprogramm auch
mehr Energie haben: morgens leichter aus dem Bett kommen,
nachts besser schlafen... und die Kraft haben, Dinge anzuge-
hen, die bislang zu kurz kamen.

Es ist Ihre Energie, Ihr Körper und Ihre Figur. Lassen Sie sich
deshalb auch nicht von anderen vorschreiben, wie Sie auszuse-
hen haben. Wenn Sie knapp über 100 kg wiegen, dann sind 20
Kilo weniger etwas um die 80 Kilo. Das entspricht aber auch
einer Abnahme von 20 x 4 Stück Butter, also 80 Stück! Und
wenn Sie bis ans Ende Ihrer Tage bei 80 Kilo bleiben, dabei
sportlich sind, reichlich und gesund essen, dann haben Sie eine
sehr viel höhere Lebenserwartung, als wenn Sie weiterhin von
60 Kilo Gewichtsreduktion träumen – und den Anfang
scheuen, weil der Weg dahin so lang ist.

Die weiteste Reise beginnt mit einem ersten Schritt – und
auch wenn das eine strapazierte Platitüde ist: Es gibt wenig,
was auf das Abnehmen so zutrifft wie dieses chinesische
Sprichwort.

Sie sind schlank,
aber ein Familienmitglied nicht

Sie selbst müssen nicht abnehmen, wohl aber eines Ihrer Kinder oder Ihr Partner…

Adipositas im Kindes- und Jugendalter

Kinder mit einem Diätprogramm zu konfrontieren ist ziemlich schwierig. Dazu die Kinderärztin Renate Harnacke:

»Vergleichszahlen aus USA und Deutschland aus den Jahren 1980 bis 1990 belegen, dass sich die Anzahl der adipösen Kinder und Jugendlichen in diesem Zeitraum verdoppelt hat. Damit sind ca. 20 Prozent aller Kinder und Jugendlichen in diesen Industrienationen adipös. Andere europäische Länder weisen in etwa gleiche Zahlen auf.

Zur Adipositas führt bei entsprechender Veranlagung zu energie- bzw. fettreiche Ernährung, meist kombiniert mit einem relativen Bewegungsmangel.

Es kommt zu Störungen im Zucker-, Fett- und Harnsäurestoffwechsel (vor allem Diabetes mellitus Typ II), zu Bluthochdruck mit allen später gefürchteten Folgen, wie Herzinfarkt oder Schlaganfall. Bösartige Erkrankungen treten vermehrt auf, ebenso wie erhebliche orthopädische Probleme, wie z. B. X-Beine. Außerdem ist eine Atemunterbrechung im Schlaf (Schlafapnoe) häufig, woraus Aufmerksamkeitsstörungen resultieren.

Neben diesen körperlichen Störungen dürfen die psychologischen nicht außer Acht gelassen werden. Oft kommt es zur Diskriminierung der Betroffenen, was eine Beeinträchtigung des Selbstwertgefühls und krankhafte Veränderungen der Persönlichkeit vor allem in der Pubertät zur Folge hat. Adipositas scheint schon im Kindes- und Jugendalter eine chronische Erkrankung zu sein.

Nicht umsonst fordert die Weltgesundheitsorganisation WHO, dass die Vorbeugung gegen Adipositas bereits bei Kindern und Jugendlichen ansetzen muss.

Die meisten adipösen Kinder und Jugendlichen werden adipöse Erwachsene und diese haben statistisch mehr als doppelt so viele Fälle von Arbeitsunfähigkeit und mehr als das Doppelte an Fällen von Erwerbsunfähigkeit. Aus all dem ergeben sich nicht zuletzt auch wirtschaftliche Nachteile für die Betroffenen und die Gesellschaft.

Es ist evident, dass schon eine mäßige Gewichtsreduktion bzw. Konstanz im Kindes- und Jugendalter zu einer Verringerung der genannten Risikofaktoren führt. Also sollte eine Therapie möglichst frühzeitig erfolgen.

Da die pathophysiologischen Zusammenhänge der Störungen im Energiegleichgewicht zum jetzigen Zeitpunkt nicht ausreichend erforscht sind, ist eine medikamentöse Behandlung in nächster Zeit nicht zu erwarten. Was bleibt, sind verhaltenstherapeutische Maßnahmen, die Änderung der Ernährung und Optimierung der körperlichen Aktivität. Beides kann meist nur durch eine deutliche Umstellung der Lebensweise der gesamten Familie geschehen.

Das LOW FETT 30-Programm, das sich im Falle der Kinder und Jugendlichen nach den Gesetzen der optimierten Mischkost zu richten hat, ist dazu sehr gut geeignet.«

Entscheidend ist, dass Übergewicht bei Kindern in aller Regel ein Problem ist, dem man nicht mit »Essen wegnehmen« beikommt. Auch Gespräche über das Übergewicht des Kindes sind wenig hilfreich, weil sie die Einstellung »ich bin dick«, die irgendwann zum unumstößlichen Glaubenssatz führt, dass daran auch nichts zu ändern ist, fördern.

Übergewichtige Kinder sind häufig sehr liebebedürftig. Sie brauchen meist wesentlich mehr Schmuseeinheiten und Zuwendung von Seiten der Eltern als andere Kinder. Wenn sie nicht genügend Aufmerksamkeit erfahren, trösten sie sich mit Essen... und verschärfen das Problem weiter.

Die erste Maßnahme, die Sie ergreifen sollten, ist genau hinzusehen: Wie viel Zeit könnte ich als Mutter oder als Vater noch für meine Kinder zusätzlich aufbringen. Gerade die Wochenenden sind wichtig, um gemeinsame Ausflüge – also Fahrradtouren, Inlineskating oder Besuche im Schwimmbad – zu unternehmen. Wichtig ist die gemeinsame Bewegung. Der Spaß, den man zusammen hat. Versuchen Sie auch Ihre Ermahnungen und Appelle in dieser Zeit auf ein Minimum zu beschränken. Es ist auch bei »schwierigen« Kindern nicht erforderlich, wie eine Gebetsmühle runterzuleiern, was das Kind nun schon wieder falsch gemacht hat, dass es bescheuert ist, dass es nervt, dass es die Klappe halten soll etc. etc. etc. Sie halten das für übertrieben? Dann hören Sie einmal genau hin, wie manche Eltern mit ihren Kindern reden.

Bei der Ernährung sollten Sie drei Dinge sofort umsetzen:
1. Kein Fett in Kombination mit Süßigkeiten, also KEINE POMMES MEHR MIT COLA. Dafür Nudeln mit fettarmen Saucen, viel Gemüse und Brote nur mit magerem Belag.

    Statt ausschließlich an der Ernährung zu drehen, nehmen Sie erst einmal die Getränke ins Visier. Wenn schon süße Getränke, dann die Light-Versionen von Cola und Limo, wenn Fruchtsäfte, dann mit Wasser verdünnen. Statt

3,5 %iger Milch ab sofort nur noch 1,5 %ige einkaufen.
Das spart bei 1 Liter Milch 20 Gramm Fett ein. Ersetzen
Sie Schokolade in Tafeln durch Schokolinsen und Smarties,
und alle übrigen Süßigkeiten durch Gummibärchen & Co.
Eis sollten Sie nur in Form von Wassereis vorrätig haben.
Rationieren Sie Süßigkeiten, aber enthalten Sie diese Ihrem
Kind nicht völlig vor. Es sucht sich sonst andere Auswege.

2. Auch wenn Ihr Kind Salat und Gemüse bescheuert findet
und zu faul ist, einen Apfel zu essen, dann versuchen Sie insofern Kompromisse zu finden, als Sie ihm Obst in mund-
gerechten Häppchen vorbereiten (z. B. für die Schule oder
als Nachtisch) und zum Abendessen Tomaten, Gurken-
scheiben und Paprikaschoten in handlichen Stückchen mit
einem Quarkdipp anbieten. DANN sind viele Kinder auf
einmal ganz begeistert von Grünzeug.

3. Frittierte Nahrungsmittel und Nahrungsmittel mit Panade
nach Möglichkeit bis auf wenige Ausnahmen vom Speiseplan verbannen. Da die meisten Kinder wild auf Nudeln
sind, ist das eine gute Möglichkeit, das Essen fettmäßig zu
entschärfen.

Eltern sollten, auch wenn es schwer fällt, Essen nicht zu sehr
problematisieren, außer ein Kind hat Unsitten drauf, wie unter
dick Leberwurst noch ebenso dick Butter zu schmieren: Ein
bisschen Mäßigung hat in diesen Fällen eher etwas mit guter
Erziehung als mit Abnehmen zu tun. Spätestens wenn ein solches Kind bei Freunden eingeladen ist, fällt auf, dass es wie ein
Ferkel schaufelt und den Hals nicht voll genug kriegen kann.

Auch Fernsehen, Gameboy und Computer sollten Sie rationieren und dafür sorgen, dass Ihr Kind in dieser Zeit draußen
mit anderen Kindern spielt.

Sie gewinnen den Kampf gegen das Übergewicht Ihres Kindes schon dann, wenn das Längenwachstum vorangeht, ohne
dass es in gleichem Maße Gewicht zulegt.

Ihr Partner ist zu dick

Viele Männer – und wir gehen jetzt davon aus, dass in aller Regel Frauen überlegen, wie ihr Partner schlank wird und nicht umgekehrt – schalten bei Bemühungen ihrer Partnerin, sie schlank zu bekommen, glatt auf Durchzug. Da hört man so schwachsinnige Sätze wie »ein Mann ohne Bauch ist ein Krüppel« oder »einen schönen Mann entstellt nichts« oder »mein Bauch gehört mir!«.

Sie können natürlich darauf warten, bis Ihr werter Gatte gesundheitlich auf der Nase liegt. Aber selbst DAS ist manchem nicht Warnung genug. Oder Sie können sich auf den Standpunkt stellen, dass das sein Problem ist und er sich selbst darum kümmern sollte, was im Übrigen die gesündeste Einstellung ist. Denn SIE können für ihn nicht hungern. Sie können mit ihm reden, an seine Vernunft appellieren und Ihre Unterstützung in der Form anbieten, dass Sie anders einkaufen und anders kochen (wenn das zu Ihren Aufgabengebieten innerhalb der Partnerschaft gehört), aber auf sein Gewicht und seinen Körper achten muss er selbst.

Vielleicht können Sie ihn damit ärgern, dass sein »bester Freund« viel kleiner aussieht, seit die Wampe drüber hängt ... oder dass Sie das Gefühl haben, dass er beim Sex nicht mehr so leistungsfähig ist wie früher. Angeblich soll dieses Argument bei manchen Männern helfen.

Auf jeden Fall können SIE anders kochen und anders einkaufen ... für sich selbst. Auch wenn Sie schlank sind. Denn LOW FETT 30 ist wirklich für alle gesünder. Und dass das einfach ist und Spaß macht, das werden Sie in den nächsten Kapiteln erfahren.

LOW FETT 30-Ernährung

Es gibt die unterschiedlichsten Theorien und Vorgaben, wie man sich perfekt, gesund und schlank ernährt. Alle haben irgendwelche Haken – sei es, dass Sie die Produkte, die Sie benötigen, nicht in jedem Supermarkt bekommen, oder, dass Ihnen bestimmte Kombinationen nicht schmecken. Egal ob Ayurveda, Trennkost, 5-Elemente, Vollwert –, wenn Sie allein leben und nie ausgehen, mag eine Umstellung auch langfristig möglich sein, aber die Erfahrung zeigt, dass es gerade bei der Ernährung viel logisch anmutende Theorie, aber wenig umsetzbare Konzepte gibt.

LOW FETT 30 ist das Konzept, von dem wir – und mit uns viele Verbraucher – sagen, dass man es ohne große Schwierigkeiten durchhalten kann. Egal, was man gerne isst.

Eine der bekanntesten Darstellungen perfekter Ernährung ist die Ernährungspyramide. Danach soll unsere Basisernährung vor allem aus Kohlenhydraten, nach Möglichkeit vollwertigen, ballaststoffreichen, bestehen. Danach folgt Gemüse und sehr, sehr sparsam sollten wir Öle, Fette und Süßes zu uns nehmen.

Das deckt sich mit LOW FETT 30.

Fangen wir bei der Basis an, den Kohlenhydraten: Das sind alle Flocken und vollwertigen Mehle und die Produkte daraus. Vorsicht bei Körnerbrötchen vom normalen Bäcker. Die sind keineswegs vollwertig, sondern werden wie weiße Brötchen auch mit Auszugsmehlen (ohne Ballaststoffe) gefertigt und lediglich um ein paar Körnchen ergänzt. Wenn Sie sicher gehen wollen, dann kaufen Sie Ihr Brot im Bioladen oder backen es selbst. Mit den Brotbackautomaten, die es überall zu kaufen gibt, könnte das womöglich Ihr neues Hobby werden!

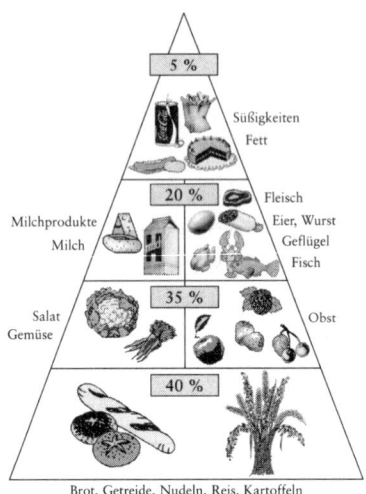

5 %

Süßigkeiten
Fett

20 %

Milchprodukte
Milch

Fleisch
Eier, Wurst
Geflügel
Fisch

35 %

Salat
Gemüse

Obst

40 %

Brot, Getreide, Nudeln, Reis, Kartoffeln

Je weniger Industriezucker und Auszugsmehle Sie zu sich nehmen, umso besser ist das für Ihren Körper. Das werden Sie mit der Zeit ganz von selbst spüren.

Das ist übrigens ein interessantes Phänomen von LOW FETT 30, von dem viele Anwender berichten: Wenn man sich früher bemüht hat, auf Grund von Diät- oder Ernährungsempfehlungen mehr Gemüse und Obst, mehr Ballaststoffe und weniger Zucker, weniger Fleisch und weniger Fett zu sich zu nehmen, so war das trotz aller guter Vorsätze nie von Dauer.

Anders bei LOW FETT 30: Wenn Sie sich auf die Empfehlung konzentrieren, nicht mehr als 30 Prozent der Kalorien aus Fett zu sich zu nehmen, dann werden Sie mit der Zeit immer mehr fühlen, was Ihr Körper braucht. Die gesamte »gesunde« Ernährung kommt dann quasi durch die Hintertür – und ist DANN natürlich kein Problem mehr, weil Sie spüren, dass Sie wenig Zucker benötigen, weil Sie merken, dass Ihnen Alkohol nicht gut tut, weil Sie ein Bedürfnis nach frischem Obst und Gemüse haben werden. Also: Nehmen Sie sich nichts anderes vor als: Ab sofort ist alles LOW FETT 30.

Brot & Co.

Brot ist ein wunderbares Grundnahrungsmittel: Es ist überall leicht zu bekommen, es bietet viel Abwechslung, vor allem dann, wenn man beim Belag erfinderisch ist, und Ballaststoffe liefert es auch. Falls Sie körnige Vollkornbrote nicht gut vertragen, probieren Sie einmal die fein geschroteten Mehle aus dem Bioladen aus. Entscheiden Sie sich besser für Brotsorten ohne Nüsse oder Samen, also ohne Sesam, Kürbiskerne und Sonnenblumenkerne, denn dieses zusätzliche Fett muss nicht sein: Körner in Brot wurden erhitzt und sind damit nicht mehr so wertvoll wie Sonnenblumen- oder Kürbiskerne, die Sie »roh« essen.

Wenn Sie zwischen Brot und Belag bisher immer eine Schicht Butter verwendet haben, können Sie diese gegen Tomatenmark, Magerquark, süßen Senf oder Chutneys austauschen. Gerade bei herzhaften Belägen ist das eine tolle Alternative.

Der LOW FETT 30-Naschkatzen-Tipp

Sie werden es nicht für möglich halten, aber auch ein Nutella-Brötchen kann LOW FETT 30 sein: Ein Brötchen (40 g) plus eine Portionsdose Nutella (20 g) haben zusammen 28 Prozent der Kilokalorien aus Fett. Ein Knäckebrot mit einer Scheibe Magerkäse (40 g/30 % i.T.) hat übrigens 37 Prozent: Auf die Zusammenstellung kommt es an.

Bewusste Entscheidungen machen erheblich mehr Spaß: Wenn Sie sich bewusst für ein Nutella-Brötchen entscheiden und das dann auch guten Gewissens genießen, hat das viel mehr Lebensqualität als ein kleines Stückchen Schokolade, das Sie sich gedankenverloren in den Mund schieben – oder nachts heimlich essen.

Hören Sie immer in sich hinein und überlegen Sie, was es

denn nun genau sein soll: Das Schinkenbrötchen mit Gurke, das Thunfischsandwich mit Mais und Zwiebeln oder die Nudeln mit Paprikasauce und Fisch... DAS ist nämlich WIRKLICHER Genuss.

Nudeln

Ist das nicht toll: Nudeln machen nicht dick, Nudeln machen glücklich. Sie sind absolut und immer LOW FETT 30 – außer natürlich mit der fetten Sahnesauce und den Speckstückchen, aber was Sie auf die Nudeln geben, das entscheiden Sie ja eh noch.

Zudem sind Nudeln preiswert, und dass sie sich lange halten, ist nicht nur für Singles ein gutes Argument.

Sie lassen sich als Suppeneinlage ebenso gut verwenden wie als Grundlage für ein Dessert, und da es sie in allen Farben gibt, kommt auch das Auge nicht zu kurz.

Original italienische Nudeln sind übrigens Ei-frei: Sie bestehen nur aus Hartweizengrieß und Wasser. Auch viele deutsche Hersteller verwenden zur Nudelherstellung kein Ei. Für den Geschmack ist das auch nicht erforderlich...

Innerhalb einer Marke (z.B. Mamma Lucia oder Barilla) ist der Grundteig derselbe... die Unterschiede bestehen allein in den Ausformungen. Angeblich sind Spaghetti der Deutschen liebstes Kind; junge Leute stehen auf moderne Formen, ältere Leute bevorzugen Band- und Fadennudeln.

Für LOW FETT 30 ist bestenfalls entscheidend, wie viel Sauce eine Nudelform aufnehmen kann – falls die Sauce ein bisschen zu fett sein sollte. Besser wäre es natürlich, von vornherein auch die Pastasauce LOW FETT 30 zuzubereiten – dann können Sie sie eimerweise über die Nudeln gießen.

Rechenbeispiele

100 g rohe Nudeln + 30 g Parmesan + 10 g Butter ergeben 26,5 % der kcal aus Fett.
Würden Sie statt des Käses und der Butter 100 g Tomatensauce, 100 g Brokkoli und 100 g Scampi zugeben, würden Sie nicht nur satter werden, die Mischung ergäbe auch nur 5,4 Prozent der Kilokalorien aus Fett.

Das Nudelgericht, das alle lieben:

Spaghetti mit Tomatensauce

120 g Nudeln
2–3 Fleischtomaten
2 EL Tomatenmark
1–2 Knoblauchzehen
1 Prise Meersalz
1 Hand voll frische Basilikumblätter

Nudeln in Salzwasser gar kochen; Fleischtomaten häuten, entkernen und in kleine Würfel schneiden. In einer Kasserolle zusammen mit dem fein gehackten Knoblauch und einem Schuss Wasser erhitzen, bis es köchelt. Das Tomatenmark unterrühren, eine Minute weiterköcheln lassen und vor dem Servieren das Basilikum unterrühren.

Ansonsten passt noch dazu:

Thymian oder Rucola, frisches Fischfilet, Krabben oder Riesengambas, Sardellenfilets oder Thunfisch im eigenen Saft, Gemüsewürfelchen (mitdünsten) aus Zucchini, Zwiebeln, Okra-Schoten, fein geschnittene Champignons und Austernpilze. Ihnen fällt sicher auch noch etwas dazu ein. So lange es LOW FETT 30 ist, dürfen Sie uneingeschränkt kreativ werden.

Eine Anmerkung zu unseren Beispielrechnungen: Wenn Sie ausschließlich LOW FETT 30-Basisprodukte verwenden, also Lachsschinken, Thunfisch in Wasser, Gemüsesaucen aus püriertem Gemüse, mageren Fisch, LOW FETT 30-Fleisch und -Aufschnitt, LOW FETT 30-Molkereiprodukte, dann können Sie überhaupt nichts falsch machen und damit müssen Sie auch nicht rechnen. Sie essen, wenn Sie Hunger haben, hören auf, wenn Sie satt sind... und schon können Sie jeden Bissen hingebungsvoll genießen.

Reis

Reis lässt sich – ähnlich wie Nudeln – für alle Bereiche einsetzen: Er macht alles mit. Die Körnung plus die »Klebung« bieten zusätzliche Variationsmöglichkeiten.

Ein weiterer Vorteil von Reis ist seine gute Eignung, ihn auf Vorrat zu kochen: Das, was beim Abendessen übrig blieb, eignet sich prima als Basis für einen Reissalat zum Mittagessen. Auch als Zwischenmahlzeit – mit Zimt, Milch und Apfelkompott – macht er eine gute Figur.

Die gängigen Reissorten sind

Langkornreis ohne Klebung, wie Uncle Bens parboiled (als Marke) oder Basmati-Reis (als Sorte);

Rundkornreis, Sushi- bzw. Risottoreis sind das genaue Gegenteil von »locker«; wäre ja auch schwierig, ein Reisbällchen in den Mund zu bugsieren, wenn es beim ersten Ansehen in die einzelnen Körner zerfällt.

Wildreis ist übrigens kein Reis, sondern eine Grassorte – macht aber nix, ist trotzdem LOW FETT 30!

Die optimale Zubereitung von Reis

Geben Sie 1 Teil Reis zu 2 Teilen Wasser in einen Topf und bringen Sie diese Mischung (mit etwas Salz) zum Kochen. Nach 5 Minuten Kochzeit stellen Sie einfach die Platte auf null, Deckel auf den Topf und auf der Platte ausquellen lassen. So gelingt Reis immer – es sei denn, Sie haben einen Gasherd!

Hülsenfrüchte

Vergessen Sie mal schnell den schleimigen Linseneintopf mit den fiesen Würstchen, mit dem schon ganze Generationen von Kindern in die Flucht geschlagen wurden. Hülsenfrüchte können köstlich sein! Man muss sich nur herantrauen.

Neben vielen Ballaststoffen enthalten Hülsenfrüchte auch hochwertiges pflanzliches Eiweiß und sind nahezu fettfrei.

Typische Vertreter sind: Gelbe und grüne Erbsen, weiße Bohnen, Kidneybohnen, Kichererbsen und alle Sorten von Linsen. Die hellen Linsen, also die roten und gelben, sind bereits geschält. Der Vorteil liegt in kurzen Kochzeiten, ein – erheblicher – Nachteil aber ist die geringere Menge an Ballaststoffen.

Linsensalat mit Alfalfa-Sprossen

200 g Champagnerlinsen (das sind die kleinen, dunklen)
Salz
3 Frühlingszwiebeln (incl. Grünzeug)
1 EL Akazienhonig
7 EL Aceto balsamico
30 g Alfalfa-Sprossen
weißer Pfeffer aus der Mühle

Champagnerlinsen in wenig Salzwasser gar kochen (ca. 15 Minuten); Frühlingszwiebeln in feine Ringe schneiden, den Akazienhonig mit dem Essig verrühren und zusammen mit den Frühlingszwiebeln unter die noch heißen Linsen rühren. In einer verschlossenen Plastikdose ein paar Stunden im Kühlschrank durchziehen lassen. Vor dem Servieren Alfalfasprossen zerrupfen und unter die Linsen mischen. Mit weißem Pfeffer kräftig würzen.

Schmeckt »solo« gut als Salat, aber auch als Beilage zu Rinder- oder Schweinefilet.

Kartoffeln und Klöße

Kartoffeln waren lange als Dickmacher verschrien, was sie nur in Verbindung mit Fett sind (Sie erinnern sich: hoher Blutzuckerspiegel, hoher Insulinspiegel und Durchmarsch des Fettes in die Depots).

Kartoffeln heben den Blutzuckerspiegel sofort deutlich an. Wenn sie dann als Fritten, klassische Kartoffelchips oder aber in Verbindung mit fettigen Saucen gegessen werden, ist das die reinste Mastkur. Auch saure Sahne würde zu den fettigen Saucen zählen. Vorsicht also auch bei Folienkartoffeln mit Schmand oder Sauerrahm.

Tauschen Sie aber den Schmand einfach gegen selbst gemachten Kräuterquark oder nehmen Sie Tzatziki aus cremigem Magerjogurt anstelle des griechischen Sahnejogurts (mit 10 Prozent Fett!), haben Sie eine herrliche LOW FETT 30-Mahlzeit, die nicht nur toll aussieht und genauso schmeckt, sondern die zudem auch noch satt macht.

Findige LOW FETT 30-Naschkatzen gehen in Tiefkühlregalen auf die Suche nach fettarmen Pommes für den Backofen. Statt in der Fritteuse die Pommes verfetten zu lassen, kann man manche auch im Backofen (Heißluft ist ideal) knusprig braun zu Ende backen. Reichlich Ketchup dazu und Sie haben ein »Diätgericht« – und mit Mayo (Mayonnaise besteht vor allem aus Pflanzenöl!) wieder Mastfutter.

Kleine Veränderungen – große Wirkung

Wenn Sie sich mit den Grundlagen – und mit unseren Nährwerttabellen – im Detail vertraut machen, wird es Ihnen schon nach wenigen Versuchen in der freien Wildbahn des Supermarktes leicht fallen, die richtigen Entscheidungen zu treffen.

Jede Wette, dass auch Sie sich ärgern werden, wie oft Sie der Werbung schon auf den Leim gegangen sind, und das mit der besten Absicht, alles richtig zu machen.

Knödel, Klöße, Gnocchi sind ebenfalls perfekte Schlankmacher… wenn Sie bei den Saucen LOW FETT 30-konform kreativ werden. Wildbraten mit Rotkohl und Knödeln, Hirschgulasch mit Spätzle, Gnocchi mit Champignonsauce und Parmaschinken sind alles wunderbar fettarme Abnehmgerichte, mit denen Sie sogar Gäste perfekt bewirten können.

Fleisch

Die Fleischskandale sind ja schon fast wieder vergessen, geblieben ist uns nur das Angebot an Exoten, die es vorher noch nicht auf deutschen Tellern gab. Zum Glück hat sich die Bisamratte nicht in unseren Kochtöpfen etabliert – da würden uns ein bisschen die Rezeptideen fehlen –, aber Strauß hat sich durchgesetzt.

Wie viele Geflügelsorten ist auch er LOW FETT 30. Wenn Sie die Haut entfernen, sind fast alle Geflügelsorten bestens geeignet. Lediglich Gans und Ente scheren aus der Reihe, was aber weniger daran liegt, dass das Fleisch fett wäre (für das es ohne Haut gar keine offiziellen Nährwertangaben gibt) als an dem Umstand, dass das Beste an beiden Quakern eine krosse Haut ist. Und die besteht eben nun einmal fast nur aus Fett.

Wenn Sie Hähnchen ohne Fett in der Pfanne zubereiten, können Sie ihm durch einen kräftigen Schuss Sojasauce (ohne Fett) Farbe und eine gute Würze geben. Hähnchen schmeckt als Ragout, gegrillt, gebraten und macht auch im Wok was her.

Was Sie wahrscheinlich noch nicht probiert haben, sind feine Röllchen aus Hähnchenbrustscheiben (lassen sich gut mit Spinat füllen) – und größere Rouladen aus Putenbrust. Pute ist nicht ganz so zart wie Hähnchenbrust, dafür aber ein bisschen kräftiger im Geschmack. Und auch sie ist immer LOW FETT 30 – wenn die Haut nicht mitgegessen wird.

Von den »dunklen« Fleischsorten können Sie alle Filets bedenkenlos essen (auch Lammfilets, wenn sie nicht eingelegt wurden); selbst das reine Muskelfleisch vom Schwein, Rind, Kalb und Lamm (z. B. Lammlachse) hat kaum Fett. Dann ist aber auch schon Schluss. Alle anderen Fleischstücke, Beinscheiben, Halsgrat, Koteletts und Haxen sind viel zu fett. Bei verarbeitetem Fleisch, wie Rollbraten, Hackfleisch, Würstchen und eingelegtem Geschnetzelten bewegen wir uns jenseits dessen, was man eventuell noch durch eine fettarme Verarbeitung in den Bereich von LOW FETT 30 trimmen könnte.

Die »extra-magere« Bratwurst Ihres Metzgers hat immer noch 80 Prozent der Kilokalorien aus Fett, nur Tatar ist LOW FETT 30. Alles andere ist zu fett.

Der hohe Anteil an Fleisch in unserer Nahrung ist mit daran schuld, dass wir bei Herzinfarkten, Übergewicht, Arthritis und Gicht so weit vorn liegen im europäischen Vergleich.

In der mediterranen Küche, also in Spanien, Südfrankreich, Italien, Griechenland und mit gewissen Einschränkungen auch in der Türkei überwiegt der Fisch in der Nahrung. Fleisch kommt nur in Form von Schinken (hauchdünn geschnitten und meist nur als Vorspeise) und Salamischeibchen (viel, viel, viel zu fett! Immer!) auf den Teller.

Da der Anteil an Olivenöl relativ hoch ist, ist die Herzin-farktquote in diesen Ländern deutlich geringer (liegt aber auch am Lebensstil als solchem) – obwohl die Menschen jenseits der 30 genau wie bei uns zu Übergewicht neigen.

Denn – das hatten wir schon – auch Olivenöl, Oliven, Avo-cados, in Öl eingelegtes Gemüse ist eben fett und hat einen entsprechend hohen Energiegehalt.

Mediterrane Küche macht nur dann schlank, wenn Sie auch das Olivenöl in homöopathischen Dosen einsetzen – wobei wir wieder bei LOW FETT 30 wären.

Fleisch in Kantinen und Restaurants

Ein trauriges Kapitel. Die meisten Betriebe verstehen es hervor-ragend, noch aus dem magersten Filet eine Fettbombe zu ma-chen: einfach in reichlich Fett braten und anschließend einen dicken Klops Kräuterbutter oder Sauce Bearnaise darüber lau-fen lassen. Das ist deutsche Küche.

Und weil es in Kantinen und einfachen Gaststätten so eine Sache ist mit den Filets – ist ja teuer – nimmt man von vornher-ein fettes Fleisch (ist ja billig), mariniert es in Öl (damit es nach was schmeckt) und brät es dann – womöglich noch paniert – fröhlich zu Ende.

Der Erfolg: High Fett 80.

Wir wollen Ihnen nichts vormachen: An diese Form von Essen sind wir Deutschen einfach gewöhnt. Es wird also auch bei allen guten Vorsätzen Tage geben, an denen Sie sich nach dem schönen Sahnegeschnetzelten aus Schweinefleisch seh-nen werden – einfach, weil wir es alle von klein auf so gewohnt sind.

Geben Sie sich Zeit – verzichten Sie nicht immer auf alles, woran Ihr Herz hängt. Gelegentliche Orgien sind immer drin – so lange sie »gelegentlich« bleiben. Versuchen Sie lediglich, nicht in den Alltagstrott zu verfallen, sondern sich an LOW

FETT 30 in der »orgienfreien« Zeit zu halten. Dann wird es funktionieren. Dann werden Sie abnehmen.

Suppen

Eintöpfe und Suppen sind schnell in »Grün« und »Rot«, also »LOW FETT 30« und »nicht-LOW FETT 30« eingeteilt:

Maßnahme 1 ist das Entfetten nach dem Kochen. Stellen Sie die Suppe kalt und schöpfen Sie nach dem völligen Erkalten die Fettdecke ab. Der Rest ist freigegeben.

Dann ist für Einlagen, wie Gemüse, mageres Fleisch (z. B. Tatarbällchen), Reis, Linsen, Erbsen, Kartoffeln – was auch immer – der Weg offen.

In dem Moment aber, wo es sich um »Cremesuppen« handelt, also Tomatencreme, Champignoncreme, Brokkolicreme, sagen wir STOPP. Denn da hat jemand reichlich Sahne ans Süppchen getan und dieses – im Hinblick auf LOW FETT 30 – leider verpatzt.

Wenn Sie den cremigen Geschmack gerne mögen, dann pürieren Sie für eine Brokkolicremesuppe einfach ganz viel Brokkoli (mit einem Zauberstab oder einem Standmixer).

Eine Tasse fettarme Milch verleiht der Suppe das milchige Aussehen, und schon ist eine Suppe fertig, die LOW FETT 30 ist und weit mehr nach Brokkoli schmeckt als jede Suppe, in die ein Becher Sahne gewandert ist.

Wurst und Schinken

Kurz und schmerzlos: Egal, was auf einem Aufschnitt oder einer Wurst draufsteht in Richtung »Diät«, »light« und was es da sonst noch gibt, die LOW FETT 30-Aufschnitte sind schnell aufgezählt:

gekochter Schinken ohne Fettrand,

Lachsschinken ohne Fettrand,

Hähnchen- oder Putenbrustscheiben (sieht dann aus wie gekochter Schinken) ohne Fettrand,

ganz magerer roher Schinken (ohne sichtbares Fett),

Bündner Fleisch,

einige Sorten Corned Beef (schauen Sie hier vornehmlich nach den verpackten Varianten, die mit Nährwertangaben versehen sind),

Hähnchen, Pute und Schinken in Aspik,

Roastbeef (Fettrand wegmachen),

Kasseler Aufschnitt (oder Braten),

Schweinebraten im Aufschnitt (ohne sichtbares Fett),

Gemüse in Aspik (ist zwar kein Fleisch, liegt aber in der Wursttheke!).

Und das war's.

Der »Diätaufschnitt« oder die »Puten-Mortadella« haben 70 Prozent der Kilokalorien aus Fett. Damit sind sie zwar immer noch fettärmer als ihre »normalen« Vorgänger, aber die Verschiebung im absoluten Fettgehalt findet nicht etwa zu Gunsten von mehr Muskelfleisch in der Wurst statt, sondern durch den Einsatz von Wasser und Bindemitteln. Und beide haben kaum Brennwert. Entscheidend aber ist der Brennwert aus Fett gemessen am Gesamtbrennwert. Denn Sie sollen sich ja Energie zuführen, nur eben primär aus Kohlenhydraten, dann aus Eiweiß und erst zum Schluss aus Fett. Wasser zuzugeben ist keine Lösung innerhalb des LOW FETT 30-Konzeptes. Ihr Körper kann dieses Wasser nicht in Energie umsetzen und scheidet es einfach wieder aus. Mit dem Erfolg, dass Sie genau so schnell wieder Hunger kriegen wie mit der Normal-Fettvariante des Produktes und wahrscheinlich sogar schneller wieder Appetit haben als mit dem Normalprodukt, weil der Mangel an Substanz durch einen vermehrten Zusatz von Geschmacksverstärkern wettgemacht wird. Und das macht Appetit. Na bravo!

Brötchen zum Anbeißen

Natürlich können Sie zwischen zwei Scheiben Brot eine Scheibe Schinken klatschen und fertig. Aber ernsthaft, finden Sie das nicht ein bisschen lahm?

Hier eine Auswahl von erprobten »Begleitern« für ein paar Scheiben Schinken oder Putenbrust auf dem Weg in ein Brötchen:

Das Brötchen lässt sich hervorragend mit Tomatenmark, mit süßem Senf, mit Quark und mit einer hauchdünnen Schicht magerem Frischkäse bestreichen. Auch aus pürierten, gekochten Hülsenfrüchten und entsprechenden Gewürzen lässt sich ein Brotaufstrich zaubern.

Dann schneiden Sie ein saures Gürkchen in blättrige Scheiben. Noch ein Tupfer Tomatenketchup dazu, damit der Schinken auch gut auf dem Brötchen kleben bleibt. Dann eine Tomate in dünne Scheiben schneiden, ein Löffelchen gehackte Zwiebeln dazu und scharfes Paprikapulver aufstreuen, fertig ist der Supersandwich Version Extra herzhaft.

Die cremige Alternative: Mageren, cremigen Quark mit Zwiebelchen anrühren, dann das Eiweiß von zwei gekochten Eiern hacken und unter die Masse geben, Schnittlauch dazu, und gekochten Schinken in Würfeln zusammen mit zwei Cornichons in Würfeln. Eiersalat KANN LOW FETT 30 sein – man muss nur erfinderisch sein.

Wenn Sie mal die Grundzutaten im Kopf haben, die alle LOW FETT 30 sind, können Sie sie bedenkenlos miteinander kombinieren.

Fisch und Meeresfrüchte

Auch wenn Sie Fisch bislang nur in Form von Fischstäbchen und Matjes nach Hausfrauenart gegessen haben, sollten Sie sich doch ein bisschen näher mit diesem wirklich hervorragenden Lebensmittel anfreunden.

Fisch hat viel hochwertiges Eiweiß – und, von den wenigen fettreichen Arten abgesehen – wenig Fett. Fett wird Fisch in der Regel durch seine Verarbeitung mit Panade, durch Frittieren, Remouladensaucen und die diversen »Aufläufe«, die es in den Tiefkühlregalen gibt.

Auch Fischpasten werden mit Pflanzenöl zubereitet – vorbei der gesundheitliche Effekt.

Gerade bei der Zubereitung von Fisch hat sich die LOW FETT 30-Bratfolie bestens bewährt. Sie erhalten Sie in gut sortierten Supermärkten und natürlich unter *www.lowfett.de* im Internet.

Auf mittlerer Hitze können Sie auf ihr in einer normalen Pfanne Fisch knusprig braun braten, ohne dass er sich festsetzt oder auseinander fällt.

Geräucherter Fisch ist dafür in aller Regel NICHT LOW FETT 30. Das liegt daran, dass durch das Räuchern – und dem damit verbundenen Garen – dem Fisch auch Wasser und damit Gewicht entzogen wird. Das Fleisch wird somit komprimiert, verdichtet. 100 Gramm geräucherter Fisch haben nicht nur einen wesentlich höheren Brennwert, sondern auch einen deutlich höheren Fettwert. Setzt man Brennwert und Fett wieder in die Formel ein, liegen alle geräucherten Fische über 30 Prozent der Kilokalorien aus Fett (manche haben sogar 80 Prozent!); die einzige Ausnahme ist geräucherte Forelle mit genau 30 Prozent der Kilokalorien aus Fett.

Sushi – das perfekte LOW FETT 30-Food

Mittlerweile hat eine Ernährungsvariante bei uns Einzug gehalten, die genau genommen LOW FETT 30-Food vom Feinsten ist: Das japanische Sushi. Es besteht aus Reis, Algen, japanischem Meerrettich und rohem Fisch. Nahezu alle Fischsorten lassen sich zu Sushi verarbeiten: Lachs und Thunfisch, Makrele und Tintenfisch, Rotbarbe oder Seeaal, Muscheln, Krabben, Scampis, Kaviar.

Sushi gibt es in zwei Varianten: Einerseits als Makes, das sind Rollen: innen Fisch und/oder Gemüse und Meerrettich, in der Mitte Reis und drum herum ein Algenblatt.

Unter Nigiris versteht man dagegen kleine handgeformte Reisbällchen, auf die etwas Meerrettich-Paste aufgetragen wird und darüber wird dann ein Stück Fisch »geklebt«. Wenn ein Sushi-Meister solche Nigiris produziert, bleibt der Fisch tatsächlich auch dann liegen, wenn Sie das Häppchen mit den Stäbchen hochnehmen. Sollten Sie aber selbst auf die Idee kommen, Sushi zuzubereiten, machen Sie sich auf eine ziemliche »Bazelei« mit klebrigem Reis und magerem Ergebnis gefasst. Die Ausbildung eines Sushimeisters dauert nicht umsonst fast ein Jahrzehnt.

Die Kombination von Reis (Kohlenhydrate) mit rohem Fisch (hochwertiges Eiweiß ohne Fett) und jodhaltigen Algen sorgt dafür, dass 100 Gramm Sushi im Durchschnitt nur 100 bis 110 kcal haben und einen Fett-Prozent-Anteil von unter 10 Prozent der Kilokalorien aus Fett.

Wenn Sie aber partout gelegentlich geräucherten Lachs für Ihr Wohlbefinden brauchen, dann essen Sie ihn bewusst, mit Vergnügen, ohne ein schlechtes Gewissen zu haben, und machen Sie bei »Orgie« für diese Woche wieder einen Haken.

Milch und Milchprodukte

Der einzige »Kummer« bei LOW FETT 30 ist der Umstand, dass Käse nie LOW FETT 30 ist. Mit der Ausnahme von Harzer Käse, Harzer Roller oder Handkäse... aber für einen echten Käsefreak reicht das ja nicht aus.

Alle anderen Käsesorten – inklusive Frischkäse – werden aus dem fetten Teil der Milch, aus dem Rahm – also aus dem reinen, schieren Fett – gemacht. Und so ist der Käse dann auch: fett.

Auch wenn Diät draufsteht, können Sie immer noch von 50 bis 70 Prozent der kcal aus Fett ausgehen.

Das Gleiche gilt für Light und alle noch so schön gestreiften Verpackungen, die Ihnen suggerieren sollen, dass da weniger schlimme Dinge drin sind als in der normalen Verpackung.

Es gibt nun drei Möglichkeiten, LOW FETT 30 und Käse zu verbinden – oder vielmehr zwei...

Version 1 ist nämlich der rigorose Verzicht auf Käse und Frischkäse, bis Sie in einem Bereich gelandet sind, den Sie als »erste deutliche Fortschritte« bezeichnen können. Das ist das, was Sie sicher gar nicht gerne lesen, was wir Ihnen aber dringend raten.

Version 2 könnte darin bestehen, dass Sie zu einer ganz dünnen Scheibe Magerkäse stets eine dicke Scheibe Vollwertbrot essen. Eine brauchbare Lösung, wenn Sie sicherstellen, dass Sie die übrig bleibenden Käsescheiben im Vorbeigehen nicht DOCH noch essen.

Version 3 ist die Edelvariante, die darin besteht, einmal im Monat eine Käseorgie zu zelebrieren: Mit den leckersten Käsesorten, die der Feinkostladen zu bieten hat, mit Rotwein und köstlichem Baguette... ein Käse-Fest sozusagen.

Für welche Lösung Sie sich entscheiden, ist wirklich von Ihrem ganz persönlichen Geschmack abhängig, solange Sie der Versuchung widerstehen, in Kategorien zu denken wie: So eine

Scheibe Käse ist ja wohl kein Problem. Denn damit öffnen Sie sich eine Hintertür, durch die nicht nur der Käse, sondern all Ihre anderen kleinen »Sünden« nach und nach hindurchschlüpfen werden inklusive sämtlicher Ausreden, warum und wieso Sie immer noch nicht mit einem kleinen Bewegungsprogramm angefangen haben.

Entscheiden Sie sich: Katz oder Kater

Seien Sie zu sich ehrlich und machen Sie sich bewusst, was Sie wollen. Ist das schon das zehnte Buch zum Thema Abnehmen, das Sie kaufen und dann doch in die Ecke legen? Sind Sie jetzt endlich bereit, etwas zu ändern? Sich wirklich anders zu verhalten und damit Ihrem Körper eine Chance zu geben, einen Teil des Gewichtes loszuwerden, das Sie plagt?

Oder gehören Sie zu denen, die eigentlich nur nach Ausnahmeregelungen suchen, um letztlich das zu machen, was sie schon immer gerne gemacht haben: Nämlich essen, was einem schmeckt, und auf den Bauch zu pfeifen!

Sie haben ganz alleine die Verantwortung für Ihren Körper – und damit für Ihr Gewicht, Ihre Konfektionsgröße, Ihre Figur und Ihr Wohlbefinden. Und es ist so verführerisch, dem Arzt, dem Fitnesstrainer, dem LOW FETT 30-Berater oder Ihrem Partner die Verantwortung aufs Auge zu drücken. Aber SIE, Sie haben die Verantwortung für sich. Ganz allein. Und die kann man nicht abgeben. Keiner kann für Sie hungern, keiner kann für Sie turnen, keiner kann Ihnen Absolution erteilen. Ich weiß nicht, wie oft Ernährungsberater die Frage gestellt bekommen: Aber so ein kleines Stückchen Schokolade, das schadet doch nicht?

Nein, tut's auch nicht. Aber es ist NICHT LOW FETT 30, und wenn es bei dem einen Stückchen Schokolade bliebe, dann hätte keiner Gewichtsprobleme! Also, Schluss mit den Halbheiten und dem Selbstbetrug!

Sie können sich genauso gut entscheiden, so zu bleiben wie Sie sind. Dann tun Sie das auch und widerstehen Sie der Versuchung, die nächste Crashdiät anzufangen. Aber dann stehen Sie auch zu Ihrem Gewicht: Gehen sie trotzdem zum Baden, kriegen Sie KEINE depressiven Anfälle, wenn Sie in der Umkleide eines Kaufhauses Unterwäsche probieren und hören Sie auf, andere um ihre schlanke Taille zu beneiden.

Und wenn Sie das NICHT mehr können und die Nase bis oben hin voll haben von der Angst, eines Tages im Stuhl der Eisdiele hängen zu bleiben (ist mir schon passiert, ich weiß wovon ich rede!), dann ändern Sie was. Schauen Sie in den Spiegel und sagen Sie: Ja, ich WILL abnehmen, ich WILL was ändern, ich bin bereit dazu, Dinge zu verändern, und ich vertraue darauf, dass mich das LOW FETT 30-Programm nicht quälen wird, sondern dass es seine Berechtigung hat. DANN haben Sie die richtige Einstellung, um allen Versuchungen zu widerstehen.

Milch und Jogurt…

Milch ist ja sooo gesund – von wegen. Sicher hat Milch eine Menge Calcium, dieses ist aber nur von Kindern in zufrieden stellendem Umfang zu verwerten … und die Bevölkerung Asiens, wo der Konsum von Milch völlig unüblich ist, hat weit weniger unter Gewichtsproblemen zu leiden als die Milch trinkenden Nationen.

In der chinesischen Ernährungslehre heißt es, Milch würde

den Körper »verschleimen« und damit das Feuer im Körper mindern.

Wir wollen Ihnen nicht die Milch in Ihrem Kaffee madig machen, aber es gibt genügend Menschen, die sich jeden Tag einen Liter Milch extra einverleiben, in dem sicheren Glauben, damit etwas ganz Wichtiges für ihre Gesundheit zu tun.

Wenn Sie nicht gerade zu den Vegetariern gehören, die keinen Käse verwenden und Soja verabscheuen, dann brauchen Sie auch das darin enthaltene Eiweiß nicht.

In jedem Fall sollten Sie von der vollfetten Milch auf 1,5 %ige umsteigen... damit sparen Sie bei einem Liter Milch pro Tag 20 Gramm Fett. Und wenn Sie einer möglichen Osteoporose vorbeugen wollen, dann ist es effizienter, Ausdauersport zu treiben, da dieser nachweislich das Osteoporose-Risiko senkt und das Fortschreiten einer bestehenden Osteoporose bremst.

Jogurt

Jogurts als zusätzliches Leckerchen wegzulöffeln ist – das hatten wir schon – nur dann zu empfehlen, wenn Sie gleichzeitig Ballaststoffe (z. B. in Form von Müsli, Hafer- oder Weizenkleie) zugeben.

Für LOW FETT 30 sind Jogurts vor allem interessant, weil sie sich hervorragend als Fettersatzstoff in vielen Rührkuchen und Backmischungen, als Sahneersatz bei Torten und als Crème-Fraîche-Mogelpackung bei Saucen verwenden lassen. Jogurt ohne Geschmack, versteht sich!

Jogurt in Rührkuchen

In vielen unserer Backrezepte verwenden wir 1,5 %-igen, cremigen Naturjogurt und lassen dafür Margarine oder Butter völlig weg. Bei manchen Kuchen – gerade wenn Sie Obst im Rührkuchen mitbacken – ist die Zugabe von Backpulver nötig. Aber bei Fertigbackmischungen (getestet haben wir Dr. Oetker Kirschlikuchen und Zitronenkuchen, die Muffins und die Brownies) wird das Ergebnis wirklich perfekt – wobei wir Ihnen empfehlen, statt einer normalen Kuchenform besser Muffinförmchen zu verwenden. Damit bleibt Ihnen der Kuchen auf keinen Fall sitzen – egal, in welchem Ofen Sie backen – und in den Muffinförmchen bleiben die einzelnen Stücke länger frisch.

Jogurt- statt Sahnetorte
Gern gesehener Gast auf sämtlichen Geburtstagen sind unsere LOW FETT 30-Jogurttorten, die aussehen wie perfekte Sahnetorten.

Mit Gelatine, 50 Prozent Jogurt und 50 Prozent Magerquark plus das jeweilige Obst wie Zitronen, Himbeere oder Erdbeere machen Sie mit simplen Fertig-Biskuitböden köstliche, erfrischende Torten, die jedem Tortenliebhaber das Herz höher schlagen lassen.

Saucen mit Jogurt
Das haben schon viele probiert: In eine Sauce zum Schluss nicht Crème fraîche, sondern Jogurt unterzurühren. Leider flockt der Jogurt meist aus: Wenn die Saucenbasis zu heiß ist, stockt das Eiweiß.

Ein gehäufter Esslöffel Mehl mit einem Becher Jogurt verrührt, löst das Problem: kein Ausflocken mehr, eine perfekte Sauce!

Obst und Gemüse

Obst und Gemüse bestehen im Wesentlichen aus Wasser, aus Kohlenhydraten und Ballaststoffen ... und einige wenige haben Eiweiß (Pilze, Hülsenfrüchte), ganz wenige haben Fett (Avocado, Oliven) und Spuren von Fett sind auch in Feldsalat und anderen Gemüsen, die ätherische Öle enthalten.

Obst enthält a) keineswegs nur Fruchtzucker, wie viele denken und b) ist Fruchtzucker keineswegs kalorienfrei – wie noch mehr denken.

Am besten geeignet sind Obstsorten, die einen hohen Anteil an Ballaststoffen haben, wie beispielsweise Kernobst, Steinobst oder Beerensorten. Klassische Vertreter der Zuckerfraktion ohne Ballaststoffe sind Bananen und alle Melonensorten – zusammen mit Papayas. Andere Exoten wie Kiwis, Mangos oder Ananas sind sehr reich an Ballaststoffen – und Papayas und Ananas sind angeblich reich an Fett spaltenden Enzymen.

Äpfel und Birnen sollten Sie grundsätzlich ungeschält essen. In der Schale sind die meisten Ballaststoffe und der Löwenanteil der Vitamine enthalten. Das dann abzuschälen und wegzuwerfen wäre ungeschickt.

Falls Sie aufgrund von Obst Probleme mit den Zähnen bekommen, reagieren Sie empfindlich auf die Fruchtsäure des Obstes. Hier kann Ihr Zahnarzt leicht Abhilfe schaffen, indem er die Zähne versiegelt (schmeckt ein bisschen ekelig… funktioniert aber gut).

Der Einsatz lohnt sich, denn der Genuss von Obst und vor allem von rohem Gemüse – hartes wie Karotten, Staudensellerie, Kohlrabi und Co. – pflegt nicht nur Ihren Darm, sondern beugt auch Zahnstein vor.

A propos Darm: Kohlsorten wie Blumenkohl, Brokkoli, Kohlrabi und Weißkohl enthalten Stoffe, die vor Darmkrebs schützen. Bauen Sie also regelmäßig Kohlsorten in Ihren Speiseplan mit ein – und damit Sie nicht unter Blähungen leiden, sollten Sie unbedingt langsam essen, gründlich kauen und viel Wasser trinken.

5 am Tag

Unter diesem Begriff ist vor einiger Zeit eine Gesundheitskampagne angelaufen, die für fünf Portionen Obst und Gemüse pro Tag plädiert. Wichtig – so die Initiatoren und Vertreter von 5 am Tag – seien vor allem die sekundären Pflanzenstoffe. Aus diesem Grund wird auch Konservenobst und -gemüse mit dem 5 am Tag-Signet ausgestattet.

Fünf frische Portionen Obst und Gemüse sind dennoch eher zu empfehlen: Denn frisches Obst und Gemüse enthält neben den sekundären Pflanzenstoffen auch Vitamine und Spurenelemente, ursprüngliche (und nicht völlig zerkochte) Ballaststoffe und mit Sicherheit keinen extra zugesetzten Zucker, wie das in den meisten Obstkonserven der Fall ist.

Rauchen und Gemüse

Als ich mir vor knapp 15 Jahren das Rauchen abgewöhnte – ich war extreme Kettenraucherin mit 60 Stück am Tag –, habe ich mir als Ersatzbeschäftigung jeden Morgen und jeden Mittag eine Schüssel mit Möhren an die Stelle meines Arbeitsplatzes gestellt, wo vorher immer die Zigaretten lagen. Und wenn mein Griff wieder zielsicher in Richtung der vermeintlichen Zigaretten ging, hatte ich eine Karotte in der Hand… und aß sie.

Der Witz an der Geschichte war, dass sich durch die Karotten mein Stoffwechsel so beschleunigte, dass ich trotz der ungeheuren Menge von 60 Zigaretten dennoch nicht zunahm.

Nur für den Fall, dass Sie sich in den Kopf gesetzt haben, erst mit dem Rauchen aufzuhören!

G.V.

Sauerkonserven bringen Abwechslung

Damit ist das weite Feld der Gürkchen, Cornichons, Silberzwiebeln und Mixed-Pickles gemeint. Schön sauer eingelegt – und ideal als Basis für Saucen, als Rouladenfüllungen, für Hamburger und Sandwiches und als Pep für viele Brotaufstriche. In Verbindung mit Nudeln, Reis oder Couscous lassen sich herrliche Sommersalate mit Sauerkonserven machen und ein Kartoffelsalat mit Jogurt, Kräutern und sauren Gurken wird zum Hit jeder Grillparty.

Sauerkonserven

– die klassischen – sind immer ohne Fett.

In letzter Zeit haben sich aber durchaus ölige Varianten dazwischengemogelt. Bevor Sie also ein Konservenglas einpacken, werfen Sie noch einen Blick auf das Etikett unter »Zutaten«. Wenn da nur Gurken, Brandweinessig, Zucker, Gewürze usw. steht, ist alles bestens, taucht aber irgendwo das Wörtchen Pflanzenöl, Olivenöl oder ein sonstiges Öl auf: Hände weg. Schon wenige Tropfen Öl reichen, um aus einem LOW FETT 30-Genuss eine HIGH FETT-Falle zu machen.

In diesem Zusammenhang auch Achtung bei industriell gefertigtem Weißkohlsalat... da taucht leider fast immer Pflanzenöl mit auf – und leider meistens zu viel!

Sauerkraut

Am sinnvollsten sollten Sie Sauerkraut roh essen. Falls Ihnen frisches aus dem Fass oder vom Bioladen zu salzig ist, den Sauerkrautsaft einfach ausdrücken und das Sauerkraut kurz mit Wasser überbrausen. Dann frische Ananasstücke (Dose geht auch, frisch wäre aber besser), Trauben, Birnen oder Äpfel zugeben... fertig ist der Fitnesssalat fürs Büro. Wenn Sie langsam kauen und viel Kräutertee dazu trinken, macht auch die Verdauung keine Probleme.

Salate mit Bitterstoffen

Chicoree, Endivie und Radicchio enthalten Bitterstoffe, die in aller Regel Appetit machen. Sollten Sie von Hause aus nicht zu Appetitlosigkeit neigen, machen andere Salatsorten mehr Sinn.

TIPP
Sie lieben auch große bunte Salate? Da das den meisten so geht und viele Singles nicht die »Beute« von vier Salatköpfen verdrücken können, tun Sie sich doch mit einer Kollegin zusammen: vier Salatköpfe plus Radieschen plus Gurke plus, plus, plus gibt zweimal zwei Schüsselchen Salat.

Erprobte Obst- und Gemüsetipps von unseren Internetseiten

- Gemüse und Obst erst kurz vor dem Zubereiten putzen und nicht im Wasser liegen lassen. So bleiben wertvolle Mineralstoffe und wasserlösliche Vitamine erhalten.
- Verwenden Sie nach Möglichkeit frische oder TK-Früchte. Obst in Dosen und in Gläsern hat kaum noch Vitamine.
- Machen Sie Ihren Fruchtjogurt aus püriertem Obst und fettarmem Jogurt selber und süßen Sie nach Ihrem persönlichen Geschmack mit flüssigem Süßstoff.
- Ziehen Sie saisonales Gemüse und Obst vor. Es hat kür-

zere Anfahrtswege hinter sich und damit auch mehr Vitamine. Abgesehen davon ist es deutlich billiger als »Flug-Obst«.

- Morgenmuffel und frühstücksfaul? Schnibbeln Sie am Vortag frisches Obst und Gemüse in passende Stücke und jagen Sie es durch die Saftpresse. Der kleine Vitaminschock hilft Ihnen beim Frühstart!
- Bei Grapefruits zu den saftigeren und süßeren Pink Grapefruit greifen. Das spart eine Menge Zucker!
- Probieren Sie schwarze Johannisbeeren aus. Die geschmacksintensiven Früchtchen haben nämlich erheblich mehr Vitamin C und mehr Mineralien als ihre roten Brüder. Johannisbeeren sind besonders reich an Ballaststoffen.
- Achten Sie darauf, dass Zitrusfrüchte unbehandelt sind, falls Sie die Schale mitverwenden. Sind Sie nicht sicher, kaufen Sie Limetten. Ihre Schale wird nicht behandelt.
- Erdbeeren nur unter fließendem Wasser waschen. Wenn sie im Wasser liegen, werden sie weich, verlieren Geschmack und Vitamine.
- Zuckern Sie Erdbeeren erst kurz vor dem Servieren, dann ziehen sie keinen Saft und fangen auch nicht an zu gären.
- Bevorzugen Sie die kleinen Waldheidelbeeren gegenüber den größeren Kulturheidelbeeren. Die Früchte schmecken nicht nur besser, sondern haben auch mehr Ballaststoffe und zehnmal mehr Vitamin C.
- Weder Äpfel noch Birnen schälen: Die Haut ist reich am Ballaststoff Pektin und in der Schale sitzen auch die Aromastoffe und die meisten Vitamine!
- Rosenkohl schmeckt köstlich, wenn Sie ihn gründlich

putzen, die besonders großen Röschen halbieren und nur ca. sieben Minuten in Salzwasser kochen oder mit Dämpfeinsatz dämpfen. Er benötigt – ebenso wie alle anderen Kohlsorten – weder Speck noch Sahne oder Mehlschwitzen. Diese Kochmethoden stammen aus Zeiten, wo man schwer arbeitenden Familienmitgliedern genügend Brennwert für kleines Geld »mitgeben« musste. Speck war noch das billigste »Fleisch« und konnte lange in der Speisekammer gelagert werden.

Brotaufstriche

1 EL fasst ca. 10 Gramm Butter. 10 Gramm Butter (= 10 Gramm Fett) haben 90 kcal. Wenn Sie das auf ein Brötchen streichen (40g/130 kcal) – und 10 Gramm ist ja nicht mal wirklich viel – ergibt das mit dem Brötchen schon 41 Prozent.

Brotaufstriche für herzhafte Beläge

• Magerquark mit scharfem Senf verrühren
• Meerrettich mit Jogurt
• Tomatenmark (sehr neutral)
• Süßer Senf

Brotaufstriche für Süßes

Magerquark – und anstelle von Marmelade sollten Sie mal frisches Obst in den Quark stecken: Wassermelone-Stücke (1 cm dick) in Magerquark sind hit-verdächtig. Und frische Himbeeren sind Luxus pur.

Saucen

Bratensaucen sind überhaupt kein Problem – ganz im Gegenteil. Zum einen gibt es fettfreie Saucengrundlagen zu kaufen (z. B. Gefro), zum anderen können Sie mit Mondamin Saucenbindern oder nur mit Kartoffelmehl/Speisestärke jeden Fond eindicken.

Auch geraspeltes Gemüse, das mitschmort, verleiht der Sauce Sämigkeit. Ein Tipp von unseren Internet-Usern: Instant-Kartoffelpüree-Flocken machen auch jede Sauce dick.

Marinaden

Für das Marinieren heller Fleischsorten wie Pute oder Hühnchen eignen sich Soya- und Teriyaki-Sauce (z. B. Kikkoman, die sind fettfrei). Rindfleisch kann Schärfe gut vertragen: Probieren Sie einmal eine Mischung aus Tabasco mit Rotwein als Marinade aus. Sehr interessant.

Schwein versteht sich prächtig mit dunklem Bier. Bei Fisch reicht es aus, ihn in einem Kräuterbett im Kühlschrank aufzubewahren und ihn vor der Zubereitung mit Zitronensaft zu beträufeln.

Fertiggerichte

Wenn Sie wirklich keine Lust haben, selbst zu kochen, gibt Ihnen die Nährwerttabelle im Anhang einen guten Überblick über Fertigprodukte führender Hersteller. Für Konsumenten von Fertiggerichten lohnt es sich, regelmäßig die Tiefkühlregale zu durchstreifen: Es kommen jeden Tag neue Produkte in die Märkte, alte verschwinden – deswegen auch nicht verzweifeln, wenn Sie das eine oder andere Produkt nicht mehr finden, das ist ganz normal.

Es gibt durchaus Tiefkühlpizzen, die LOW FETT 30 sind, ebenso wie Pizzabaguettes, Fisch- und Fleischgerichte, italienische und vor allem asiatische Gerichte.

Besonders interessant finden wir eine neue Sorte von Fertiggerichten, wo sämtliche Zutaten roh (!) in einer Klarsichtverpackung eingeschweißt sind und nur noch in die Mikrowelle geschoben werden. Innerhalb von drei Minuten ist dann das darin enthaltene Gemüse, das Fleisch bzw. der Fisch gar. Bei Fertiggerichten unbedingt immer nachrechnen. Nur weil die Basiszutaten fettfrei sind, kann man noch keine Aussage über das Gesamtgericht treffen: Zu viele Hersteller klatschen in letzter Minute noch einen Löffel Margarine (mit Gewürzen versetzt) ins Essen und damit liegen diese Gerichte wieder deutlich über der Grenze von 30 Prozent. Besonders ärgerlich finden wir das bei den angebotenen Sorten von Pfannengemüse, die alle deutlich darüber liegen.

Noch ein Wort zu Fertiggerichten

Fertiggerichte sind eindeutig praktisch. Sie gehören in unsere Zeit – und um schlank zu werden, muss man nicht mit 60 Gramm Hähnchenfilet und noch fünf Zutaten abends nach der Arbeit eine Stunde am Herd stehen und schnibbeln. Dennoch ist selbst kochen gesünder – und da das Essen auch länger braucht für die Zubereitung, futtert man nicht unkontrolliert in sich hinein.

Unser Ziel ist es, die Lebensmittel – und damit auch Fertiggerichte –, die LOW FETT 30 sind, gut sichtbar mit dem Label zu kennzeichnen, damit Sie sofort, wie bei einer Ampel auf Grün, wissen: Hier ist Genuss ohne Reue möglich. Dass von einer solchen Kennzeichnung Fertigprodukte am meisten betroffen sind, ist auch klar, weil sie mittlerweile einen sehr großen Teil des Angebotes in Supermärkten ausmachen. Und seien Sie sicher: Der Anteil wird noch weiter steigen, das machen uns die USA und europäische Länder wie Frankreich vor. Das heißt aber nicht, dass wir nur noch zum Konsum von Fertiggerichten raten. Es wäre am besten, frische Produkte selbst zu verarbeiten – und wenn Sie Kinder haben, diese dann auch in den Vorgang des Kochens mit einzubeziehen, allein schon, damit Kinder nicht mit der Überzeugung groß werden, Essen käme grundsätzlich aus der Tiefkühltruhe und der Mikrowelle.

Kinder sind übrigens ganz hervorragende Köche mit viel Phantasie, wenn man ihnen zeigt, wie es geht, und ihnen bei den Vorbereitungen hilft.

Selbst zu kochen hat auch den immensen Vorteil, dass gerade Kinder nicht von frühester Jugend auf den Geschmack von »Einheitsfutter« getrimmt werden. Der massive Konsum von Geschmacksverstärkern, Farbstoffen und all den feinen Ingredienzen, die gemeinhin mit einem E vor einer Nummer ausgerüstet sind, lässt Kinder und Erwachsene meist über den Bedarf hinaus essen. Es gibt eine Reihe von Ernährungswissenschaftlern, die den stark gestiegenen Konsum von Fertigfutter für das steigende Übergewicht bei Erwachsenen wie bei Kindern in den letzten Jahren verantwortlich machen. In ländlichen Regionen – wo eben Mütter häufiger nicht berufstätig sind und dadurch selbst kochen – gibt es auch längst nicht so viele dicke Kinder wie in städtischen Brennpunkten.

Das deckt sich weitestgehend mit den Untersuchungen in USA, wo der Anteil an Übergewichtigen in den sozialen Randgruppen der Puertoricaner und der Schwarzen am stärksten ausgeprägt ist. In der gebildeten Mittel- und Oberschicht ist Übergewicht dagegen auffallend geringer.

Leider sind die Ursachen für derartige Entwicklungen weder medizinisch noch kommerziell interessant. Es werden sich deswegen kaum Geldgeber für größere Studien finden, um herauszufinden, worin die genauen Unterschiede im Ernährungs- und

Bewegungsverhalten der einzelnen sozialen Schichten liegen; nur das würde letztlich exakte Ergebnisse liefern.

Süßigkeiten und Knabberspaß

Ja, es gibt auch Süßigkeiten, die LOW FETT 30 sind und die man sich nicht verkneifen muss, wenn man auf LOW FETT 30 umsteigt.

Aber auch beim Genuss von Süßigkeiten und Knabberartikeln gelten die drei Regeln. Viele Verbraucher können es gar nicht glauben, dass man sich mit Süßigkeiten voll stopfen kann und trotzdem abnimmt. Und dieses Gefühl trügt keineswegs: Sie sollen sich auch nicht mit Süßigkeiten voll stopfen, nur weil sie LOW FETT 30 sind.

Sie sollen nicht ab sofort von Süßigkeiten leben und eine Tüte Gummibärchen nach der anderen verdrücken.

DAS hat noch keiner behauptet – aber wer kann es verdenken, dass das jeder vor lauter Begeisterung gerne so interpretiert.

Also: Ja, man kann Süßigkeiten essen, aaaaaber ... nicht ohne Bremse und nicht pausenlos und vor allem nicht mehr als vorher.

Wenn jedoch der Appetit auf Süßigkeiten mal wieder so richtig heftig ist, dann gibt es eine ganze Reihe von Naschkatzenfutter, das wir Ihnen im Detail vorstellen wollen:

1. die großen (!) Smarties ... richtig, es gibt zwei verschiedene Sorten, große und kleine. Die großen sind in den Rollen drin, die kleinen in den hübschen Plastikdosen. Also: Greifen Sie zu den Rollen, der Inhalt ist LOW FETT 30.
2. After Eight – der Klassiker ... ist LOW FETT 30. Aber nicht der After Eight Nikolaus und auch nicht die After Eight Pralinenmischung, die liegen leider drüber. Wenn wir

After Eight sagen, meinen wir die ganz normalen, einzeln verpackten Täfelchen.

3. Schokolinsen... die mit der Pfefferminz-Hülle in rosa und weiß.

4. 3-Musketeers-Riegel... eine Art Riesen-Milky Way. Der Riegel wird aus den USA importiert und ist schwer zu bekommen, deswegen können Sie ihn auf unseren Internetseiten kartonweise bestellen.

5. Super-Dickmanns... aber nur die großen. Klar, bei den Kleinen ist das Verhältnis Schaumfüllung zu Schokohülle deutlich anders. Auch Schaumwaffeln (mit wenig oder gänzlich ohne Schokolade) sind LOW FETT 30.

6. Selbstredend alle Gummibärchen, Teufelchen, Colaflaschen, weißen Mäuse, Maoam, saure Fritten... also das gesamte Sortiment von Haribo und Katjes sowie die Gummiwaren von Wissoll.

7. Bahlsen Butterkeks, Bahlsen Zoo und Bahlsen Russisch Brot (die Buchstaben-Kekse!) sind ebenfalls LOW FETT 30.

8. Die Erfrischungsstäbchen von Sprengel (in den Kühlschrank legen, dann sind sie noch köstlicher!!!).

9. Geleefrüchte, Fondanteier, Marshmallows...

10. Folgende Eissorten: McSunday Eis von McDonald's (auch die mit Sauce, aber nicht das McFlurry!), Schoeller Mövenpick Amarena Cream und Zitronensorbet, Wassereis (egal welches) Solero Exotic von Langnese.

11. An Knabbersachen sind es die SCHIPPS (die LOW FETT 30-Kartoffel-Chips!), Salzstangen und Salzbrezeln.

Das müsste eigentlich auch notorischen Süßschnäbeln ausreichen. Aber bitte dran denken: Nicht NOCH mehr Süßes konsumieren, sondern anstelle der bisherigen Süßigkeiten eben LOW FETT 30-Süßigkeiten essen.

Gerade bei Kindern ist es besser, LOW FETT 30-Süßigkeiten vorrätig zu haben und den Kindern bei entsprechenden Gelüsten zu geben (Zahnpflege vorausgesetzt!), als über ein generelles Verbot unnötigen Druck aufzubauen.

Sinneswandel

Nach einigen Monaten LOW FETT 30-Praxis werden Sie feststellen, dass Ihr Heißhunger auf Süßes – sofern das für Sie heute ein Problem ist – nahezu verschwunden ist. Der Umstand, dass man DARF, wenn man will, und dann Süßigkeiten auch noch genießen kann, ohne ein schlechtes Gewissen zu haben, entschärft das Problem. Wenn Sie also Appetit auf Süßes haben, greifen Sie zu – aber mampfen Sie nicht gedankenlos 500 Gramm Gummibärchen in sich hinein, sondern genießen Sie bewusst. Hinterfragen Sie auch gelegentlich, ob Sie nicht unter Umständen auch an etwas anderem Freude hätten als an Süßkram.

Kantinenessen und Schokoladengelüste

Viele unserer User im Internet, aber auch Teilnehmer unserer LOW FETT 30-Gruppen berichten, dass sie unmittelbar nach einem Mittagessen in der Kantine unsäglichen Appetit auf Schokolade haben (meist ist dann ein dicker Schokoriegel fällig)... und das, obwohl sie satt sind.

Auch hierzu gibt es keine Untersuchungen – auffällig ist nur, dass dieses Phänomen bei wirklich vielen Leuten vorkommt. Ein Grund könnte der starke Einsatz von vorgefertigten Produkten in Kantinen sein (Fertigsaucen, vorfrittierte und vorgebackene Produkte...), aber auch bestimmte Zubereitungssysteme wie Mikrowelle oder Kombidämpfer könnten dafür verantwortlich sein.

Auffällig ist, wenn die gleichen Leute mittags einen frischen Salat, Obst oder frisch zubereitete Spaghetti beim Italiener essen, tritt diese Schokolade-Gier nicht auf.

Nahrungsmittel und ihre Bausteine

Hier nun eine Übersicht über die verschiedenen Grundnahrungsmittel und die jeweiligen Bausteine, aus denen sie »gemacht« sind.

	KH	Eiweiß	Fett	Ballaststoffe
Obst und Gemüse	X			X
Brot	X			(X)
Reis, Nudeln	X			(X)
Ungeschälter Reis, Vollkornnudeln	X			X
Kartoffeln	X			(X)
Getreide allgemein	X			(X)
Zucker, Honig, Sirup	X			
LOW FETT 30-Süßigkeiten	X			
Fleisch		X	(X)	
Fisch		X	(X)	
Käse		(X)	X	
Milchprodukte		X	(X)	
Nüsse, Kerne			X	
Samen (Mohn, Sesam...)			X	
Öl			X	
Butter, Sahne, Schmand			X	
Wurstaufschnitt		X	X	
Schinken		X	(X)	
Vegetarische Brotaufstriche	(X)		X	(X)
Mayonnaise		(X)	X	

Anders einkaufen, andere Vorräte

Wenn Sie nach dieser Tabelle einmal Ihren Kühlschrank durchforsten, werden Sie wahrscheinlich einige Überraschungen erleben. Die meisten »Normalbürger« haben einen echten Überhang an sehr fetten Produkten, die sie sogar unter »gesund« einstufen. Dazu gehören die fetten Milchprodukte genauso wie die verschiedenen Margarine-Sorten, die Mayonnaise und die weißen Salatsaucen. Dazu gehören weiter Fischkonserven (Hering in Dillsauce und Ähnliches), Tiefkühlfisch (Bordelaise und wie die überbackenen Fischaufläufe sonst noch heißen) und in Öl eingelegtes Gemüse.

Die meisten, die mit LOW FETT 30 starten, »bereinigen« rigoros ihren Kühlschrank und die Vorratskammer, damit sie nicht in Versuchung kommen und weil sie die Sachen eh nicht mehr brauchen.

Eventuelle »schwache Momente« kann man dann natürlich auch nicht anders als mit LOW FETT 30 ausleben. Und wenn dann eben die Riesenportion Spaghetti mit dem anschließenden Pizzabaguette (beides LOW FETT 30!) fällig ist, dann ist das auch kein Beinbruch.

Auswärts essen

Wer viel geschäftlich essen geht und viele Dienstreisen unternimmt, kann sich oft nur für das kleinere Übel entscheiden, selten für ein LOW FETT 30-Gericht.

Bei folgenden Gerichten haben Sie gute Chancen, sich nicht zu viel Fett einzuverleiben:

Steaks vom Grill (vorher fragen) und ausdrücklich ohne Kräuterbutter ordern. Dazu eine Folienkartoffel mit QUARK. Auch hier vorher fragen, ob es sich nicht doch um Sauerrahm handelt. Dann die Finger davon lassen.

Salate ausschließlich ohne Dressing oder mit Essig und Öl bestellen. Weiße Saucen (auch Jogurtsauce!) sind samt und sonders NICHT LOW FETT 30. Wenn Sie den Salat mit gebratener Putenbrust ordern, mindestens drei Stückchen Baguette dazu essen – dann hält das Essen auch länger vor.

Tafelspitz (leider selten geworden) oder Ochsenbrust im Wurzelsud sind gute Empfehlungen – machen Sie aber einen etwaigen Fettrand vor dem Verzehr ab. Salzkartoffeln dazu ... das passt.

Forelle blau (leider selten auf der Karte) oder gedünsteter Fisch, Spaghetti Vongole, Frutti di mare, mit Tomatensauce, Krabben und A l'arrabiata ... funktionieren auch häufig. Ebenso Rindercarpaccio, wenn Sie es ausdrücklich ohne Olivenöl bestellen. Und vom Parmesan nur ein paar Scheibchen essen, dafür ein Stück Baguette dazu.

Pizza können Sie mit extra viel Teig bestellen und ganz wenig Käse (funktioniert nur in Pizzerien, wo mitgedacht wird!). Als Belag eignen sich alle Gemüsesorten, gekochter Schinken, Ananas, Spinat und Krabben. Achtung: Der Thunfisch ist beim Italiener häufig Öl-Thunfisch. Und blöderweise wird auch der Knoblauch in Öl eingelegt! Also Hände weg davon.

Beim Japaner (Sushi, Sashimi, Chirashi) ist es einfach, und auch in vietnamesischen und indonesischen Restaurants ist das Angebot reichhaltig, wenn Sie Fleisch mit Gemüse oder Fisch ordern. Anders beim Chinesen: Hier wird leider auch nur noch selten fettarm gekocht. Selbst vegetarische Gerichte oder Rindfleisch süßsauer kommen mit zu viel Fett auf den Tisch.

Hinterfragen Sie auch Angebote von »leichten« Gerichten ... der Knüller ist zum Beispiel »gebackener Camembert mit Preiselbeeren« auf der Karte für »Schonkost«...

Noch ein Tipp für die Besucher »schottischer Gourmettempel«: Ein normaler Hamburger hat nur 31,5 Prozent der kcal aus Fett – der Hamburger mit Fisch dagegen 55 Prozent, der vegetarische liegt ähnlich hoch … es ist also besser, drei Hamburger zu essen – wenn Sie so viel Hunger haben – als die gleiche Menge Fischburger.

Trinken, trinken, trinken…

Wasser ist das optimale Getränk, um Ihren Stoffwechsel aufzumischen. Dabei spielt es keine ausschlaggebende Rolle, ob Sie Mineralwasser einer stillen Quelle, Heilwasser oder mit Kohlensäure versetztes Mineralwasser trinken. Hauptsache, es ist Mineralwasser. Das unterliegt nämlich ständigen Kontrollen durch die Behörden, und wenn Mineralwasser auf dem Etikett steht, dann ist es auch reines Mineralwasser – und nicht mit Meerwasser oder Leitungswasser versetzt, wie das bei »Tafelwasser« gemacht werden darf.

Im Sommer sollten Sie sich für Mineralwasser mit einem höheren Natriumgehalt entscheiden – denn durch das Schwitzen im Sommer, oder beim Sport, gerät der Elektrolyt-Haushalt schnell ins Ungleichgewicht. Auch ein hoher Anteil an Magnesium ist zu empfehlen – denn Magnesium benötigen Sie für Ihre Muskeln, gerade wenn Sie mit dem Sport beginnen oder regelmäßig Sport treiben.

Heilwasser dürfen sich nur Wassersorten nennen, deren Inhaltsstoffe eine irgendwie geartete medizinische Wirkung haben.

1,5 Liter pro Tag sollten es auf jeden Fall sein. Wenn Ihnen solche Mengen schwer fallen (worüber eigentlich alle klagen), dann gewöhnen Sie sich an, überall, wo Sie sich aufhalten, Mineralwasser hinzustellen und davon zu trinken, sobald Sie die Flasche bewusst wahrnehmen.

Auch wenn es nicht schön aussieht: Wenn Sie aus der Flasche trinken, trinken Sie in aller Regel mehr, als wenn Sie sich erst ein Gläschen voll gießen müssen. Können Sie ja machen, wenn keiner hinsieht!

Auch die Methode, mindestens fünf Schluck hintereinander zu trinken, hat sich in der Praxis bewährt.

Falls Sie öfter unter Kopfschmerzen leiden, sollte das Wasser ausschließlich Zimmertemperatur haben. Sie werden auch feststellen, dass Sie bei vermehrtem Wasserkonsum seltener Kopfschmerzen bekommen. Oder dass Sie von Kopfschmerzen daran erinnert werden, wieder etwas zu trinken.

Kaffee und Tee

Kaffee, schwarzer und grüner Tee enthalten Koffein bzw. Thein. Schwarzer Tee hat einen höheren Anteil als grüner, aber auch grüner Tee putscht auf.

Kaffee entzieht dem Körper mehr Wasser als er mitbringt, und bei starken schwarzen Teesorten ist das ähnlich. Und da beide »Drogen« den Körper übersäuern, sollten Sie bei starkem Kaffeekonsum ein bisschen auf die Bremse treten.

Zubereitung von grünem Tee:

Grüner Tee schmeckt, wenn man ihn falsch zubereitet, ziemlich scheußlich. Manchen wird sogar auf der Stelle übel, wenn sie grünen Tee trinken, das liegt aber ausschließlich an der Methode, wie man ihn aufbrüht.

Die Chinesen überschütten grüne Teeblätter erst einmal mit heißem, abgekochten Wasser (das Wasser sollte aufgehört haben zu sprudeln!), und lassen die Blätter dann mindestens eine Stunde in dem Wasser ziehen.

Dann wird dieses Wasser weggeschüttet (richtig gelesen!!!) und die Blätter werden noch einmal mit gerade abgekochtem Wasser übergossen. Und siehe da, jetzt entfaltet der Tee sein volles Aroma ohne bitter zu sein und ohne, dass Ihnen schlecht wird.

Gute grüne Tees (z. B. aus dem Bioladen oder einem Teeladen) können Sie an einem Tag mehrfach überbrühen, der Genuss wird dadurch nicht geschmälert.

Früchte- und Kräutertees

Darunter fallen Pfefferminz- und Kamillentee, Hibiskus und »Hexentee«, also alles Tees, die aus Pflanzenblättern, Blütenblättern oder Obststückchen gemacht werden. Im Gegensatz zu »Heiltees« haben sie keine medizinische Wirkung und können bedenkenlos – und dennoch in Maßen, weil jede Übertreibung auch eine Schattenseite hat – getrunken werden.

Heiltees bekommen Sie mittlerweile auch im Supermarkt: Dahinter verbirgt sich die Schar der Tees gegen Frauenleiden, Hustentees und Schlaftees, Beruhigung und Entgiftung, Nierentees und Lebertee. Diese Teesorten sind tatsächlich medizinisch wirksam – deswegen sollten Sie die Finger davon lassen, wenn Sie eben nicht gerade Husten oder Gallenbeschwerden haben.

»Schlanktees«, »Fatburner-Tees«, Puh-Err…

Vergessen Sie's… davon hat noch keiner abgenommen, wenn er nicht gleichzeitig seine Essensgewohnheiten geändert hat. Also: Hände weg, außer die jeweilige Sorte schmeckt Ihnen wirklich, dann verschmerzen Sie es auch, dass solche Teesorten in aller Regel auch ein bisschen teurer sind.

Alkohol

Nein, Alkohol hat kein Fett… das wäre die gute Nachricht. Aber ein Gramm Alkohol hat sieben leere Kalorien… und wenn Sie's bis zu einem kleinen Schwips schaffen, dann werden Sie zu allem Überfluss auch noch hemmungslos und verfressen. Ein Gläschen Rotwein soll dagegen wahre Wunder wirken – die enthaltenen Flavanoide sind nachgewiesenermaßen gut für Immunsystem, Leber und Blutdruck. Aber ein kleines Gläschen reicht völlig aus.

Säfte

Frisch gepresster Saft hat rund 48 kcal pro 100 ml. Wenn man sich mal ansieht, mit welcher Leichtigkeit Kinder – und auch Erwachsene – eine ganze Flasche Orangensaft oder Pfirsichsaft verputzen, sollte man sich über die Kalorien schon ein paar Gedanken machen. Eine Orange hätte dagegen Ballaststoffe und würde richtig satt machen – ganz im Gegensatz zu einem großen Glas Orangensaft.

Kaufen Sie nach Möglichkeit nur Säfte und Nektare OHNE Zuckerzusatz – verlassen Sie sich bitte nicht nur aufs Etikett, sondern sehen Sie sich die Inhaltsstoffe bzw. die Zutaten an: Da sollte außer Saft oder Saftkonzentrat, Wasser und gegebenenfalls noch Vitamin C oder Calcium nichts stehen. Saccharose ist Zucker, ebenso Maltose, Fructose ... Finger weg von solchen Produkten.

Für Kinder sollten Sie Fruchtsäfte grundsätzlich mit Mineralwasser strecken.

Kinder und Getränke

Viele Mütter – eigentlich die Mehrzahl – gewöhnen ihre Kinder von klein auf an Flüssigkeit mit Geschmack: Tee, Saft, Milch, Kakao ... Das natürlichste Getränk aber ist und bleibt einfaches, kohlensäurefreies Mineralwasser. Und Mütter, die selbst viel Mineralwasser trinken, machen auch bei ihren Kindern keine große Ausnahme ... es gibt Wasser und basta. Damit ersparen Sie sich lange Zeit die heißen Diskussionen um Cola und Zucker-Limonade.

Mittlerweile wurde in einer Studie nachgewiesen, dass Kinder, die gezuckerte Getränke bekommen, ein 1,6-faches Risiko haben, Übergewicht zu entwickeln. Also: Wenn es unbedingt schon süß sein muss, dann bitte mit Süßstoff und keine gezuckerte Limonade, keine Zucker-Cola, keine reinen Fruchtsäfte und keinen Eistee mit Zucker. Alles gibt es auch mit Süßstoff... oder man verdünnt es mit Wasser.

LOW FETT 30-Bewegung

Auch hier haben wir das Rad nicht neu erfunden. Nur kursieren auch im Bereich des Sportes die abenteuerlichsten Theorien – eine gute Gelegenheit, mit dem einen oder anderen »Irrglauben« aufzuräumen.

Wie wir am Anfang des Buches schon ausgeführt haben, verbinden leider die meisten Übergewichtigen Bewegung mit irgendeiner Form von »Leistung«. Der Spaß, den Bewegung machen kann, haben die wenigsten erleben können, denn wenn man als Kind nicht das Glück hatte, bewegungsfreudige Eltern zu haben, blieb fast nur der Schulsport und der war untrennbar mit Noten, mit Mindestanforderungen und mit Sportlehrern verbunden. Und gerade Sportlehrer (wer studiert schon Sport: nur Leute, die wirklich gerne Sport machen. Und die können sich im Leben nicht vorstellen, wie leicht man aus der Puste ist, wenn man untrainiert ist!) sind mitunter gnadenlos – und gnadenlos spöttisch.

Dazu kommen mehr oder minder nette Klassenkameraden – und wer als Kind schon übergewichtig war, bekam die volle Breitseite an Spott beim Sport zu spüren. Also nichts, was einen dazu motivieren könnte, sich nach abgeschlossener Schulausbildung weiterhin regelmäßig zu bewegen.

Machen wir hier mal einen dicken gedanklichen Strich. DAS war Vergangenheit. Vergessen Sie's, es geht auch anders.

Für die Bewegungs-Abstinenten

Bewegung bedeutet bei LOW FETT 30 für die ersten Tage erst einmal: mehr Energie einzusetzen. Die Muskeln anzuspannen, zu spüren, dass da was ist, ein bisschen schneller zu gehen, auch mal die Treppen zu nehmen und vielleicht sogar das Fahrrad auszumotten. Luft aufpumpen … und bei der Hausarbeit einen Zahn zuzulegen. Was übrigens mit ein bisschen flotter Musik viel leichter fällt … und auch noch Spaß macht.

Nach ein paar Tagen werden Sie merken: Oha, das geht ja richtig gut. Dann ist es an der Zeit für Stufe zwei.

Gehen Sie dreimal in der Woche abends eine halbe Stunde Walken. Walken bedeutet zügiges Gehen mit ausladenden Armbewegungen, Anspannung im Körper und nach Möglichkeit bei leicht erhöhtem Puls. Dazu wäre eine Pulsuhr von Vorteil, die Ihnen Ihren persönlichen Trainingsbereich ermittelt.

Der Puls ist die Geschwindigkeit, mit der Ihr Herz das Blut durch den Körper pumpt: Schlag für Schlag. Das tut das Herz, weil Sie Sauerstoff benötigen … und wenn die Anstrengung ansteigt, benötigen Sie MEHR Sauerstoff, der Puls wird schneller.

Ihr Puls ist damit der Indikator dafür, wie viel mehr Sauerstoff Sie gerade benötigen für das, was Sie tun. Es ist unerheblich, wie das im Vergleich mit anderen aussieht: Entscheidend sind allein Ihr Trainingszustand und Ihre Fitness.

Dass das nicht atemberaubend sein wird, wenn man jahrelang nichts gemacht hat und Übergewicht mitbringt, ist eigentlich völlig logisch. Deswegen wäre es auch totaler Blödsinn, sich mit all den anderen im Wald, im Park und im Fitnessstudio zu messen, die seit Jahren aktiv sind. Entscheidend ist NICHT der Vergleich mit anderen (Sie sind nicht bei einem Wettkampf), sondern ausschließlich Ihr Körper und Ihr Wohlbefinden.

Das sollte man als »Mantra« vor sich hinsagen: Ich bin nicht im Wettkampf, ich bin nicht im Wettkampf, ich tue das für mich allein, ich bin nicht im Wettkampf. Bis Sie es verinnerlicht haben.

Dann macht es nämlich Spaß. Denn wenn Sie sich auf sich alleine konzentrieren, dann spüren Sie, wie gut Ihrem Körper das bisschen mehr Bewegung tut. Denn da kommt Sauerstoff in Ihren Körper, Ihre Muskeln werden gefordert (bitte nicht überfordern... Sie fangen erst an, also langsam machen!) und schon nach dem ersten Mal setzt so ein euphorisches Gefühl ein... daran sind die Endorphine schuld, die körpereigenen Glückshormone, die wir bei Bewegung mit genügend Sauerstoff (man nennt das aeroben Sport!) produzieren.

Ihr Ziel sollte es sein, so viel zu tun (oder so wenig), dass Sie noch genügend Luft kriegen, aber gleichzeitig anfangen zu schwitzen. Das ist in aller Regel bei einem Puls von 130 Schlägen pro Minute der Fall, wobei es sinnvoll wäre, Ihre persönliche optimale Trainingsfrequenz zu ermitteln. Das können Pulsuhren mit der Funktion OWN ZONE (falls Sie sich vornehmen, wirklich was zu ändern, lohnt sich die Anschaffung in jedem Fall). Billigere Uhren machen wenig Sinn, denn wie hoch Ihr Puls ist, ist von geringerem Interesse als die Frage, wie er im Optimum sein sollte. Dann können Sie sich – bei steigender Fitness, die sich wirklich nicht verhindern lässt, wenn Sie was tun – an den oberen Bereich Ihrer aeroben Leistungsfähigkeit herantasten, um innerhalb der jeweiligen Trainingseinheit ein Optimum an Trainingseffekt und Energieverbrauch zu haben.

Ihr Ziel sollte es sein, nicht die Intensität zu erhöhen, sondern erst einmal die Trainingsdauer. Wenn Sie am Anfang nur 20 Minuten Walken schaffen, sind es in vier Wochen vielleicht schon 40 und in drei Monaten gehen Sie eine Stunde lang zügig durch den Wald und sind stolz auf sich, dass Sie schon so viel geschafft haben.

Wie Sie wissen, habe ich ja 110 Kilo gewogen. An Walking oder Joggen war damals nicht zu denken. Schon einfaches Hin- und Hergehen beim Telefonieren brachte mich in Atemnot. Das hat sich geändert. Mittlerweile jogge ich zwar sehr, sehr langsam, aber immerhin bis zu 70 Minuten am Stück. Neulich war ich mit Silke, einem jungen Mädchen, das mich aus meiner schlimmsten Zeit noch kennt, joggen. Als wir die ersten 20 Minuten hinter uns gebracht hatten – klar, wenn sie alleine gewesen wäre, wäre sie schneller gewesen, aber es war auch für Silke okay – meinte sie: »Gabi, wenn mir einer vor fünf Jahren gesagt hätte, dass ich mit DIR joggen gehen würde, ich hätte ihn für verrückt erklärt!« Sie können sich vorstellen, dass ich bei dieser Bemerkung fast vor Stolz geplatzt bin! G.V.

Entscheidend ist, DASS Sie anfangen. Mit kleinen Schritten. Und bleiben Sie am Ball. Sie werden nach kurzer Zeit feststellen, dass Sie sich besser fühlen und dass Sie einfach besser drauf sind. Ein weiteres Phänomen, das sich leider erst im Laufe eines Jahres einstellt, ist, bewusst gegen Frust anzusporteln.

Wenn es mir früher schlecht ging, habe ich mich eingeigelt und gefuttert. Wenn ich heute das Tief rechtzeitig kommen sehe, ziehe ich meine Sportsachen an und laufe los und fahre eine Tour mit meinem Mountainbike … bei schlechtem Wetter gehe ich ins Fitnessstudio. Und danach fühle ich mich immer wesentlich besser, als wenn ich eine Tafel Schokolade plus einen Schmachtroman niedergemacht hätte.

Aus der Reihe beliebter Ausreden: »Ich kann keinen Sport machen, denn ich habe Probleme mit meinem Knie / meinem Rücken / meiner Hüfte …«

Dazu der Orthopäde und Sportmediziner
Dr. Manfred Schlüter

»Probleme mit Gelenken und der Wirbelsäule entstehen in aller Regel dadurch, dass das Skelett Aufgaben übernehmen muss, zu denen die Muskeln mangels Training und entsprechender Substanz nicht mehr in der Lage sind. Das ist vergleichbar mit einem Auto, das man auf den Felgen fahren würde statt mit gut aufgepumpten Reifen.

Der Ausweg aus diesem Dilemma ist bei dem überwiegenden Teil der Patienten nicht die weitere Schonung, sondern – nach Rücksprache mit dem behandelnden Arzt – ein kontinuierliches Aufbautraining unter fachlicher Anleitung. Es gibt mittlerweile fast überall spezielle Reha-Studios, die Patienten mit Vorschäden an Wirbelsäule und Gelenken beim Einstieg in ein maßgeschneidertes Bewegungsprogramm helfen. Über diesen Weg lassen sich in verhältnismäßig kurzer Zeit beachtliche Erfolge erreichen: Ein Fortschreiten der Beschwerden wird verhindert, in den meisten Fällen stellen sich schon nach kurzer Zeit deutliche Verbesserungen ein bis hin zur Beschwerdefreiheit.

Eine solche Verbesserung ist keine Frage des Alters, sondern lediglich eine Frage der Konsequenz, mit der die Übungen und Trainingspläne eingehalten werden. Menschen, deren Eltern von Arthrosen, Osteoporose und Bandscheibenvorfällen betroffen sind oder waren, sollten präventiv die Muskelgruppen der jeweiligen Körperpartien trainieren, um ihrerseits Erkrankungen vorzubeugen bzw. deren genetisch bedingtes Auftreten in den ›hinteren Teil des Lebenszyklus zu verdrängen‹.«

Sport und Fettverbrennung

Wer sich mehr bewegt, benötigt natürlich auch mehr Energie. Wer sich im oberen aeroben Bereich sportlich betätigt (also je nach Trainingszustand in einem Pulsbereich von 130 bis 150 Schlägen pro Minute, wobei dazu individuelle Messungen erforderlich sind!), verbrennt natürlich mehr Energie und mehr Fett als jemand in einem eher moderaten Bereich.

Ziel ist es aber nicht, Rom innerhalb von 24 Stunden zu erbauen bzw. in vier Monaten Marathon zu laufen, sondern Spaß zu kriegen und diesen auch zu behalten. Wenn Sie also zu den Menschen gehören, die sich mit Sport generell schwer tun, dann bleiben Sie bei einer Pulsfrequenz zwischen 120 und 130 Schlägen, bis Sie selbst das Bedürfnis haben, diese Dosis zu steigern – und wenn sich dieses Bedürfnis nie einstellt, ist es auch gut.

Der Vorteil, wenn Sie im oberen aeroben Bereich, also dem Bereich, wo Sie noch genügend Sauerstoff zur Verfügung haben und weder anfangen zu japsen noch Seitenstechen bekommen, liegt darin, dass Sie pro Trainingseinheit einfach mehr Kalorien und damit auch mehr Kalorien aus Fett verbrennen.

Es ist übrigens nicht ganz richtig, dass wir in den ersten 20 Minuten unserer Sporteinheit nur Kohlenhydrate verbrennen, Fett ist in diesem Fall schon dabei – aber der Anteil des Fettes am Verbrennungsvorgang steigt nach 20 Minuten stärker an, weil dem Körper der Blutzucker als Energielieferant ausgeht.

Wer lange trainiert – große Fahrradtouren unternimmt, Rennrad fährt, Marathon läuft oder einfach mit leerem Magen angefangen hat, seine Sporteinheit durchzuziehen – kann in ein so genanntes »Hungerloch« geraten: Das ist der Moment, wo dem Körper effektiv der Brennstoff aus Blutzucker ausgeht und wir mit einem Mal nur noch Pudding in den Beinen haben.

Marathonläufer bekommen deshalb an bestimmten Streckenabschnitten Bananen, die den Körper sofort mit Glucose versorgen, Radrennsportler verleiben sich »Energypacks« ein, kleine Gelbeutel, deren vier Löffel Inhalt einen Brennwert von annähernd 4000 kcal haben. Radprofis wie Jan Ullrich verheizen bei einem Streckenabschnitt der Tour de France etwa 10 000 kcal... ein Freizeitsportler benötigt für diesen zusätzlichen Energieumsatz zwischen zwei bis vier Wochen.

Stoffwechselverbesserung durch Sport

Durch den vermehrten Sauerstoff im Blut – ausgelöst eben durch das Training – kommt eine Kette von Stoffwechselvorgängen in Gang, die sich schon nach wenigen Wochen in einer Erhöhung des Grundumsatzes, in einer Verbesserung des Immunsystems und schlicht und ergreifend in guter Laune äußern.

Der Gang wird elastischer, die Bewegungen dynamischer... und der ganze Körper fühlt sich besser an: Für den, der in diesem Körper drinsteckt, wie für diejenigen, die so eine beginnende »Sportkanone« in den Arm nehmen.

Folgende Sportarten sind für aeroben Ausdauersport geeignet:

Walking... das stramme Gehen

Joggen... langsames Traben

Mountainbike- und Rennradtouren

Inlineskating

(zügiges!) Schwimmen

Aquajogging

Und das nach dem Motto, je länger je lieber.

Auch im Fitnessstudio sollten Sie sich vor allem auf die Ausdauer- oder auch »Cardio«-Geräte konzentrieren.

Das *Laufband* eignet sich für pulsgenaues Walking und Jog-

gen, der *Stepper* ist für Menschen gut geeignet, die keine Knieprobleme haben, das *Cardiofahrrad* ist vor allem für Einsteiger
gedacht, der *Crosstrainer* ist zwar am Anfang anstrengend, damit werden aber gleichzeitig Arme und Beine beackert. Ähnlich
effizient aber noch witziger ist der *Airwalker* oder *Skywalker*.
Die *Rudergeräte*, die neuerdings wieder in Mode geraten, sind
nur für Geübte geeignet, da man schnell in eine Fehlhaltung gerät.

Aus dem Kursangebot eines Fitnessstudios sollten Sie sich
gemäßigte Ausdauerkurse mit einfacher Choreographie aussu-
chen, aber erst, wenn Sie eine gewisse Grundfitness haben. Der
Kurs »Bauch, Oberschenkel, Po (BOP)« ist da genau richtig,
ebenso die Einsteigerkurse für Aerobic und Step-Aerobic und
»Cardio-Spinning«. Spinning ist Fahrradtraining in der
Gruppe mit einem Trainer, der das als Kurs führt. Wichtig ist,
dass Sie beim Spinning eine Pulsuhr tragen, die zu Piepen anfängt, wenn Sie mit dem Puls zu hoch kommen. Es hat schon
Leute gegeben, die sich nach dem Spinning vor Anstrengung
übergeben haben – was man nicht dem Spinning zum Vorwurf
machen kann, sondern nur den Teilnehmern an solchen Kur-
sen, die so wenig Körperwahrnehmung haben, dass sie sich
hoffnungslos überfordern.

Gehen Sie also mit Vernunft an das Unternehmen »Bewegung« – fordern, aber überfordern Sie sich nicht. Der Spaß soll
im Vordergrund stehen, nicht eine bestimmte Leistung. Wenn
andere schneller, besser, schöner sind als Sie, ist das erfreulich
für die anderen – aber das sollte Sie weder entmutigen noch
verzweifeln lassen. Sie können stolz auf sich sein, dass Sie Ihr
Leben so konsequent ummodeln – und Sie sollten die Fortschritte, die Sie machen, nicht ins Verhältnis setzen zu den
Cracks, die es überall und in jeder »Muckibude« gibt.

Sport als Stress-Killer

Gehen wir mal wieder in die Steinzeit zurück. Stellen Sie sich vor, unser Steinzeitmännchen musste sein Weibchen verteidigen, weil ein gut aussehender Rivale sich an die Dame heranmachte. Nein, man hat es sicher nicht ausdiskutiert, gehen wir eher davon aus, dass die Rhetorik beschränkt, die Muskeln dafür umso flotter waren.

Also, nach ein paar üblen Grunzern und Drohgebärden – der eine wusste, dass er im Unrecht ist, und der andere war stinkesauer – ging's zur Sache: linkspatsch, rechtspatsch... schreien, raufen, ringen, Fäuste... und nach ein paar Minuten ein Sieger, ein Verlierer.

In der Startphase, bevor es knallte, hat der Körper richtig Adrenalin ausgeschüttet. Adrenalin ist das Hormon, das das Blut in Wallung bringt und uns kampfbereit macht. Es ist der Stoff, der dafür sorgt, dass die Aufmerksamkeit und Reaktionsbereitschaft auf ihrem Höhepunkt ist – der Blutdruck ist höher: Wir sind ein Pulverfass.

Die nun folgende Explosion sorgt dafür, dass der Körper den Dampf, den er produziert hat, auch wieder los wird. Würde er ihn nicht los, käme es zu einer Schädigung der Blutgefäße, zu Gallenproblemen und Magenbeschwerden.

Alles Zivilisationskrankheiten. Alles Bürokrankheiten. Denn auch wir haben Stress, produzieren Adrenalin wegen ignoranter Kollegen, anstrengender Chefs, läutender Telefone. Und unsere gesellschaftlichen Spielregeln verbieten uns Handgreiflichkeiten, die unsere Nerven wieder beruhigen würden.

Also gehen wir abends, gestresst und manchmal wirklich bis zur Halskrause geladen, nach Hause – fressen den halben Kühlschrank leer, knallen uns ein, zwei Bier in den Kopf und hoffen, dass uns das Fernsehprogramm so weit betäubt, dass wir nachts schlafen können.

Viel gesünder für unsere Gefäße, unseren Magen und die Galle und vor allem für unseren Kopf wäre es, nach dem Job eine Stunde laufen zu gehen, sich auf dem Fahrrad, den Skates oder im Fitnessstudio zu verausgaben. Das Adrenalin würde durch körperliche Betätigung abgebaut, die Glückshormone würden gefördert und Sie würden gut gelaunt und ganz entspannt nach Hause gehen, wären hungrig, aber nicht verfressen und hätten genügend innere Ruhe, um etwas für sich zu tun. Aerober Ausdauersport ist der gesündeste Stress-Killer, den es gibt.

Auch eine konsequente Durchsetzung der LOW FETT 30-Küche in der Systemgastronomie – also in Betriebskantinen, Krankenhäusern und Hotels – wäre sinnvoll.

Hier ein einfaches Rechenmodell:
Gehen wir primär davon aus, dass ein leichtes Mittagessen mit Ballaststoffen, aber wenig Fett, mit Eiweiß und Kohlenhydraten uns nach 30 Minuten wieder ohne Einschränkungen arbeiten lässt.

Gehen wir weiter davon aus, dass wir beim Genuss von Paniertem und Frittiertem, bei Überbackenem mit Sahnesauce und Rahmgemüse 30 Minuten länger brauchen, bis wir wieder fit sind (eigentlich brauchen wir länger – denn wenn man die ganzen Begleiterscheinungen bei der Verdauung von fetter Nahrung berücksichtigt, dann haben wir einige Stunden mit derartigen Nahrungsmitteln zu tun. Der Einfachheit halber gehen wir von 30 Minuten Voll-Ausfall aus.

Nehmen wir nun an, die Kantine bietet folgendes Gericht an: »paniertes Sahneschnitzel mit Pommes und Buttergemüse«, so sprechen wir von etwa 1400 kcal pro Portion bei rund 85 Gramm Fett. Von der Belegschaft entscheiden sich in unserem Beispiel 2000 Mitarbeiter für dieses Gericht. Sie werden durch den hohen Fettgehalt ca. 30 Minuten länger mit der »Bekämpfung« des Mittagessens zu tun haben als ihre Kollegen, die die Alternative »Gedünstetes Kabeljaufilet mit Frühlingsgemüse und Reis« gewählt hatten.

Und hier jetzt eine Rechnung, die jeden Controller aus dem Sitz katapultieren müsste: 2000 x 30 Minuten = 1000 Stunden = 125 Mann-Tage ARBEITSAUSFALL durch ein einziges Mittagessen. Auf ein Jahr gerechnet (200 Arbeitstage) sind das 25 000 Mann-Tage, was der Leistung von 125 Mitarbeitern entspricht. 125 Mitarbeiter, die nur bezahlt werden, weil das Mittagessen zu fett ist. Eine gigantische Menge – und die herkömmlichen Unternehmensberatungen rechnen das Spitzen von Bleistiften und die Ablage von einzelnen Vorgängen hoch. Hier würde sich das Rechnen wirklich lohnen!

Damit ist die Rechnung aber längst nicht zu Ende: Es ist erwiesen, dass fettarme Ernährung in erheblichem Maße dazu beiträgt, klinische Werte (Cholesterin, Tri-Glyceride, Blutdruck etc.) zu verbessern. Bei einem gleichzeitigen moderaten Bewegungsprogramm würde die immense Menge von Herz-Kreislauferkrankungen plus denen des Bewegungsapparates erheblich eingedämmt. Was das heutige Ernährungs- und Bewegungsverhalten für unsere Volkswirtschaft für Folgen hat, geht in die Milliarden.

Dazu Dr. Dirk Lümkemann

»In Japan bringen 15 Minuten Gymnastik für alle Mitarbeiter 20 Prozent Produktivitätszuwachs. Geht so was auch in Deutschland? Diese Frage findet man auf einem Plakat der Akademie einer großen deutschen Bank. Aus heutiger Sicht muss die Antwort lauten: Hoffentlich, denn bislang fördern leider nur wenige Unternehmen die individuelle Gesundheit und Fitness ihrer Mitarbeiter. Dabei ist Gesundheit die unabdingbare Voraussetzung für eine optimale Entfaltung der beruflichen Leistungsfähigkeit. Deutlich wird dies auch bei Betrachtung der jährlichen Ausgaben für Arbeitsunfälle und Berufskrankheiten (13 Mrd. DM) im Vergleich zu den wesentlich höheren Kosten, die durch Ernährungsfehler (144 Mrd. DM), Bewegungsmangel (60 Mrd. DM) und Rauchen (40 Mrd. DM) verursacht werden.

Lebensstilbedingte Erkrankungen haben somit an den jährlichen Gesundheitsausgaben schon jetzt einen Anteil von ca. 60 Prozent.

Mitarbeiter mit einer guten körperlichen Fitness haben bis zu 61 Prozent geringere Fehlzeiten als Inaktive. Welches große Potenzial hier für die Unternehmen besteht, ihre Mitarbeiter in Bewegung zu setzen, sieht man darin, dass 44 Prozent der Männer und die Hälfte der Frauen in Deutschland überhaupt keinen Sport treiben. Erschwerend kommt die Sitzhaltung als primäres Kennzeichen des modernen Arbeitsplatzes hinzu. Mit zunehmender Tendenz führen die Beschäftigten ihre Arbeitstätigkeit im Sitzen aus. Erschreckend ist außerdem die Entwicklung bei Kindern und Jugendlichen, den künftigen Mitarbeitern in Unternehmen. Die gesundheitlichen und ökonomischen Folgen der Bewegungsverarmung in dieser Altersgruppe werden bei weitem unterschätzt.

Die positiven Auswirkungen und die außerordentlich wichtige Rolle von regelmäßiger körperlicher Aktivität bezüglich der körperlichen und seelischen Gesundheit sind heute wissenschaftlich hinreichend bewiesen. Eindrucksvolle Effekte zeigen sich unter anderem bei der Prävention von Herzkranzgefäßerkrankung, Bluthochdruck, Dickdarmkrebs, Osteoporose, Fettleibigkeit und Zuckerkrankheit. Körperliche Aktivität in Kombination mit gesundheitsbewusster Ernährung wirkt sich günstig auf das Immunsystem aus und kann die Lebenserwartung beeinflussen. Im Hinblick auf die seelische Gesundheit und Befindlichkeit zeigt sich ein Zusammenhang mit der Reduktion von Angst und Depression. Es gibt kein Medikament und keine andere Maßnahme mit vergleichbaren Effekten auf die körperliche und seelische Gesundheit wie körperliches Training. Aber auch die Ernährung hat einen entscheidenden Einfluss darauf, gesund und fit zu bleiben oder wieder zu werden. Strenge Diäten sind allerdings schädlich und führen sogar häufig zu einer Gewichtszunahme.

Das Gute an LOW FETT 30 ist die Aufforderung, moderate Veränderungen beim Essen und bei der körperlichen Aktivität vorzunehmen. Sinnvoll wäre eine konsequente Durchsetzung der LOW FETT 30-Küche in der Systemgastronomie, also Betriebskantinen, Krankenhäusern und Hotels. Als Sportmediziner, Diplom-Sportlehrer und Unternehmensberater kann ich die LOW FETT 30-Bewegung in dieser Form nur begrüßen und wünsche den Initiatorinnen viel Erfolg. Die Umsetzung dieses Konzepts kann einen Beitrag zur Kostenreduzierung im Gesundheitswesen leisten.«

Richtige Ausrüstung

Man kann den Spaß am Sport ganz erheblich steigern, wenn man die richtige Bekleidung und die richtige Ausrüstung hat.

Ein Fahrrad zum Beispiel: Wenn Sie mit Freunden fahren, die tolle Räder haben und damit flott durch die Gegend sausen, während Sie sich mit Ihrem Hollandrad abmühen, auch nur annähernd auf einer Höhe zu bleiben, dann ist es kein Wunder, wenn Ihnen Fahrrad fahren keinen Spaß macht. Dabei ist es gar nicht das Fahren: Wenn Ihre Freunde »Rennmaschinen« mit einer 27-Gang Shimano-Schaltung und Fullsuspension mit Scheibenbremsen fahren, dann brauchen sie nur einmal zu treten; Sie dagegen müssen sich für die gleiche Wegstrecke bis zum Umfallen abrackern.

Auf der Suche nach den Gründen, warum Übergewichtige nicht gerne Sport treiben, sind wir auch an der Ecke »Ausrüstung« fündig geworden: Wenn wir bewusst durch Fitnessstudios oder Stadtparks gegangen sind, fiel uns auf, wie sehr sich Übergewichtige den Sport unnötig schwer machen: Baumwollklamotten statt Funktionsbekleidung, beulige Cotton-Leggins anstelle bi-elastischer Aerobic-Hosen, alte Hollandräder statt Mountainbikes oder guter Tourenräder und Sneakers, die zur Jeans vielleicht passen, aber auf einem Laufband die falsche Wahl sind.

Man muss nicht alles gleichzeitig kaufen, aber atmungsaktive Bekleidung hat erstens einen guten Sitz, denn sie enthält elastische Fasern, sie ist körpernah – damit scheuert nichts –, und sie transportiert den Schweiß vom Körper weg und die Haut bleibt warm. Wem das »körpernah« nicht gefällt – ich seh da auch aus wie ein bandagierter Regenwurm –, trägt eben noch eine ganz leichte Weste darüber und schon kann man sich sehen lassen.

Die Denkfalle ist der Satz: »Für das bisschen, was ich Sport mache, tut's das alle Mal« oder »na, ich weiß ja nicht, ob ich das durchhalte... lieber erst mal abwarten.«

Und weil es mit behelfsmäßiger Ausrüstung eben keinen richtigen Spaß macht, hört man auch schnell wieder mit dem regelmäßigen Training auf.

Deshalb unser Tipp: Für den Anfang sollten Sie auf jeden Fall sehr, sehr gute Laufschuhe kaufen. Die können nicht gut genug sein. Mit eingearbeiteten Luftpolstern für die Dämpfung und genügend Platz für einen breiten Fuß. Dazu Jogging-Socken (die nicht reiben, egal, wie lange Sie laufen!), die gibt es von Falke. Sind zwar teuer – aber angesichts ihrer Haltbarkeit und ihrer perfekten Passform eine sinnvolle Investition.

Damit können Sie starten. Und selbst wenn Sie nur sechs Wochen joggen sollten, dann haben Sie zumindest gut sitzende und hervorragend gepolsterte Schuhe, die Sie auch durch ein normales Wochenende tragen. Die Wahrscheinlichkeit aber, dass Sie »am Ball« bleiben, wenn Ihnen eben nichts wehtut nach dem Sport, ist erheblich größer!!!

Dann kommt nach und nach die Funktions-Oberbekleidung dazu.

Falls Sie nicht auf Anhieb fündig werden, können Sie sich auf unseren Internetseiten jederzeit über Sportmode in großen Größen informieren.

Und falls Sie gerne Rad fahren, überlegen Sie wirklich die Anschaffung eines Top-Mountainbikes. Die Mountainbikes haben so einen »Spaßfaktor«, da entwickelt man so viel Power – da hält kein anderes Fahrrad mit. Und mit so einem Bike macht es auch Spaß, abends noch eine Stunde oder zwei über die Waldwege zu heizen, durch die Felder zu sausen, mal ein Stückchen über die Wiese zu fahren... und es richtig »krachen« zu lassen. Der ganze Frust, den man tagsüber so anstaut, bleibt hinter den dicken Reifen zurück – man kommt verschwitzt und gut gelaunt und oft auch völlig dreckig zu Hause an... aber DANN kann der gemütliche Teil des Abends auch wirklich guten Gewissens beginnen.

Die richtige Ausrüstung ist für jede Sportart eine Erleichterung. Ob es nun das Fahrrad fahren ist (mit Fahrradhosen und Bike-Schuhen), das Wandern (mit gut passenden Schuhen, Funktionsbekleidung und perfekt sitzender Unterwäsche), das Inlineskaten (mit leicht laufenden Rollen und Mut machender Schutzbekleidung) oder andere Sportarten wie Reiten, Schi fahren oder Golf spielen: Wer sich schon mit der Ausrüstung ärgern muss, der wird sich bei dieser Sportart auch nie richtig entspannen können.

Und weil die wenigsten einen Goldesel daheim stehen haben, empfiehlt es sich, die »Laufgarderobe« und die Fahrradausrüstung ein bisschen »kompatibel« zu wählen.

Allerlei Diäten

Also, Methoden um abzunehmen, gibt es hunderte... und eigentlich hat man mit den meisten auch Erfolg. Auf den nächsten Seiten werden wir Ihnen einige davon vorstellen – und auch den Sinn und Unsinn der jeweiligen Kostform fürs Abnehmen diskutieren.

Gleich vorneweg: Keine der Methoden ist als dauerhafte Lebensform geeignet. Irgendwann sind die Beschränkungen und Vorschriften einfach zu groß, als dass man nicht DOCH wieder in die »freie Wildbahn« der Abendessen-Einladungen und Supermärkte zurückkehrt. LOW FETT 30 ist das einzige uns bekannte Konzept, wo man NACH dem Abnehmen das Gewicht auch halten kann, ohne zu verzweifeln, und dabei weder zählen noch wiegen muss.

Abnehmen durch Nahrungsmittel-beschränkungen

Hier zitieren wir am liebsten die berühmte »Seefisch«-Diät... »alles was ich seh, fisch ich mir«. Oder die Radieschen-Diät... »alles außer Radieschen« ...Sie merken schon: Es gibt fast so viele blöde Witze über »Diäten« wie Diäten selbst.

Beliebt – weil meistens sehr schnell – sind einseitige Ernährungsformen: Man beschränkt sich auf eine Grundbaustoffgruppe (Eiweiß, Fett, Kohlenhydrate) oder auf ein einziges Nahrungsmittel (Eier, Ananas...) und der Körper baut rapide Gewicht ab.

Meist baut er im gleichen Zuge die gute Laune dazu ab und

dafür ein heftige Aversion gegen das jeweilige Lebensmittel auf.

Wer mal eine Eier-Kur gemacht hat, weiß, was ich meine!

Diäten mit mangelnder Nährstoffzufuhr

Kalorienreduzierte Mischkost

Die Brigitte-Diät dürfte der bekannteste Vertreter dieser Abnehmvariante sein. Der Nachteil – neben dem Problem, 110 Gramm Hähnchenbrust zu erwerben und 40 Gramm Champignons – ist die starke Kalorienreduktion, auf die sich Ihr Körper leider über eine Verlangsamung des Stoffwechsels einstellt. Wenn Sie dauerhaft schlank werden wollen, ist das leider der verkehrte Weg. Den Stoffwechsel ANTREIBEN ist viel wichtiger ...

Unter diese Rubrik fallen auch alle anderen Anbieter von Diät-Fertiggerichten, gleichgültig, ob als Tütensuppen, Tiefkühl-Kost oder »Schalen-Gerichte«. Wer dagegen nur ab und an ein bisschen kürzer treten will (z. B. nach einem Fress-Wochenende), empfindet das große Angebot an kalorienreduzierten Gerichten mit Sicherheit als hilfreich. Um dagegen 30 Kilo Körpergewicht zu verlieren und das neue Gewicht dann auch zu halten, sind diese Kostformen ziemlich ungeeignet.

Atkins-Diät

Viel diskutiert – und seit Anfang der 70er Jahre taucht sie immer wieder als ultima ratio auf: Fleisch und Fett (also Eiweiß und Fett) bis zum Abwinken ... aber keine Kohlenhydrate. Riesenmengen an Eiern, Braten und Wurst ... egal, wie viel, Hauptsache fett – sogar »Schweinekruste« ist erlaubt ... und tatsächlich nehmen die Leute ab. Und zwar richtig. Das Problem dabei ist nur, dass man sich an Riesenmengen gewöhnt – und später das dann wieder als »bunte Mischung« verdrückt. Der Effekt liegt klar auf der Hand: Man nimmt schneller zu als man abgenommen hat.

Der gesundheitliche Aspekt ist auch nicht berauschend:
Fleisch enthält Purine – und die treiben die Harnsäure in die
Höhe und lösen unter Umständen Gicht aus. Wie alle Übertrei-
bungen ist auch diese ungesund...

Ananas-Diät
Sie steht stellvertretend für alle anderen einseitigen Diäten: Ei-
erkur, Milchkur, Magic Kohl-Soup, was auch immer. Eine einseitige Ernährung lässt zwar (meistens) die Pfunde schwinden
– aber eben nur, wenn man die Nerven hat, das auch durchzuhalten. Wer hat denn schon ernsthaft das Durchhaltevermö-
gen, zehn Tage lang nur frische Ananas zu essen. Spätestens am
dritten Tag kann man das Zeug doch nicht mehr riechen. Und
nach drei Tagen (und schon der erste ist Quälerei) hat keiner
ausreichend Gewicht verloren. Also: Lieber den Unsinn sein
lassen und sich nach Alternativen umsehen.

Diäten mit ausreichender Nährstoffzufuhr

Das ist das große Feld der Formula-Diäten...
also der Eiweiß-Drinks
Die Grundidee ist, dass man mit mehreren Drinks genügend
Mineralien, Spurenelemente und Vitamine zu sich nimmt – und
das enthaltene Eiweiß sorgt für eine optimale Versorgung der
Muskelzellen. Da ein Drink nur rund 200 kcal hat, spart man
also kräftig Kalorien – und nimmt entsprechend schnell ab.
Von diesen Formula-Diäten gibt es zwei Grundformen:
a) Der Alleingang: Sie kaufen einen Korb voll Drinks aus dem
   Supermarkt oder vielleicht noch aus der Apotheke und ernähren sich ausschließlich davon. Die meisten dieser Drinks
   enthalten viel Zucker und minderwertiges Eiweiß (schlecht
   für die Nieren!!). Da sie auch nicht so aufwändig produziert
   werden, klumpen sie oft beim Einrühren in Milch oder
   schmecken nicht besonders. Zumindest nicht, wenn man

sie über einen längeren Zeitraum zu sich nimmt. Am schnellsten entwickelt man Aversionen gegen stark gesüßte Drinks.

b) Unter Betreuung von Ärzten: Eine weitaus empfehlenswertere Variante. Denn hier bekommen Sie im Rahmen der Betreuung eine wöchentliche Auswertung Ihrer Gewichtsentwicklung: Fettmasse in kg, Wassergehalt Ihres Körpers, Muskelmasse und Knochenanteil werden ermittelt und so ergibt sich mit der Zeit eine gute Verlaufskurve, die zuverlässige Aussagen über die Entwicklung Ihres Gewichts zulässt. Die Produkte sind auch meistens gut designed, lösen sich klumpenfrei auf und haben vor allem keinen Zucker! Das Fehlen von Zucker ermöglicht dem Körper freien Zugriff auf die Fettdepots. Ein Kilo reine Fettmasse pro Woche ist absolut realistisch, ohne eine Schädigung des Körpers zu riskieren. Der Nachteil besteht darin, dass Sie eben über einen längeren Zeitraum weder frühstücken noch abendessen. Bei einigen Anbietern gibt es während der ganzen Zeit überhaupt kein »richtiges« Essen... das sollten Sie sich im Interesse eines menschenwürdigen Daseins überlegen, ob Sie eine solche Tortur wirklich über sich ergehen lassen wollen. Bei zwei Anbietern bekommen Sie dagegen sogar Ernährungsberatung, damit Sie auch nach der Gewichtsabnahme schlank bleiben. Der Anbieter FormMed bietet zudem auch noch Walking-Gruppen an... und bietet über die zusätzliche Bewegungsschiene innerhalb dieser Abnehmform derzeit wohl das Konzept mit der besten Chance auf eine dauerhafte Veränderung.

Reine Zelluloseprodukte

Ebenfalls in der Apotheke und meist bei den Eiweißdrinks eingereiht, stehen Zelluloseprodukte zum Abnehmen.

Zellulose ist der Grundbaustoff, aus dem das Strukturgerüst von Pflanzen besteht. Da Zellulose ein sog. »Mehrfachzucker«

ist, der keinen Brennwert hat, zählt sie zu den Ballaststoffen. Zellulose-Produkte wie CM3 oder BMI 23 sind besonders quellfähige Magenfüller und gaukeln dem Magen einen gewissen Füllinhalt vor – und Sie fühlen »satt«. Laut einer vergleichenden Veröffentlichung des DIET (Deutsches Institut für Ernährungsmedizin und Diätetik) gehören diese Produkte zu den einzigen völlig unschädlichen Abnehmhilfen, die zudem auch noch wirklich funktionieren: Wer sich satt fühlt, isst weniger... wer keinen Hunger hat, hält leichter durch. Wer diese Produkte mit LOW FETT 30-Ernährung kombiniert, hat ebenfalls keinen Nährstoffmangel zu befürchten – und lernt bei der Gelegenheit, auf Fett zu achten.

Wir und mit uns eine Reihe von Internet-Usern haben beide Produkte selbst ausprobiert und können sie allen empfehlen, die eher an große Mengen Essen gewöhnt sind und Angst davor haben, dass der Magen knurrt.

Chemische Diätunterstützung

Relativ neu auf dem Markt sind Tabletten und Kapseln, die in den Stoffwechsel oder auf die Reizübertragung der Nerven einwirken.

Dazu zählen die sattsam bekannten Appetitzügler, von deren Einnahme wir nur mit aller Vehemenz abraten können.

Sie haben so eklatante Nebenwirkungen, dass wir Ihnen dringend empfehlen, davon die Finger zu lassen.

Nicht unter diese Kategorie fallen die beiden verschreibungspflichtigen Produkte Xenical und Reductil.

Xenical
Dieses Medikament, das erst bei einem Body-Mass-Index über 30 verschrieben wird, verringert die Aufnahme von Fett im Darm um rund 30 Prozent. Und Patienten, die die Finger nicht

von fetten Chips und Käseplatten, Schweinekruste und Mettwurst lassen können, finden sich in kürzester Zeit auf der Toilette wieder...

Wer bei seinem Fettkonsum uneinsichtig ist, sollte sich für die Zeit der Einnahme gut überlegen, wann er hustet, lacht oder niest.

Anwender von LOW FETT 30 können sich das Geld für dieses Produkt dagegen völlig sparen. Weniger Fett zu essen hat den gleichen Effekt wie Xenical – nur dass Ihre Toilette nicht zu Ihrer zweiten Heimat wird.

Reductil

Dieses Präparat enthält den Wirkstoff Sibutramin, ein Mittel, das auf die Neurotransmitter wirkt und somit eine Sättigung vorgaukelt. Neurotransmitter nennt man die chemische Substanz, die an den »Verbindungsstücken« der Nerven, den so genannten Synapsen, den Reiz weiterleiten. Sibutramin hemmt die Wiederaufnahme der Botenstoffe Serotonin und Noradrenalin, die das Sättigungsgefühl steuern. Bei ungefähr einem Fünftel der Patienten kommt es zu Nebenwirkungen, wie Erhöhung des Blutdrucks, ständiger Durst, Herzrasen... dafür ist die Laune nicht schlecht, denn Sibutramin wurde gegen Depressionen entwickelt.

Dieses Produkt stellt einen nicht unerheblichen Eingriff in die neurologischen Abläufe des Körpers dar... und vielleicht sollten Sie es erst einmal mit einer reinen Ernährungsumstellung versuchen.

Besondere Kost- und Diätformen

Damit meinen wir Diätformen, die (teilweise) funktionieren – wobei man mitunter nicht weiß, warum – oder Kostformen, die schon mehr eine Lebensauffassung sind als eine Ernährungsform.

Trennkost / Montingnac-Methode / Fit for life

Alle drei Methoden basieren auf einer Trennung von Eiweiß und Kohlenhydraten. Der Nachteil: Bei unserem Essverhalten ist leider nur in den seltensten Fällen eine Trennung der beiden Grundbausteine möglich. Nudeln ohne Fleisch? Braten ohne Reis oder Knödel? Brot ohne Wurst oder Quark? Naja… außer den Verfechtern und Trainern der jeweiligen Methode haben wir noch niemanden kennen gelernt, der das wirklich dauerhaft über Jahre hinweg praktizieren konnte.

Hinzu kommt, dass man nicht sagen kann, wieso die Trennkost funktioniert. Eine wissenschaftlich schlüssige Kette dafür gibt es nicht. Andererseits: Wenn's hilft, warum nicht.

Blutgruppen-Diät

Ein riesengroßes Fragezeichen – nicht nur bei den Experten, die behaupten, der (mäßige) Abnehmerfolg käme alleine über eine bewusstere Nahrungsaufnahme zustande.

Ernährung nach den 5-Elementen

Das ist keine Diät, sondern eine komplette Ernährungsumstellung, die eine intensive Beschäftigung mit dem Thema erfordert. Zudem benötigt man viel Zeit und Ruhe, um nach diesen Maximen einzukaufen und zu kochen. Das Leben ist aber meistens ein bisschen anders: Wer hat schon die Zeit, sich so intensiv um sein Essen zu kümmern. Und was ist mit Familienmitgliedern? Was mit Einladungen?

Auch Makrobiotische Ernährung fällt in diese Schublade, denn eine völlige Umstellung der Ernährungsgewohnheiten mit eklatanten Auswirkungen auf alle Lebensbereiche ist nun mal nicht jedermanns Sache.

Ähnliches gilt für ayurvedische Ernährung.

Heilfasten / F. X. Mayer-Kur

Beide Kuren sind nicht als Diäten gedacht, sondern dienen der kompletten Entschlackung und Entgiftung des Körpers. Ein Nebeneffekt der einseitigen und sparsamen Ernährung ist eben, dass man schnell abnimmt. Allerdings nur bei den ersten Malen. Wer häufiger fastet oder zu einer F. X. Mayer-Kur fährt, stellt fest, dass er mit jedem Mal weniger abnimmt.

Operative Methoden

Der Weisheit letzter Schluss, wie es scheint... aber selbst das funktioniert eben nicht, und schon gar nicht ohne Nebenwirkungen. Der Traum vom narkotisiert werden und nach zwei Stunden schlank und rasend schön aufwachen ist und bleibt eben... ein Traum!

Fett absaugen

Auf den Operationstisch legen und mit 20 Kilo Fett weniger am Körper und hinreißend moduliert wieder aufwachen. Funktioniert nur leider nicht so. Erstens werden Ihnen im besten Falle sechs Kilo abgesaugt – und das ist eigentlich schon ziemlich riskant – und zum zweiten ist der Eingriff keineswegs problemlos: Schließlich ist Fett keine tote Masse, sondern lebendes Gewebe. Und mit dem Absaugen werden Zellen zerfetzt, entstehen Blutungen, Stresshormone werden ausgeschüttet... es ist zweifellos eine OP und auch Experten schaffen es nicht immer, den Körper dellenfrei zu entfetten.

Und nach der OP muss man für 14 Tage eine eng sitzende Gummihaut tragen, damit das Gewebe wieder gut zusammenwächst. Die Alternative, durch entsprechende Ernährung und gezielten Sport Fett zu verlieren, erscheint uns persönlich erheblich vernünftiger. Abgesehen davon, dass es auch deutlich billiger ist!

Magenverkleinerungen

Diese Methode wird nur dann gemacht, wenn extremes Übergewicht vorliegt. Da aber extremes Übergewicht nur dann entsteht, wenn eine schwerwiegende Essstörung vorliegt, ist eine Minimalisierung des Magenvolumens längst nicht immer erfolgreich. Der Witz an der Geschichte: Da man nach der OP keine feste Nahrung mehr zu sich nehmen kann – kein Brot, kein Fleisch, nichts mehr – greifen die Esssüchtigen dann zu Familienpackungen Eiscreme, zu Sahnepuddings und anderen fetten ballaststoffarmen Produkten und nehmen damit natürlich immer noch nicht ab.

Zusammenfassung

Jede Woche gibt es eine neue Turbo-Diät, ein weiteres Geheimrezept, um Gewicht zu verlieren. Aber irgendwann geht das normale Leben wieder los. Und dann müssen Sie gerüstet sein, auch wenn Sie sich für eine der »Quick and Dirty-Varianten« zum Abnehmen entscheiden – und sei es eine Vollnarkose für die nächsten drei Monate in einer Klinik bei gleichzeitiger elektrischer Betätigung Ihrer Muskeln und täglicher Körperpflege durch geschultes Personal (meine persönliche Traumvorstellung, immer gewesen!!!), dann wachen Sie dennoch eines Tages auf und müssen essen, trinken, sich bewegen. Deswegen: Setzen Sie sich mit LOW FETT 30 auseinander... es ist eine wirklich alltagstaugliche Methode ohne gesundheitliche Risiken!

Nahrungsmittelergänzungen

Die Welt der »Additiva«, der Zusatzstoffe für Leib und Leben, ist in den letzten Jahren schön bunt geworden. Mineraldrinks hier, Fitness-Pulver da, Tabletten, Dragees – ein Wunder, dass manche »Spezialisten« nicht nachts leuchten.

Machen wir uns nichts vor: Mit all diesen Mittelchen kann man richtig dick Geld verdienen. Manche Fitness-Gurus bieten Vitamin C, das in einer normalen Apotheke für 5,90 DM bei 250 g Inhalt verkauft wird, mit 40 DM an ... und die Verdienstmöglichkeiten, die da drin sind, können einen schon dazu verleiten, die Notwendigkeit solcher Präparate in den schillerndsten Farben zu preisen.

Ein solch massives Aufgebot an Magnesium, Eisen, Selen, Biotin, Calcium, Vitamin A, C, E ist nicht nötig. Bei einer gesunden, fettarmen Mischkost, in der weder Vollwertprodukte noch Gemüse und Obst zu kurz kommen, ist ein Mangel an diesen Vitaminen und Spurenelementen mehr als unwahrscheinlich.

Viel wahrscheinlicher ist, dass Ihr Körper die Aufnahme und Verwertung dieser Substanzen aus der Nahrung mit der Zeit verlernt, wenn Sie ihn mit hohen Dosen in Tabletten- und Pulverform bombardieren. Denn auch hier gilt: use it or loose it.

Wenn Sie allerdings als völlig untrainierter Einsteiger dem Muskelkater nicht eine Autobahn in Ihren Körper legen wollen, hilft Ihnen dabei sicher die eine oder andere Magnesium-Tablette. Und gelegentlich ein Multivitamin-Präparat einzuwerfen schadet auch nicht. Ob es das des Fitness-Gurus sein muss oder ob ein Markenpräparat aus der Apotheke nicht bei einem Viertel des Preises den gleichen Zweck erfüllt, können Sie ja mal Ihren Arzt oder Apotheker fragen!

Wovon Sie auf jeden Fall die Finger lassen sollten, sind Eiweißpräparate zum Muskelaufbau, es sei denn, Sie sind seit Jahren Veganer und Ihr Arzt hat einen Protein-Mangel festgestellt. Dann macht ein Eiweißpräparat Sinn. In allen anderen Fällen reicht das in der Nahrung vorhandene Eiweiß wirklich aus.

Hohe Dosen an Eiweiß schädigen mit der Zeit die Nieren. Die Deutsche Gesellschaft für Ernährung empfiehlt, den Anteil des Brennwertes aus Eiweiß in der Nahrung auf 15 Prozent zu beschränken. Bei 2000 kcal Bedarf wären das nur 300 kcal aus Eiweiß – eine Menge, die mit einem Glas Magermilch, einem Jogurt und einem Putenschnitzel bereits erreicht ist.

Übertreiben Sie nicht

Egal, was Sie tun, was Sie ändern wollen – wie perfekt Ihre Ernährung und Ihre Gesundheit von nun an gemanaget werden sollen: Übertreiben Sie es nicht, weder beim Sport noch bei der Reduktion von Fett, noch bei der Aufnahme von Vitaminen oder Eiweiß, nicht mit der Autosuggestion oder Psychokursen… die meisten neigen dazu, von jetzt auf gleich das Leben völlig umzukrempeln und dass das weder Ihr Körper noch Ihre Psyche anstandslos mitmacht, finden wir schon fast wieder beruhigend!

Erprobte LOW FETT 30-Tipps
von unseren Internet-Usern

Etiketten machen schlauer

Schauen Sie sich das Etikett auf den Lebensmitteln genau an. Oft sind die Nährwerte (Fett, Eiweiß, Kohlenhydrate) pro 100 Gramm oder pro Scheibe (z. B. Brot) genau aufgelistet. Falls das Etikett nur eine Zutatenliste hat: Achten Sie darauf, an welcher Stelle das Fett steht – je weiter vorn, desto mehr ist davon drin.

Light ist längst nicht immer »leicht«

Als »light« darf laut Lebensmittelkennzeichnungsverordnung bezeichnet werden, was mindestens 30 Prozent weniger Fett oder Zucker als das Original-Produkt hat. Dadurch sind viele Produkte wie »light«-Käse, -Wurst, -Margarine, -Butter immer noch weit über den 30 Prozent der kcal aus Fett.

Hier ein Beispiel:
Normaler Edamer Käse hat rund 32 Gramm Fett bei 397 kcal = 72,54 % der kcal aus Fett.

Light Edamer Käse wird mit 17 Gramm Fett bei 265 kcal angegeben: 57,74 % der kcal aus Fett.

Natürlich würden Sie bei 100 Gramm »light«-Käse rund 15 Gramm Fett einsparen. Das Problem ist nur, dass man gleichzeitig meint, für »light«-Käse würde man »grünes Licht« haben. Die meisten Verbraucher berichten, dass sie vor ihrer Umstellung auf LOW FETT 30 das gesparte Fett durch eine zweite Scheibe Käse ausgeglichen haben.

Es ist wichtig, auch bei »light«- oder »Diät«-Produkten genau hinzusehen!

Wer stattdessen zu Mager-Quark greift, diesen lecker mit Kräutern, frischem Chili und anderen Gewürzen zubereitet, kann sich an diesem Quark rundherum satt essen – wenn er will auch ohne Brot.

Alternativen zum Braten

»Ab in die Pfanne« ist zwar praktisch, aber das Braten ist neben dem Frittieren die fettreichste Garmethode.

Wer über einen Grill im Backofen verfügt, kann das Fleisch darunter wunderbar zubereiten. Grillen im Herd ist nichts anderes als mit heißer Luft zu garen. Und weil dabei nichts anbrennen kann, braucht man auch kein Fett. Werfen Sie also häufiger mal den Grill an, denn nicht nur Hähnchen, auch Tomaten, Gemüse- und Fischspieße lassen sich fettfrei grillen und schmecken köstlich. Wichtig: Halten Sie genügend »Abstand« zu den Heizstäben, damit Ihr Grillgut nicht verbrennt.

Nachteil ist allerdings der höhere Aufwand, weil man den Backofengrill eben anschließend sauber machen muss.

Im Sommer beim Grillen im Garten ist das nicht ganz so schwierig.

Aber: Fleisch nicht mit Öl marinieren oder mariniertes Fleisch im Supermarkt kaufen.

TIPP

Mit der LOW FETT 30-Dauerbrat- und -Backfolie (gibt es in gut sortierten Supermärkten) kann man in einer normalen Pfanne völlig ohne Fett knusprig braten.

So entfettet man Suppen und Saucen

Auch hier hilft Küchenkrepp: Das Papier einfach in die Brühe oder Sauce eintauchen, es saugt das Fett auf. Es gibt auch spezielle Fett-Kannen. Ihr Ausguss setzt so weit unten an, dass das Fett, das auf der Oberfläche schwimmt, beim Ausgießen in der Kanne bleibt.

Eine ganz einfache und sehr saubere Methode ist es, die Brühe im Kühlschrank über Nacht erkalten zu lassen und das überflüssige Fett als feste Platte mit einem Löffel abzuheben und direkt zu entfernen.

Saucen ohne Fett

Eine gute, sämige Sauce muss gebunden werden! Also Crème Fraîche-Töpfchen öffnen und rein damit?

Schnee von gestern. Völlig unnötig.

Möglichkeit 1: Der Saucenbinder für dunkle oder helle Saucen. Achten Sie beim Kauf darauf, dass auf der Verpackung kein »Pflanzenfett« ausgewiesen ist.

Möglichkeit 2: Gemüse (Möhrchen, Zwiebeln, Sellerie, Blumenkohl) fein raspeln und mitschmoren. Besonders lecker bei Gulasch, Rouladen oder Schmorbraten.

Möglichkeit 3: fettfreie Fertigsaucen (z. B. von Gefro) zugeben.

Möglichkeit 4: Speisestärke mit kaltem Rotwein anrühren und unter die köchelnde Sauce rühren. Aufkochen lassen… fertig.

Möglichkeit 5: Tomatensauce oder Gemüsepüree als Ersatz der Bratensauce für helles Fleisch, Fisch und Scampis.

Möglichkeit 6: Gebratene Filetstücke mit Balsamico-Essig oder Soja-Sauce plus Rotwein ablöschen… vor allem als Beilage für den Salat zu empfehlen! Dann den kompletten Inhalt der Pfanne inklusive Flüssigkeit über den Salat geben und auf diese Weise auch noch Dressing einsparen.

Möglichkeit 7: Jogurt (150 g-Becher Magerjogurt) mit 1 EL Mehl verrühren und die Sauce damit binden. Das Mehl verhindert das Ausflocken des Jogurts!

Mit der Zeit werden Sie ein wahrer Meister in Sachen Saucen werden. Sie brauchen wirklich nur ein bisschen Feeling für die Zutaten und eine kleine Portion Mut (plus ein oder zwei Fertiggerichte, wenn das Experiment wirklich mal voll in die Hose gegangen ist! Das kommt zum Glück selbst bei Anfängern selten vor!).

Vorsicht bei Salat-Dressings

Salat ist zwar gesund und leicht, aber das ölige, fette Dressing macht den gesundheitlichen Wert komplett zunichte.

Ein paar Werte von Fertigsaucen am Salatbüfett im Überblick
In eine Saucenkelle passen locker vier bis fünf EL Öl hinein. Eine kleine Kelle Fertig-Vinaigrette bringt es auf rund 25 g Fett, das gilt auch für French-Dressing, Italian oder Rose Island-Dressing.

Salatsauce auf die leichte Art
1 EL Öl mit Brühe, Gemüse- oder Fleischfond mit Balsamico-Essig mischen. Kräuter und ein bisschen Zucker/Süßstoff runden das Dressing ab.

Verwenden Sie nur erstklassiges, kaltgepresstes Öl und experimentieren Sie mit frischen Kräutern (Kerbel, Schnittlauch, Basilikum, Thymian, Minze...) oder würzigen Salatsorten (Bärlauch, Radicchio, Sauerampfer, Rauke/Rucola...).

Erleichtern Sie Ihre Mayonnaise
Kaufen Sie grundsätzlich die »Light-Varianten« von Mayonnaise und rühren Sie davon nur 1 oder 2 EL in reichlich Magerquark oder Jogurt ein. Mit vielen frischen Kräutern, Zwie-

beln und gehackten sauren Gurken erhalten Sie so auch eine erstklassige Remouladen-Sauce bzw. Sauce für Kartoffelsalat.

Magerquark wird richtig sahnig, wenn Sie kurz vor dem Servieren Mineralwasser unterrühren.

Teil 2

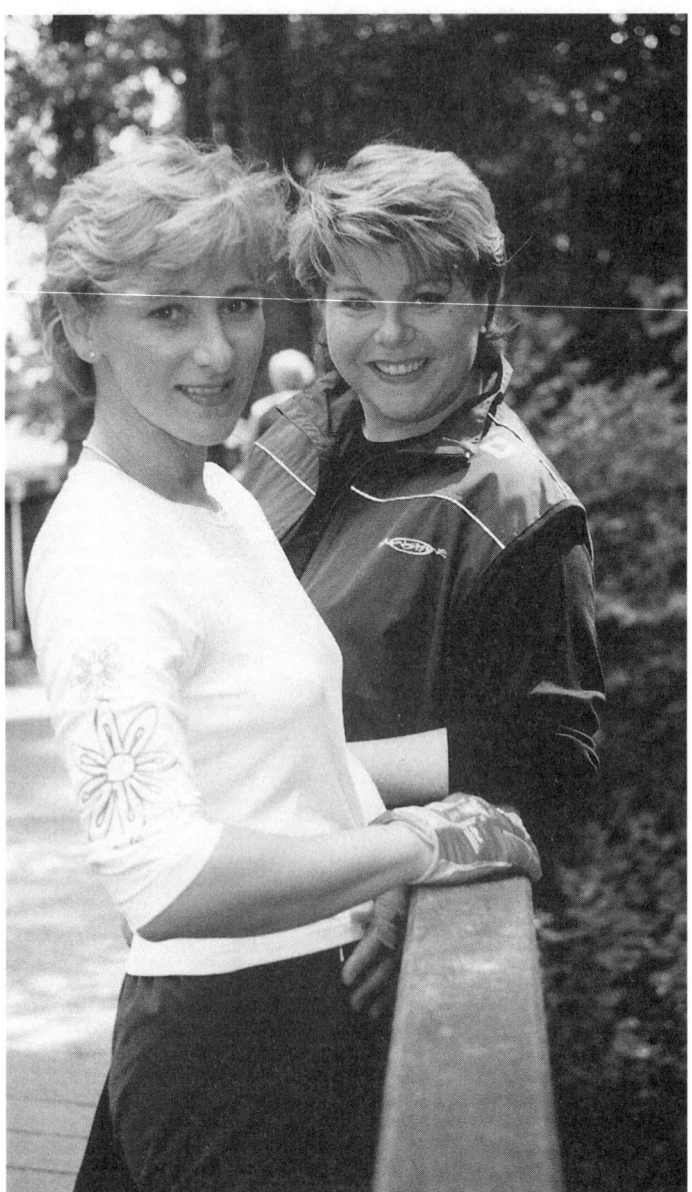

Rezepte

Suppen und Eintöpfe

Möhrencremesuppe

Für 4 Portionen
Pro Portion: 114 kcal, 2 g Fett, 16 % Fettkalorien,
16 g Kohlenhydrate
Zubereitungszeit: ca. 30 Minuten

800 g Möhren
500 ml Gemüsebrühe
500 ml fettarme Milch
1 Pck. TK-Petersilie

Die Möhren klein würfeln und in Gemüsebrühe und Milch
weich kochen. Die Suppe pürieren, die Petersilie darüber
streuen. Das war's schon.

Kohlrabi-Zucchini-Suppe

Für 2 Portionen
Pro Portion: 198 kcal, 2 g Fett, 9 % Fettkalorien, 36 g Kohlenhydrate
Zubereitungszeit: ca. 20 Minuten

250 g Kartoffeln
250 g Kohlrabi
250 g Zucchini
1–2 EL gekörnte Gemüsebrühe
Salz
3 EL saure Sahne (10% Fett)
2 EL Kartoffelpüreepulver
Schnittlauch
Pfeffer, Zwiebelpulver

Das Gemüse in Würfel schneiden, in einen Topf geben und mit so viel Wasser auffüllen, dass es knapp bedeckt ist. Mit Gemüsebrühe und etwas Salz würzen und so lange kochen, dass das Gemüse noch Biss hat. Die Hälfte vom Gemüse herausnehmen, den Rest pürieren. Saure Sahne, Kartoffelpüreepulver und Schnittlauch unterrühren und noch etwas ziehen lassen, damit die Suppe sämig wird. Das gewürfelte Gemüse unterrühren. Die Suppe mit Salz, Pfeffer und Zwiebelpulver abschmecken.

Nudeleintopf

Für 4 Portionen
Pro Portion: 173 kcal, 2 g Fett, 10 % Fettkalorien,
24 g Kohlenhydrate
Zubereitungszeit: ca. 30 Minuten

1 Zwiebel
250 g Wirsing
250 g Möhren
1 TL Öl
1 Knoblauchzehe
1 l Brühe
100 g Nudeln
100 g gekochter Schinken
Petersilie
Salz, Pfeffer, Muskat

Zwiebel würfeln, Wirsing und Möhren klein schneiden. Öl in einem Suppentopf erhitzen, Gemüse und zerdrückten Knoblauch darin andünsten. Die Brühe angießen und aufkochen lassen. Die Nudeln dazugeben und bissfest garen. Inzwischen den Schinken würfeln, kurz vor Ende der Garzeit zugeben und erhitzen. Petersilie hacken und darüber streuen. Eintopf mit Salz, Pfeffer und Muskat würzen.

Erbsensuppe

Für 1 Portion
Pro Portion: 129 kcal, 2 g Fett, 11 % Fettkalorien,
18 g Kohlenhydrate
Zubereitungszeit: ca. 15 Minuten

150 g TK-Erbsen
250 ml Gemüsebrühe
Salz, Pfeffer, Muskat
50 ml Milch (1,5% Fett)

Erbsen in der Brühe aufkochen, mit Salz, Pfeffer und etwas
Muskat würzen und ca. 5 Minuten ziehen lassen. Pürieren, die
Milch dazugeben, abschmecken. Wer die Suppe etwas sämiger
mag, rührt etwas Kartoffelpüreepulver darunter.

Kürbissuppe »Curcurbita«

Für 1 Portion
Pro Portion: 334 kcal, 6 g Fett, 17 % Fettkalorien,
51 g Kohlenhydrate
Zubereitungszeit: ca. 40 Minuten

Der Kürbis kann als Ganzes verarbeitet werden. Man muss
ihn nicht schälen.

1 kleiner Hokkaido-Kürbis (ca. 800 g)
½ EL Distelöl
1 Zwiebel
1 TL gekörnte Gemüsebrühe
1 gestr. TL Asiatische Gewürzmischung
200 g Jogurt (0,3 % Fett)

Den Kürbis gründlich waschen, abbürsten und in zwei Hälf-
ten schneiden. Kerne und Stiel entfernen und den ganzen
Kürbis mit der Schale (!) in mittelgroße Würfel schneiden. Öl
erhitzen und die fein gehackte Zwiebel darin glasig dünsten.
Gemüsebrühe, 500 ml Wasser und Kürbiswürfel dazugeben
und etwa 20 Minuten zugedeckt köcheln lassen, bis der Kürbis weich ist. Die entstandene Masse etwas abkühlen lassen,
dann pürieren. Nun die Gewürzmischung und den Jogurt unterheben, bei schwacher Hitze erwärmen.
Dazu passt Roggenmischbrot.

Petersiliensuppe

Für 4 Portionen
Pro Portion: 107 kcal, 0,5 g Fett, 4 % Fettkalorien,
21 g Kohlenhydrate
Zubereitungszeit: ca. 25 Minuten

500 g Kartoffeln
1 l Gemüsebrühe
4 Bund Petersilie
Salz, Pfeffer, Muskat, Sojasauce
Kaffeesahne (4% Fett)

Kartoffeln in Scheiben schneiden, in die kochende Brühe geben. Petersilieblättchen in die Brühe geben, etwas Petersilie zum Garnieren zurückbehalten. Alles weich kochen und dann mit dem Schneidestab des Handmixers pürieren. Mit den Gewürzen abschmecken. Die Suppe in 4 Tellern anrichten, je 1 TL Kaffeesahne in die Mitte gießen und mit der restlichen, gehackten Petersilie garnieren.

Apfel-Knollensellerie-Cremesuppe

Für 4 Portionen
Pro Portion: 150 kcal, 4 g Fett, 24 % Fettkalorien,
23 g Kohlenhydrate
Zubereitungszeit: ca. 45 Minuten

350 g Knollensellerie
200 g mehlig kochende Kartoffeln
1 EL Olivenöl
1 TL Curry
150 ml Milch (1,5% Fett)
375 ml Wasser
1 TL gekörnte Gemüsebrühe
250 g säuerliche Äpfel
125 ml Apfelsaft
150 g Jogurt (0,3% Fett)
Kräutersalz, Pfeffer, Muskatnuss

Knollensellerie und Kartoffeln schälen und würfeln. Öl in einem Topf erhitzen, Sellerie- und Kartoffelwürfel darin andünsten, Curry darüber stäuben. Milch und Wasser angießen, Gemüsebrühe zufügen und alles 10–15 Minuten köcheln lassen. Äpfel schälen, würfeln, in die Suppe geben und weitere 10 Minuten garen. Die Suppe pürieren, Apfelsaft dazugießen, den Jogurt unterrühren und erwärmen. Die Suppe mit Kräutersalz, Pfeffer und etwas geriebener Muskatnuss abschmecken.

Indische Geflügelsuppe

Für 1 Portion
Pro Portion: 325 kcal, 8 g Fett, 21 % Fettkalorien,
23 g Kohlenhydrate
Zubereitungszeit: ca. 50 Minuten

1 Stange Lauch
1 Möhre
1 kleines Stück Sellerie
1 kleines Hähnchenbrustfilet (ca. 120 g)
300 ml Gemüsebrühe
2 Tomaten
1 Zwiebel, gewürfelt
2 EL rote Linsen
1 TL Pflanzenöl
1 TL Kurkuma
Salz, Pfeffer
1 TL gehackter Koriander

Lauch, Möhre und Sellerie zerkleinern, mit dem Hähnchenbrustfilet in einen Topf geben. Gemüsebrühe angießen und alles zugedeckt bei schwacher Hitze etwa 15 Minuten garen. Das Hähnchenbrustfilet herausnehmen und in Streifen schneiden. Tomaten überbrühen, häuten, in Spalten schneiden und entkernen. Zwiebelwürfel und rote Linsen im heißen Öl anschwitzen, Kurkuma darüber stäuben und mit der Gemüsesuppe ablöschen. Die Suppe zugedeckt noch ca. 5 Minuten garen, Fleischstreifen und Tomatenspalten dazugeben, erhitzen, mit Salz und Pfeffer abschmecken und mit Koriander bestreut servieren.

Lauchcremesuppe

Für 2 Portionen
Pro Portion: 286 kcal, 7 g Fett, 22 % Fettkalorien,
45 g Kohlenhydrate
Zubereitungszeit: ca. 15 Minuten

2 Zwiebeln, gewürfelt
1 EL Olivenöl
4 Stangen Lauch, in Ringe geschnitten
etwas Gemüsebrühe
100 g Jogurt (0,2 % Fett)
Pfeffer, Salz
2 Baguettebrötchen

Zwiebelwürfel in etwas Olivenöl andünsten, Lauch dazugeben und kurz anbraten, mit etwas Gemüsebrühe ablöschen. So lange köcheln lassen, bis der Lauch weich ist. Ein paar Ringe für jeden Teller als Dekoration herausnehmen. Die Suppe pürieren, den Jogurt unterrühren und mit Pfeffer und Salz würzen.
Auf zwei Teller geben und mit den Lauchringen dekorieren. Dazu passen leckere Baguettebrötchen.

Lauchcremesuppe *(Variante)*

Für 4 Portionen
Pro Portion: 134 kcal, 2 g Fett, 13 % Fettkalorien,
21 g Kohlenhydrate
Zubereitungszeit: ca. 30 Minuten

400 g Kartoffeln
400 g Porree
500 ml Gemüsebrühe
Salz, Pfeffer, Curry
200 ml Milch (1,5% Fett)
25 g geriebener Käse

Kartoffeln schälen und würfeln, Lauch in Ringe schneiden, in die Gemüsebrühe geben, weich kochen und pürieren. Mit Salz, Pfeffer und Curry abschmecken. Milch und Käse unterrühren und langsam erwärmen.

Kartoffelcremesuppe

Für 6 Portionen
Pro Portion: 84 kcal, 2 g Fett, 21 % Fettkalorien,
11 g Kohlenhydrate
Zubereitungszeit: ca. 20 Minuten

2 große Kartoffeln
700 ml Milch (1,5% Fett)
250 ml Gemüsebrühe
1 Zwiebel, fein gehackt
½ TL Selleriesalz
1 TL Kräutersalz
100 ml cremiger Magerjogurt
2 EL Petersilie, gehackt
2 EL Lauchzwiebeln, gehackt

Kartoffeln schälen und klein schneiden, mit Milch, Brühe, Zwiebel, Sellerie- und Kräutersalz in einen Topf geben und etwa 20 Minuten bei schwacher Hitze kochen lassen, bis die Kartoffeln weich sind. Von der Kochstelle nehmen. Die Hälfte von Kartoffeln und Brühe im Mixer pürieren und wieder in den Topf geben. Den Magerjogurt in die heiße Suppe rühren (sie darf nicht mehr kochen!), mit Petersilie und Lauchzwiebeln bestreuen und servieren.

Feuertopfsuppe

Für 6 Portionen
Pro Portion: 298 kcal, 7 g Fett, 21 % Fettkalorien,
25 g Kohlenhydrate
Zubereitungszeit: ca. 40 Minuten

500 g Putenfleisch
2 Zwiebeln, gewürfelt
1 TL Öl
Steakgewürz
je 2 rote und gelbe Paprika
1 kleine Dose Ananasstücke
1 Glas Silberzwiebeln
1 Dose Champignons
1 TL Curry
1 TL Paprika
2 Spritzer Tabasco
1 Msp. Cayennepfeffer
1 Flasche Hot-Chili-Sauce
500 ml Wasser

Putenfleisch klein schneiden, zusammen mit den Zwiebelwürfeln im Öl anbraten und mit Steakgewürz würzen. Paprika
klein schneiden und mit Ananas samt Saft dazugeben. Alles
etwa 20 Minuten köcheln lassen. Silberzwiebeln mit der
Brühe und die abgetropften Champignons zufügen und mit
Curry, Paprika, Tabasco und Cayennepfeffer abschmecken,
die Hot-Chili-Sauce und das Wasser hinzufügen und noch etwas köcheln lassen.
Wer will, fügt zum Schluss noch 2 EL Schmand hinzu.
Dazu passt Stangenweißbrot.

Weißkohl-Schellfisch-Eintopf

Für 2 Portionen
Pro Portion: 274 kcal, 3 g Fett, 10 % Fettkalorien,
21 g Kohlenhydrate
Zubereitungszeit: 40 Minuten

1 kleiner Kopf Weißkohl (ca. 800 g)
400 ml Fischfond (aus dem Glas)
2 rote Paprikaschoten
400 g Schellfischfilets
1 Stück Ingwer (10 g)
Jodsalz
Pfeffer aus der Mühle
½ TL Zitronensaft
½ TL mildes Curry
½ Bund Petersilie

Weißkohl klein schneiden. Fischfond aufkochen, die Weiß-
kohlstücke darin in etwa 10 Minuten weich kochen. Paprika
klein schneiden, zum Kohl geben und weitere 5 Minuten garen. Die Schellfischfilets in kleine Stücke schneiden, zum
Kohl-Paprika-Gemüse geben und 3 Minuten dünsten. Ingwer
schälen und klein hacken. Eintopf mit Ingwer, Salz, Pfeffer,
Zitronensaft und Curry pikant abschmecken und gehackte
Petersilie darüber streuen.
Den Eintopf mit Baguette servieren.

Grünkernsuppe
(von Ursula Völker)

Für 4 Portionen
Pro Portion: 235 kcal, 6 g Fett, 23 % Fettkalorien,
35 g Kohlenhydrate
Zubereitungszeit: ca. 30 Minuten

2 Lauchzwiebeln
3 TL Distel- oder Olivenöl
200 g Grünkernschrot
1 l Gemüsebrühe (Instant)
250 g cremig gerührter Jogurt (1,5% Fett)
2 EL Schnittlauch oder Petersilie

Die Zwiebeln klein schneiden, in Öl anschwitzen. Das Grünkernschrot zugeben und ebenfalls anschwitzen. Danach die
Gemüsebrühe dazugeben. Die Suppe etwa 15 Minuten leicht
köcheln lassen, währenddessen ab und zu umrühren. Vor
dem Servieren den Jogurt mit einem Schneebesen in die Suppe
einrühren, die Suppe nicht mehr kochen lassen, weil der Jogurt sonst gerinnt. Die Suppe mit Schnittlauch und Petersilie
bestreuen und servieren.

Spinatsuppe mit Kartoffel-Sprossen-Klößchen

Für 4 Portionen
Pro Portion: 370 kcal, 7 g Fett, 16,5 % Fettkalorien,
64 g Kohlenhydrate
Zubereitungszeit: ca. 40 Minuten

1 Zwiebel	*¼ l Wasser, kalt*
1 EL Sonnenblumenöl	*50 g Linsensprossen*
1 Pck. (300 g) TK-Blattspinat	*¼ l Wasser*
¼ l Wasser	*3 TL Klare Gemüsebrühe*
1 TL Klare Gemüsebrühe	*(Glas)*
(Glas)	*1 Prise Kurkuma*
1 Pck. Halb & Halb Knödel	*4 TL Crème fraîche*

Sonnenblumenöl heiß werden lassen und gewürfelte Zwiebel
darin andünsten. Blattspinat zugeben, auftauen und kurz mitdünsten. Wasser zugießen und zum Kochen bringen, Gemüsebrühe darin auflösen. Bei geringer Wärmezufuhr zugedeckt
ca. 15 Minuten garen. Für die Klößchen das Knödelpulver
mit dem Schneebesen in Wasser einrühren. Linsensprossen im
Sieb abspülen, unterrühren und 10 Minuten quellen lassen.
Aus der Masse kleine Klößchen formen. In einem Topf Wasser zum Kochen bringen. Gemüsebrühe darin auflösen. Die
Klößchen zugeben, einmal aufkochen und bei geringer Wärmezufuhr 5–7 Minuten nacheinander garen. Die Klößchen
herausnehmen und warm stellen. Die Flüssigkeit unter den
Spinat rühren, pürieren, mit Kurkuma würzen und abschmecken. Die Klößchen in die Suppe geben.
Die Suppe in Tellern anrichten und mit Crème fraîche servieren.

Hot Banana Soup

Für 6 Portionen
Pro Portion: 110 kcal, 2 g Fett, 15 % Fettkalorien,
22 g Kohlenhydrate
Zubereitungszeit: ca. 15 Minuten

1 Zwiebel
1 Chilischote
2 EL Sonnenblumenöl
2 TL abgeriebene, ungespritzte Orangenschale
100 ml Orangensaft
400 ml Wasser
½ Würfel Gemüsesuppe
200 ml Tomatenketschup
3 Bananen

Zwiebel schälen und in kleine Würfel schneiden. Chilischote der Länge nach halbieren, weiße Innenhäute und Kerne entfernen, dann in dünne Streifen schneiden. In einem Topf 1 EL Sonnenblumenöl heiß werden lassen. Chilischote und Zwiebelwürfel zufügen und andünsten. Orangenschale, -saft und Wasser zugeben, zum Kochen bringen und die Gemüsebrühe darin auflösen. Ketschup einrühren und 5 Minuten mit geschlossenem Deckel leicht kochen lassen. 2 Bananen schälen, in Stücke schneiden und in die Suppe geben. Mit einem Stabmixer pürieren. Die übrige Banane schälen und in Scheiben schneiden. Das restliche Öl in einer Pfanne heiß werden lassen und die Bananenscheiben darin von beiden Seiten braten. Suppe auf Teller oder Tassen verteilen und mit den gebackenen Bananenscheiben garnieren.

Vorspeisen und Salate

Krabbencocktail

Für 2 Portionen (ist aber keine Megaportion)
Pro Portion: 147 kcal, 4,5 g Fett, 28 % Fettkalorien,
6 g Kohlenhydrate
Zubereitungszeit: ca. 15 Minuten

200 g Krabben
Zitronensaft
einige Salatblätter
150 g Jogurt (1,5% Fett)
20 g (4 TL) saure Sahne (10% Fett)
10 g (2 TL) Tomatenketschup
Salz, Pfeffer, Zucker
Dill

Krabben abtropfen lassen und mit Zitronensaft beträufeln. Salatblätter waschen, abtropfen lassen und eine Schüssel damit auslegen. Die Krabben darauf verteilen. Jogurt, saure Sahne, Zitronensaft, Tomatenketschup, Salz, Pfeffer und etwas Zucker verrühren und über die Krabben geben. Den Dill hacken und darüber streuen.

TIPP
Den angemachten Cocktail am besten sofort servieren und nicht zu lange stehen lassen – sonst zieht er zu viel Wasser.

Krautsalat

Für 4 Portionen
Pro Portion: 224 kcal, 1 g Fett, 25 % Fettkalorien,
26 g Kohlenhydrate
Zubereitungszeit: ca. 15 Minuten

1 Kopf Weißkohl
3–4 Möhren
1 Magerjogurt
Essig
Salz, Pfeffer, Zucker
4 Baguettebrötchen

Den Weißkohl vierteln, den Strunk entfernen. Die Viertel hobeln oder in feine Streifen schneiden. Die Möhren raspeln. Jogurt mit den Gewürzen zu einem Dressing verrühren. Dazu gibt es die frisch aufgebackenen Baguettebrötchen.

TIPP
Meistens nehme ich für die Sauce Magerjogurt und rühre ein Päckchen Würze für Salatdressing rein. Schmeckt auch fein! Nach Geschmack kann man noch Mais und Paprika oder auch anderes klein geschnittenes Gemüse in den Salat mischen.

Geflügelsalat

Für 4 Portionen
Pro Portion: 216 kcal, 6 g Fett, 25 % Fettkalorien,
26 g Kohlenhydrate
Zubereitungszeit: ca. 30 Minuten

60 g Reis
180 g gebratene Hühnerbrust
400 g Äpfel
400 g Salatgurke
200 g Sellerie
12 EL Gemüsebrühe (Instant)
2 TL Öl
Salz, Zitronensaft, Pfeffer
Petersilie, Schnittlauch, Liebstöckel

Reis mit der eineinhalbfachen Menge Wasser kochen, dann
abkühlen lassen. Hühnerbrust in dünne Streifen schneiden,
Äpfel, Gurke und Sellerie schälen und fein raspeln. Aus
Brühe, Öl, Salz, Zitronensaft und Pfeffer eine Salatmarinade
rühren. Kräuter hacken und mit Reis, Äpfeln, Gurke und Sellerie vermischen. Die Marinade darüber geben, alles gut
durchmischen und durchziehen lassen.

Reissalat mit Erdnüssen und gebratener Hähnchenbrust

Für 2 Portionen
Pro Portion: 570 kcal, 16 g Fett, 25 % Fettkalorien,
72 g Kohlenhydrate
Zubereitungszeit: ca. 30 Minuten

1 EL Rosinen
150 g Langkornreis
1 walnussgroßes Stück Galgant (ersatzweise Ingwer)
1 Knoblauchzehe
200 g Hähnchenbrust
1 EL Olivenöl
Salz, Pfeffer
1 EL Erdnüsse
½ kleiner Römersalat
100 g fettarme Dickmilch
Kurkuma
etwas frischer Koriander

Rosinen in wenig Wasser einweichen. Reis in der eineinhalbfachen Menge Salzwasser garen. Galgant und Knoblauch
schälen und in Scheiben schneiden. Die Hähnchenbrust abspülen, trockentupfen, in heißem Öl mit Galgant und Knoblauch rundherum ca. 8 Minuten braten. Beiseite stellen, mit
Salz und Pfeffer würzen. Erdnüsse hacken. Den Salat waschen, putzen und in mundgerechte Stücke zupfen. Reis und
Rosinen abtropfen lassen, mit Nüssen, Salat und Hähnchenbrust auf Tellern anrichten. Dickmilch, Salz, Pfeffer, Kurkuma und Koriander verrühren und über den Salat geben.

Kartoffelsalat

Für 4 Portionen
Pro Portion: 240 kcal, 2 g Fett, 8 % Fettkalorien,
46 g Kohlenhydrate
Zubereitungszeit: ca. 30 Minuten

1 kg vorwiegend fest kochende Kartoffeln
250 ml Gemüsebrühe
Salz, Pfeffer
1 Zwiebel
½ Knoblauchzehe
300 g Jogurt (1,5% Fett)
5 EL Aceto balsamico
2 EL süßer Senf
1 Bund Schnittlauch
Zucker

Kartoffeln kochen, schälen und in Scheiben schneiden. Noch warm mit der heißen Gemüsebrühe übergießen, salzen und pfeffern. Zwiebel und Knoblauch fein hacken, mit den Kartoffeln mischen und ein paar Minuten ziehen lassen. In der Zwischenzeit den Jogurt, Aceto balsamico, Senf, fein geschnittenen Schnittlauch und etwas Zucker zu einem Dressing rühren, mit Salz und Pfeffer abschmecken. Das Dressing über die Kartoffeln gießen und alles gut vermischen.

Nudelsalat mit Schafskäse

Für 4 Portionen
Pro Portion: 318 kcal, 10 g Fett, 28 % Fettkalorien,
43 g Kohlenhydrate
Zubereitungszeit: ca. 20 Minuten

100 g Nudeln
100 g Kirschtomaten
200 g Gurke
50 g Eisbergsalat
1 Tüte Fertigsauce gemischter Salat
1 TL Öl
200 ml Buttermilch
30 g Schafskäse

Nudeln in Salzwasser bissfest garen, dann mit kaltem Wasser abschrecken. Kirschtomaten halbieren, Gurke schälen und würfeln, Eisbergsalat klein schneiden. Das Gemüse mit den Nudeln mischen. Die Fertigsauce mit Wasser (nach Packungsangabe), Öl und Buttermilch verrühren und darüber geben. Den Schafskäse klein schneiden und darüber streuen. Wer weniger Dressing mag, nimmt weniger Buttermilch.

Nudelsalat

Für 6–8 Portionen
Pro Portion: 308 kcal, 6 g Fett, 18 % Fettkalorien,
37 g Kohlenhydrate
Zubereitungszeit: ca. 25 Minuten

250 g Truthahnfleischwurst
500 g rote, gelbe und grüne Paprikaschoten
2–3 Äpfel
4–5 mittelgroße Tomaten
250 g Essiggurken
250 g Hörnchennudeln
10 EL Mayonnaise extra leicht
1 Becher saure Sahne (10% Fett)
1 kleine Dose Erbsen, extra fein
2 EL Zitronensaft
1 TL Zucker
1 Pck. Salatkrönung Gartenkräuter
½ Bund Petersilie

Fleischwurst, Paprika, Äpfel, Tomaten und Essiggurken in kleine Würfel schneiden. Nudeln bissfest garen und mit den vorbereiteten Zutaten vermischen. Zitronensaft, Zucker und Salatkrönung mit Wasser laut Packungsangabe verrühren und über den Salat gießen. Alle Zutaten vermengen. Den Salat kurz ziehen lassen, dann mit der gehackten Petersilie bestreuen.

Nudelsalat mit Schinken

Für 2 Portionen
Pro Portion: 551 kcal, 11 g Fett, 18 % Fettkalorien,
82 g Kohlenhydrate
Zubereitungszeit: ca. 15 Minuten

200 g Hörnchennudeln
100 g Jogurt (0,1% Fett)
50 g saure Sahne (10% Fett)
1 EL Salatmayonnaise (beim Kauf auf den Fettanteil achten)
1 EL Mango-Chutney
1 EL Obstessig
schwarzer Pfeffer
4 Gewürzgurken
100 g Kochschinken
150 g TK-Erbsen
100 g geschnittene Champignons (Glas oder Dose)

Nudeln in reichlich Salzwasser bissfest garen, dann abkühlen
lassen. Aus Jogurt, Mayonnaise, saurer Sahne, Chutney,
Obstessig und Pfeffer eine Salatsauce zubereiten. Gewürzgurken und Kochschinken würfeln und mit Erbsen, Champignons und den kalten Nudeln unter die Sauce heben und mindestens 1 Stunde ziehen lassen.

TIPP
Der Salat ist schnell gemacht und auch zum Mitnehmen ins
Büro prima geeignet.

Fruchtiger Reissalat mit Kasseler

Für 4 Portionen
Pro Portion: 589 kcal, 18 g Fett, 28 % Fettkalorien,
79 g Kohlenhydrate
Zubereitungszeit: ca. 35 Minuten

300 g Reis
1 Dose Ananas
1 rote Paprika
250 g Tomaten
1 Bund Lauchzwiebeln
2 rote Chilischoten
Salz
1 TL Zucker
3 EL Rotweinessig
4–6 Salatblätter
2 Scheiben Kasseler
Koriandergrün

Reis in der eineinhalbfachen Menge Salzwasser garen. Ananas in Stücke schneiden, Paprika und Tomaten grob würfeln, Lauchzwiebeln und Chilischoten in Ringe schneiden. Chiliringe – einige zum Garnieren beiseite legen – und Tomaten mit Salz, Zucker und Essig würzen. Reis mit Ananas, Paprika, Lauchzwiebeln und der Chili-Tomaten-Sauce mischen und ca. 10 Minuten ziehen lassen. Den Reissalat auf den gewaschenen und abgetropften Salatblättern anrichten, mit Koriander und übriger Chilischote garnieren und mit Kasseler belegen.

Kartoffelsalat mit Mais

Für 4 Portionen
Pro Portion: 330 kcal, 7 g Fett, 19 % Fettkalorien,
58 g Kohlenhydrate
Zubereitungszeit: ca. 45 Minuten

750 g kleine Kartoffeln
1 Zwiebel
125 ml Gemüsebrühe
4 EL Essig
2 TL Zucker
schwarzer Pfeffer aus der Mühle
1 Bund Radieschen
150 g Mais
1 Bund Dill
1 EL Meerrettich
2 EL Jogurt-Salatcreme
150 g saure Sahne (10% Fett)
1–2 EL Zitronensaft

Kartoffeln kochen, pellen, etwas abkühlen lassen, dann in Scheiben schneiden. Zwiebel würfeln, mit Gemüsebrühe, Essig, Zucker und schwarzem Pfeffer in einem Topf aufkochen lassen, über die Kartoffelscheiben gießen und ziehen lassen. Geviertelte Radieschen und Maiskörner zu den Kartoffeln geben. Vom Dill einige Zweige zum Garnieren zurückbehalten. Den restlichen Dill fein hacken und mit den restlichen Zutaten zu einer Sauce verrühren. Die Sauce über den Kartoffelsalat geben, alles gut vermengen. Mit den beiseite gelegten Dillspitzen garnieren.

Rotkohl-Rohkost

Für 2 Portionen
Pro Portion: 100 kcal, 3 g Fett, 27 % Fettkalorien,
14 g Kohlenhydrate
Zubereitungszeit: ca. 20 Minuten
Ruhezeit: ca. 30 Minuten

4 EL Buttermilch
1 TL Senf
1 TL getrocknete Petersilie
Curry
schwarzer Pfeffer aus der Mühle
1 Prise gekörnte Gemüsebrühe
200 g Rotkohl
1 Apfel
1 EL Rosinen
1 EL gehackte Mandeln

Buttermilch, Senf, Petersilie, Curry, Pfeffer und Gemüsebrühe zu einer Sauce verrühren. Rotkohl fein raspeln, Apfel schälen, vierteln und fein stifteln, Rosinen und Mandeln hinzufügen, alles gut mischen und 30 Minuten ziehen lassen.

Baguette mit Ananascreme

Für 1 Portion
Pro Portion: 244 kcal, 2 g Fett, 7 % Fettkalorien,
42 g Kohlenhydrate
Zubereitungszeit: ca. 5 Minuten

2 Salatblätter
1 Scheibe Ananas
1 TL Miracel Balance
Curry
1 Baguettebrötchen
1 Scheibe gekochter Schinken

Die Salatblätter waschen und abtropfen lassen. Ananas mit Miracel Balance und Curry nach Geschmack pürieren. Das Baguettebrötchen aufschneiden, mit der Creme bestreichen, mit Schinken und Salatblättern belegen.

Bruschetta

INFO
Für Bruschetta nimmt man normalerweise toskanisches Landbrot. Für Crostini Baguette- oder Ciabattascheiben. Bei der Zubereitung kann man variieren. Ob man die Schnitten mit Thunfisch, Wirsing, Mangold, Radicchio, Auberginen oder nur mit verschiedenen Kräutern, Spargel oder Ähnlichem belegt, ist reine Geschmackssache.

Mein Lieblingsrezept
Garnelen oder Shrimps mit etwas Knoblauch in einem Tropfen Olivenöl anbraten und dann auf dem gerösteten Brot verteilen. Nach Belieben noch etwas klein gewürfelte Tomaten und gehackten Rucola darunter mengen, mit einem Spritzer Zitronensaft beträufeln.

Bruschetta primitiva

Für 4 Stück
Pro Stück: 81 kcal, 1,5 g Fett, 17 % Fettkalorien,
15 g Kohlenhydrate
Zubereitungszeit: ca. 10 Minuten

4 große Scheiben Brot   *3 frische Knoblauchzehen*
1 TL kaltgepresstes Olivenöl   *Salz, Pfeffer aus der Mühle*

Brot im Backofen oder Grill von beiden Seiten rösten, dabei nicht zu braun werden lassen, sonst wird es hart. Knoblauchzehen schälen und die Brotscheiben damit einreiben (je nach Geschmack leicht oder kräftiger). Mit dem Olivenöl beträufeln, mit Salz und Pfeffer würzen. Sofort servieren.

Bruschetta di pomodori

Für 6 Stück
Pro Stück: 80 kcal, 1,2 g Fett, 14 % Fettkalorien,
15 g Kohlenhydrate
Zubereitung ca. 15 Minuten

3 aromatische Tomaten
einige Tropfen Olivenöl
6 große Scheiben Brot
1 Knoblauchzehe
Salz, Pfeffer aus der Mühle

Tomaten mit kochendem Wasser überbrühen, häuten, halbieren, den Stielansatz entfernen. Tomatenhälften klein würfeln, Kerne und Saft dabei auffangen. Das Fruchtfleisch mit dem Olivenöl vermischen. Brotscheiben im Ofen oder Grill knusprig rösten und mit der geschälten Knoblauchzehe nur leicht abreiben. Tomaten mit einem Löffel auf den noch warmen Brotscheiben verteilen, dabei das Fruchtfleisch etwas in die Brote eindrücken. Mit Salz und Pfeffer würzen und noch etwa 15 Minuten durchziehen lassen.

TIPP
Frisches Basilikum oder Oreganoblättchen darüber streuen.

Bruschetta ai fagioli e zucchini

Für 6 Stück
Pro Stück: 80 kcal, 0,5 g Fett, 6 % Fettkalorien,
17 g Kohlenhydrate
Zubereitungszeit: 20 Minuten

1 kleiner Zucchino, gewürfelt
einige Tropfen Olivenöl
2 Knoblauchzehen, gehackt
1 EL frische Thymianblättchen
200 g weiße Bohnen aus der Dose
6 große Scheiben Brot

Zucchiniwürfel in dem Olivenöl bei hoher Temperatur anbraten, Hitze reduzieren, Knoblauch und Thymian dazugeben, noch etwa 3 Minuten dünsten. 2 EL Zucchiniwürfel zum Garnieren beiseite legen. Restliche Zucchiniwürfel mit den Bohnen erwärmen, dabei die Bohnen leicht zerdrücken, sodass eine Bindung entsteht. Brotscheiben von beiden Seiten leicht rösten, die Gemüsemasse darauf verteilen und mit zur Seite gelegten Zucchiniwürfeln garnieren.

Bruschetta peperoni

Für 6 Stück
Pro Stück: 93 kcal, 2 g Fett, 19 % Fettkalorien,
16 g Kohlenhydrate
Zubereitungszeit: 15 Minuten

6 große Scheiben Brot
2 Schalotten, gewürfelt
etwas Olivenöl
je 1 rote, gelbe und grüne Paprika, gewürfelt
Salz, Pfeffer
1 EL gehacktes Basilikum
2 EL Aceto balsamico

Schalotten in Öl glasig dünsten, Paprika dazugeben, bissfest garen, salzen und pfeffern. Aceto balsamico und Basilikum zufügen und vom Herd nehmen. Die Brotscheiben von beiden Seiten rösten und die Mischung darauf verteilen.

Bruschetta di funghi

Für 4 Scheiben
Pro Stück: 173 kcal, 4 g Fett, 21 % Fettkalorien,
21 g Kohlenhydrate
Zubereitungszeit: ca. 15 Minuten

etwas Olivenöl
1 Zwiebel, gewürfelt
2 Knoblauchzehen, 1 gewürfelt
500 g frische Champignons in Scheiben
1 Zweig frischer Thymian
Salz, Pfeffer
4 große Scheiben Brot
2 Scheiben magerer gekochter Schinken
1 EL geriebener Käse

Öl erhitzen, Zwiebel- und Knoblauchwürfel mit den Champignons bei relativ starker Hitze anbraten. Thymianblättchen von den Stielen zupfen, zu den Champignons geben und weiterbraten, bis die Champignons leicht braun sind, mit Salz und Pfeffer würzen.
Brot rösten und mit der zweiten Knoblauchzehe leicht abreiben. Je eine halbe Scheibe Schinken darauf legen und mit etwas Käse bestreuen. Unter den vorgeheizten Grill schieben, bis der Käse geschmolzen ist. Aus dem Ofen nehmen und die Champignons darauf verteilen.

Bruschetta e pomodoro

Für 2 Stück
Pro Stück: 115 kcal, 1 g Fett, 8 % Fettkalorien,
23 g Kohlenhydrate
Zubereitungszeit: 15 Minuten

½ Bund Rucola
2–3 Tomaten, gewürfelt
2 große Scheiben Brot
1 Knoblauchzehe
3 EL schwarze Olivenpaste aus dem Glas
Pfeffer aus der Mühle

Vom Rucola die langen Stiele entfernen, Blätter in etwa 1 cm breite Streifen schneiden und mit den Tomatenwürfeln vermischen. Brotscheiben von beiden Seiten rösten, mit der Knoblauchzehe abreiben. Olivenpaste auf die Scheiben streichen, die Tomaten-Rucola-Mischung darauf verteilen, mit Pfeffer würzen.

Crostini mit Auberginen und Tomaten

Für 4 Portionen
Pro Portion: 89 kcal, 1 g Fett, 10 % Fettkalorien,
16 g Kohlenhydrate
Zubereitungszeit: ca. 15 Minuten

4 Tomaten
1 Aubergine
2 Knoblauchzehen
Basilikum, Salz, Pfeffer, Chili
Baguette
20 g Käse (30% Fett)

Tomaten mit heißem Wasser überbrühen, Haut entfernen und
in Würfel schneiden. Aubergine schälen und auch würfeln.
Gemüse in einer beschichteten Pfanne ohne Fettzugabe anbraten. Zerdrückten Knoblauch und klein geschnittenes Basilikum dazugeben, mit Gewürzen abschmecken. Das Baguette
in Scheiben schneiden, toasten und auf ein Backblech legen.
Die Scheiben mit der Gemüsemasse bestreichen, mit dem geriebenen Käse bestreuen und im Backofen 5 Minuten überbacken.

Fleischgerichte

Überbackenes Kasseler
(von Andrea Caspar)

Für 4 Portionen
Pro Portion: 653 kcal, 21 g Fett, 29 % Fettkalorien,
67 g Kohlenhydrate
Zubereitungszeit: ca. 45 Minuten + Garzeit

400 g rohes Kasseler ohne
Knochen
2 Gläser trockener Weißwein
je 1 rote und grüne Paprika-
schote
1 Zwiebel
1 Stange Lauch
200 g Champignons

etwas Olivenöl
2 EL Mehl
½ Tasse passierte Tomaten
Salz, Pfeffer
Majoran, Basilikum
40 g geriebener Edamer
(30% Fett)

Das Fleisch im Wein ca. 30 Minuten dünsten und im Wein abkühlen lassen. Paprika entkernen und in Streifen schneiden. Danach mit der gehackten Zwiebel, Lauchringen und Champignonscheiben in etwas Öl braten. Mit Mehl bestäuben, Tomaten und Wein vom Dünsten dazugeben. Unter Rühren 10 Minuten kochen, mit Salz, Pfeffer, Majoran und Basilikum abschmecken. Das Fleisch in Scheiben schneiden und in eine feuerfeste Form legen. Die Gemüsemischung darüber verteilen und alles mit geriebenem Käse bestreuen. Im Backofen bei 220 °C 15 Minuten überbacken. Mit Reis oder französischem Weißbrot servieren.

Süßsaures Schweinefilet
(von Dorothee Ambros)

Für 2 Portionen
Pro Portion: 313 kcal, 8 g Fett, 23 % Fettkalorien,
36 g Kohlenhydrate
Zubereitungszeit: ca. 30 Minuten

200 g Schweinefilet	*2 EL milder Weißweinessig*
2 EL helle Sojasauce	*1 TL Zucker*
1 EL Zitronensaft	*3 EL Tomatenketchup*
1½ TL Speisestärke	*½ TL geriebener Meerrettich*
1 große rote Paprikaschote	*2 TL Öl*
1 kleine Stange Lauch	*Salz, schwarzer Pfeffer*
½ frische Ananas	

Das Schweinefleisch waschen, trockentupfen und in dünne
Scheiben schneiden. Sojasauce, Zitronensaft, 1 TL Stärke und
1 EL Wasser verrühren und unter das Fleisch mischen. Das
Fleisch zugedeckt 15 Minuten marinieren. Paprika waschen,
vierteln und quer in Streifen schneiden. Den Lauch putzen,
gründlich waschen und in ½ cm große Stücke schneiden. Ananas schälen, den Strunk entfernen und das Fruchtfleisch in
kleine Würfel schneiden. Den Essig, die übrige Stärke und den
Zucker sowie Tomatenketchup und Meerrettich mit 2 EL
Wasser verrühren.
In einer großen beschichteten Pfanne 1 TL Öl erhitzen. Das
marinierte Fleisch darin bei starker Hitze unter Rühren 1 Minute braten, herausnehmen und warm stellen. Übriges Öl in
die Pfanne geben, Lauch und Paprika darin 4 Minuten braten. Filetscheiben, Ananasstücke und die Gewürzmischung
zum Gemüse geben und alles bei starker Hitze 2 Minuten unter Rühren kochen lassen. Mit Salz und Pfeffer abschmecken.

LOW FETT 30-Rindsrouladen
(von Ursula Völker)

Für 4 Portionen
Pro Portion: 318 kcal, 8 g Fett, 23 % Fettkalorien,
11 g Kohlenhydrate
Zubereitungszeit: ca. 30 Minuten + Garzeit

600 g Rindsrouladen
20 g Senf
3–4 Zwiebeln
200 g Gewürzgurken
120 g Lachsschinken
1–2 EL Halbfettmargarine
20 g Tomatenmark

¼ l Fleischbrühe
je 100 g Möhren, Blumen-
kohl, Sellerie
Salz, Pfeffer
Saucenbinder (oder 20 g
Mehl und 100 ml Rotwein)

Zwiebeln, Gewürzgurken und Lachsschinken in Würfel schneiden. Die Fleischscheiben mit Salz und Pfeffer würzen, mit Senf bestreichen und mit ⅔ von den Zwiebelwürfeln und Gürkchen sowie dem Lachsschinken belegen. Die Fleischscheiben aufrollen und mit Küchengarn zusammenbinden. In einem Schnellkochtopf die Margarine erhitzen und die restlichen Zwiebelwürfel anrösten. Das Tomatenmark hinzugeben und mitrösten lassen. Wenn sich die Masse am Topfboden ansetzt, das Ganze mit wenig Wasser ablöschen. Diesen Vorgang zwei- bis dreimal wiederholen, bis sich eine dunkle Sauce gebildet hat.
Die Fleischbrühe angießen. Die Rouladen, ohne vorheriges Anbraten, in die kochende Sauce legen. In Würfel geschnittenes Wurzelgemüse und die Gürkchen hinzufügen. Den Schnellkochtopf schließen. Das Fleisch ca. 20 Minuten garen (Ventil bis zum 2. Ring). Die Rouladen entnehmen und warm stellen. Die Sauce mit dem Passierstab pürieren, abschmecken und eventuell mit Saucenbinder binden.
Mit Bandnudeln und Salat servieren.

Honigfleisch

Für 10 Portionen
Pro Portion: 308 kcal, 7 g Fett, 20% Fettkalorien,
17 g Kohlenhydrate
Zubereitungszeit: ca. 1½ Stunden

2 kg Schweineschnitzel	*Majoran*
Salz, Pfeffer	*Thymian*
3 EL Öl	*Rosmarin*
Für die Sauce	*Saft von 1 Zitrone*
6 EL Bienenhonig	*8 Knoblauchzehen*
400 ml Ketschup	*½ TL Tabasco*
1 EL Paprika	*2 EL Weinessig*
1 TL Curry	*2 EL Cognac*
schwarzer Pfeffer	*Kondensmilch*

Das Fleisch waschen, trockentupfen, salzen, pfeffern, mit Öl
einstreichen und ein paar Stunden ziehen lassen. Die Saucen-
zutaten miteinander vermischen. Das Fleisch in einen Bräter
schichten und jede Schicht mit der Sauce bestreichen. Den
Backofen auf 200 °C vorheizen und das Fleisch darin 1 Stunde
garen. Nach der Hälfte der Zeit das Fleisch umschichten, da
das Fleisch in der Mitte weniger Hitze abbekommt. Nach der
Garzeit das Fleisch mit etwas Sauce noch ca. 10 Minuten
(nicht zu lang, sonst trocknet es aus!) auf ein Backblech legen, damit es noch etwas Farbe bekommt. Die restliche Sauce
vom Bräter in einen Topf geben, eventuell mit Wasser verdün-
nen und mit Kondensmilch abschmecken.
Dazu passt Reis oder Brot!

TIPP vom User
Das ist wirklich ein super Partyessen, denn man kann das Gericht schon am Vortag zubereiten!

Schnitzel mit Tomaten-Zucchini-Gemüse

Für 4 Portionen
Pro Portion: 363 kcal, 9 g Fett, 22 % Fettkalorien,
30 g Kohlenhydrate
Zubereitungszeit: ca. 30 Minuten

4 dünne Schweineschnitzel (à 150 g)
1 EL abgeriebene unbehandelte Zitronenschale
400 g Tomaten
400 g Zucchini
1 Zwiebel
1 Knoblauchzehe
2 EL Öl
Salz, Pfeffer
1 Pck. TK-Basilikum (25 g)
8 Scheiben Weißbrot à 25 g

Die Schnitzel trockentupfen und mit der Zitronenschale einreiben. Tomaten häuten, halbieren, entkernen und in Spalten
schneiden. Die Zucchini putzen, waschen und in Scheiben
schneiden. Zwiebel und Knoblauch fein würfeln und in 1 EL
heißem Öl andünsten, Zucchini zugeben, etwa 5 Minuten
mitdünsten und würzen. Die Schnitzel salzen, pfeffern und im
restlichen Öl ca. 8 Minuten braten. Die Tomaten zum Gemüse geben, heiß werden lassen, das Basilikum untermischen
und abschmecken.
Dazu passt italienisches Weißbrot.

Schnitzel-Reis-Pfanne

Für 4 Portionen
Pro Portion: 367 kcal, 6 g Fett, 15 % Fettkalorien,
53 g Kohlenhydrate
Zubereitungszeit: ca. 55 Minuten

350 g Schweineschnitzel
1 EL Sonnenblumenöl
2 mittelgroße Zwiebeln
250 g Langkornreis
½ l Gemüsebrühe (Instant)
je 2 rote und gelbe Paprika
½ Bund glatte Petersilie
4 EL stichfeste saure Sahne (10% Fett)
Edelsüß-Paprika

Fleisch waschen, trockentupfen und in Streifen schneiden. Öl
erhitzen, Fleisch darin anbraten, herausnehmen. Zwiebeln
schälen, würfeln. Mit dem Reis im Bratfett andünsten. Mit
der Brühe ablöschen, aufkochen und zugedeckt ca. 20 Minuten garen. Paprika putzen, waschen, klein schneiden. Mit
dem Fleisch ca. 10 Minuten vor Ende der Garzeit zum Reis
geben. Petersilie waschen, hacken und unterheben.
Reis auf Tellern mit je 1 EL saurer Sahne anrichten und mit
Paprika bestäuben.

Paprika-Geschnetzeltes

Für 1 Portion
Pro Portion: 383 kcal, 10 g Fett, 23 % Fettkalorien,
37 g Kohlenhydrate
Zubereitungszeit: ca. 40 Minuten

150 g Rindersteak (oder Putenfleisch)
5 g Sonnenblumenöl
1 Zwiebel
1 rote Paprikaschote
Salz, Pfeffer
1 EL Paprika- oder Tomatenmark
1 EL Zucker
1 EL Aceto balsamico
Cayennepfeffer
½ Dose Mais (120 g Abtropfgewicht)

Das Fleisch in Streifen schneiden und in einer beschichteten
Pfanne in dem Öl anbraten, dann herausnehmen und in Alufolie einschlagen. Zwiebel und Paprikaschote klein schneiden
und in der Pfanne anbräunen. In einer Tasse Salz, Pfeffer, Pa-
prika- oder Tomatenmark, Zucker, Essig und 2 EL Wasser
verrühren und über das Gemüse geben. Das Gemüse 10 Minuten dünsten (evtl. noch etwas Wasser nachgießen), mit 1 Prise
Cayennepfeffer abschmecken, Mais dazugeben und langsam
erwärmen. Dann das gebratene Fleisch unterheben und erwärmen.
Dazu passt Reis.

Serbisches Reisfleisch

Für 4 Portionen
Pro Portion: 315 kcal, 2 g Fett, 6 % Fettkalorien,
28 g Kohlenhydrate
Zubereitungszeit: ca. 40 Minuten

125 g Rohschinken-Würfel
500 g Putenbrust ohne Haut
1 Zwiebel
Knoblauchzehen nach Belieben
1 große/s Dose/Glas Tomaten oder Letscho
(= Tomaten/Paprikagemüse, ist etwas schärfer)
Brühe zum Auffüllen
90 g Reis
80 g TK-Erbsen
80 g Möhren (und was eben schmeckt)
Salz, Peffer, Paprika, Cayennepfeffer

Rohschinken-Würfel in beschichteter Pfanne OHNE Fett
oder Öl anbraten. In Würfel geschnittenes Fleisch dazugeben.
Gut anbraten. Geschnittene Zwiebel und zerdrückte Knoblauchzehen dazugeben, weiter anbraten lassen. Gebratenes
nun kräftig würzen, je nachdem wie scharf man das Ganze
möchte und die Tomaten beziehungsweise das Letscho dazugeben. Ein paar Minuten weiter köcheln lassen, damit das
Ganze etwas durchziehen kann, und dann mit der Brühe auffüllen. Reis und Erbsen, Möhren usw. dazugeben, durchrühren und garen lassen. Zum Schluss evtl. noch abschmecken
und nachwürzen.
Das Reisfleisch ist fertig, sobald der Reis gar ist. Ist total einfach und schmeckt wirklich super.

Schweinemedaillons mit Orangensauce

Für 2 Portionen
Pro Portion: 663 kcal, 12 g Fett, 16% Fettkalorien,
93 g Kohlenhydrate
Zubereitungszeit: ca. 50 Minuten

250 g Schweinefilet	*100 ml Instant-Gemüse-*
1 EL Sonnenblumenöl	*brühe*
etwas schwarzer Pfeffer,	*1 TL Honig*
Jodsalz	*1 Msp. Ingwerpulver*
2 Orangen	*1 EL Sojasauce*
1 Zwiebel	*200 g Nudeln*
150 g Champignons	*50 g saure Sahne (10% Fett)*

Das Schweinefilet in Medaillons schneiden. Das Öl in der Pfanne erhitzen, die Medaillons darin von beiden Seiten anbraten, bis sie hellbraun werden, mit Pfeffer und Salz würzen. Anschließend aus der Pfanne nehmen.
Eine Orange auspressen, die andere schälen und in kleine Stücke teilen (am besten ohne Haut). Die Zwiebel schälen und zerhacken, die Champignons putzen und in dünne Scheiben schneiden. Die Zwiebel in der Pfanne glasig anbraten. Den Orangensaft, die Gemüsebrühe und die Champignons in die Pfanne geben und 10 Minuten bei geringer Hitze köcheln lassen. Den Honig, den Ingwer, die Orangenstücke und die Sojasauce hinzufügen. Zwischendurch die Nudeln in kochendem Salzwasser bissfest garen.
Die Schweinemedaillons in die Sauce geben, 2 Minuten köcheln lassen. Dann die saure Sahne unterrühren und gleich servieren. Zu den Schweinemedaillons die Nudeln servieren. An die Vegetarier: schmeckt auch ohne Fleisch ganz toll.

Geschnetzeltes Bombay

Für 4 Portionen
Pro Portion: 558 kcal, 15 g Fett, 24 % Fettkalorien,
65 g Kohlenhydrate
Zubereitungszeit: ca. 45 Minuten

Salz	*2–3 TL Curry*
4 Schweineschnitzel	*2 EL Mehl*
(à 125 g)	*⅜ l Gemüsebrühe*
1 EL Sonnenblumenöl	*100 g Sahne (10% Fett)*
200 g Langkornreis	*200 g TK-Erbsen*
1 Dose (314 ml) Mandarinen	*200 g Banane*
1 Zwiebel	*50 g geröstete Erdnüsse*
schwarzer Pfeffer	

400 ml Salzwasser aufkochen. Fleisch abtupfen, in dünne Streifen schneiden, im heißen Öl 2–3 Minuten braten. Reis in kochendem Wasser ca. 20 Minuten zugedeckt quellen lassen. Mandarinen abtropfen, Saft auffangen. Zwiebel schälen, hacken. Fleisch würzen, herausnehmen. Zwiebel im Bratfett andünsten. Mit Curry und Mehl bestäuben, unter Rühren anschwitzen. Mit Brühe, 5 EL Mandarinensaft und Sahne ablöschen. Erbsen zufügen, alles 5 Minuten köcheln lassen. Banane schälen, klein schneiden. Mit Mandarinen und Fleisch in der Sauce erhitzen. Erdnüsse unter den Reis heben. Das Geschnetzelte mit Salz, Pfeffer und Curry abschmecken und mit dem Erdnuss-Reis anrichten.

Geflügelgerichte

Hähnchentopf mit Mango
(von Dagmar Schmohl)

Für 4 Portionen
Pro Portion: 225,5 kcal, 4 g Fett, 16 % Fettkalorien,
32,5 g Kohlenhydrate
Zubereitungszeit ca. 40 Minuten

200 g Staudensellerie
1 kleine Stange Lauch
100 g Champignons
1 Zwiebel, gewürfelt
150 g Hähnchenbrustfilet
1 EL Sonnenblumenöl
2 geh. TL gekörnte Hühner-Kraftbouillon
125 g Vollkornreis
½ Mango (ca. 200 g)
1 EL Zitronensaft
Curry
Salz, Pfeffer aus der Mühle

Das Gemüse waschen, putzen und in Scheiben schneiden.
Hähnchenbrustfilet in Streifen schneiden und in heißem Öl
anbraten. Zwiebelwürfel dazugeben, anbräunen, ½ l Wasser
dazugießen, aufkochen und Hühner-Kraftbouillon einstreuen.
Reis dazugeben und ca. 10 Minuten kochen. Gemüse hinzufü-
gen und alles weitere 10 Minuten bei schwacher Hitze garen.
Die Mango schälen, Fruchtfleisch vom Stein lösen und in
Würfel schneiden. Zum Hähnchentopf geben und erwärmen.
Mit Zitronensaft, Curry, Salz und Pfeffer abschmecken.

Chili-Linsen-Topf
(von Dagmar Schmohl)

Für 4 Portionen
Pro Portion: 359 kcal, 7,5 g Fett, 19% Fettkalorien,
32 g Kohlenhydrate
Zubereitungszeit: ca. 40 Minuten

125 g Linsen
½ l Wasser
1 TL gekörnte Klare Gemüsebrühe
500 g Hähnchenbrust
1 EL Sonnenblumenöl
1 Beutel MAGGI Fix für Chili con Carne
1 Dose (236 ml) Ananas- Stücke
Petersilie
1 Banane
1 EL Butter

Linsen in ¼ l Wasser und Gemüsebrühe ca. 30 Minuten kochen. Hähnchenbrust in Streifen schneiden und in Sonnenblumenöl anbraten. ¼ l Wasser dazugießen. MAGGI Fix für
Chili con Carne einrühren und 5 Minuten kochen lassen.
Ananas abtropfen lassen und mit den gegarten Linsen zufügen. Petersilie hacken und unter die Chili-Linsen geben. Banane schälen, in Scheiben schneiden, in Butter anbraten und
auf dem Chili-Linsen-Topf anrichten.
Dazu Weißbrot reichen.

Grünkohl-Möhren-Gemüse mit Putenstreifen

Für 4 Portionen
Pro Portion: 362 kcal, 7 g Fett, 17 % Fettkalorien,
35 g Kohlenhydrate
Zubereitungszeit: ca. 40 Minuten

4 Putenschnitzel (à 100 g)
1 kg Grünkohl (Wirsing o. Ä.)
400 g Möhren
1 EL Sonnenblumenöl
2 Zwiebeln
1,5 EL Instant-Brühe
Salz, weißer Pfeffer
2 TL Curry
1 EL Zitronensaft
120 g Vollkornreis bzw. Naturreis
2 Knoblauchzehen (eventuell)

Putenschnitzel mit kaltem Wasser abwaschen und trockentupfen. Das Fleisch in Streifen schneiden. Frischen Grünkohl
waschen und von Stielen befreien. Möhren putzen und in
Scheiben schneiden. In einem Topf das Öl auf mittlerer Stufe
mit den in Würfeln geschnittenen Zwiebeln und dem Putenfleisch zusammen anbräunen. Mit der in 0,3 l Wasser gelös-
ten Brühe ablöschen, den Grünkohl und die Möhren dazugeben und ca. 15 Minuten garen lassen. Mit Salz, Pfeffer, Curry
und etwas Zitronensaft abschmecken.
Mit Naturreis servieren.

Überbackene Putensteaks mit Obst

Für 4 Portionen
Pro Portion: 394 kcal, 4 g Fett, 9% Fettkalorien,
44 g Kohlenhydrate
Vorbereitungszeit: 35 Minuten + 50 Minuten Garzeit

600 g Putenbrust
200 g Champignons oder 1 Glas Pilze
3 Lauchzwiebeln
Salz, Pfeffer
2 Äpfel
2 Bananen
200 g Kaffeesahne (4% Fett)
100 ml Salsa
250 g Tomatenketschup
Paprika, Curry

Fleisch in Stücke schneiden. Pilze, Lauchzwiebeln putzen, waschen, fein schneiden. Äpfel waschen, schälen, entkernen und in Spalten schneiden. Bananen schälen und in Scheiben schneiden. Fleisch in eine Auflaufform legen, mit Salz und Pfeffer würzen und alle restlichen Zutaten darauf verteilen. Kaffeemilch, Salsa und Ketschup verquirlen. Mit den Gewürzen abschmecken und in die Auflaufform über die anderen Sachen geben. Im heißen Ofen bei 200 °C ca. 50 Minuten backen. Dazu schmeckt Reis sehr gut.
Kann man auch sehr gut vorkochen. Einfach alles fertig machen, im Ofen backen und dann über Nacht in den Kühlschrank. Am nächsten Tag im Topf erwärmen und den Reis dazu kochen. Dann schmeckt es fast noch besser, da es gut durchgezogen ist.

Fruchtiges Putengeschnetzeltes

Zutaten für 4 Portionen
Pro Portion: 537 kcal, 16 g Fett, 27% Fettkalorien,
62 g Kohlenhydrate
Zubereitungszeit: ca. 30 Minuten

200 g Wildreis-Mischung
1 Bund Lauchzwiebeln
2 Zwiebeln
125 g Kirschtomaten
1 Dose (425 ml) Ananas in Scheiben
500 g Putenbrust
2 EL Sonnenblumenöl
Salz, weißer Pfeffer
125 ml Gemüsebrühe (Instant)
100 g Schlagsahne (30% Fett)
1–2 EL heller Saucenbinder

Reis zugedeckt in kochendem Salzwasser bei schwacher Hitze
ca. 20 Minuten ausquellen lassen. Lauchzwiebeln klein
schneiden, Zwiebeln in Spalten schneiden. Tomaten halbieren. Ananas abtropfen lassen, den Saft auffangen. 2 Ananas-
ringe halbieren, restliche in Stücke schneiden.
Fleisch in Streifen schneiden und im heißen Öl unter Wenden
8–10 Minuten braten. Mit Salz und Pfeffer würzen, herausnehmen.
Lauchzwiebeln und Zwiebelspalten im Bratfett anbraten. Tomaten und Ananasstücke zugeben, kurz mit anbraten. Brühe,
Sahne und 4–5 EL Ananassaft zum Gemüse gießen, aufkochen und 2–3 Minuten köcheln lassen. Mit Saucenbinder binden, abschmecken und Fleisch in der Sauce erhitzen.
Mit Reis und der übrigen Ananas garniert servieren.

Putenstreifen mit Mais

Für 4 Portionen
Pro Portion: 453 kcal, 8 g Fett, 16 % Fettkalorien,
60 g Kohlenhydrate
Zubereitungszeit: ca. 30 Minuten

200 g Basmati-Reis
400 g Putenbrust
1 Zwiebel
1 Knoblauchzehe
300 g Champignons (Glas)
400 g Pizzatomaten
300 g Mais (Dose)
1 Bund Lauchzwiebeln
2 EL Sonnenblumenöl
Salz, Pfeffer
Paprikapulver

Basmati-Reis nach Packungsanweisung zubereiten. Putenbrust waschen, trockentupfen und in Streifen schneiden.
Zwiebel und Knoblauchzehe abziehen, Zwiebel fein würfeln
und Knoblauchzehe hacken. Champignons, Tomaten und
Mais abtropfen lassen. Lauchzwiebeln putzen, waschen und
in Ringe schneiden. Öl erhitzen, Putenbrust darin anbraten,
die übrigen Zutaten nach und nach hinzugeben und alles zusammen anbraten. Mit den Gewürzen nach Belieben abschmecken und servieren.
Anmerkung: Gewürze großzügig verwenden.

Putenbrust »Mostard«

Für 2 Portionen
Pro Portion: 372 kcal, 12 g Fett, 29 % Fettkalorien,
19 g Kohlenhydrate
Zubereitungszeit: 30 Minuten

300 g Putenbrust
3 TL mittelscharfer Senf
½ TL Salz
½ TL Zucker
75 g passierte Tomaten
½ Wirsing
½ Bund Frühlingszwiebeln
1 EL Mehl
2 cl Cognac
150 ml Gemüsebrühe
50 ml Kondensmilch (4% Fett)

Das Fleisch in grobe Stücke schneiden. Senf, Salz, Zucker und
Tomaten verrühren und das Fleisch darin marinieren. Wirsing
putzen, waschen und in mundgerechte Stücke schneiden.
Frühlingszwiebeln putzen, waschen und in Röllchen schneiden. In einer beschichteten Pfanne das Gemüse andünsten.
Gemüse herausnehmen und beiseite stellen.
Fleisch mit der Marinade in die Pfanne geben und anschmo-
ren. Gemüse wieder hinzufügen. Mit Mehl bestäuben und anschwitzen. Cognac, Gemüsebrühe und Kondensmilch einrühren und aufkochen lassen. Alles zugedeckt bei mittlerer Hitze
ca. 10 Minuten garen.
Dazu schmeckt Kartoffelpüree.

Hähnchen-Orangen-Gulasch

Für eine Portion
Pro Portion: 360 kcal, 12 g Fett, 30 % Fettkalorien,
35 g Kohlenhydrate
Zubereitungszeit: ca. 25 Minuten

30 g Wildreismischung
1 Orange (ca. 150 g)
1 Lauchzwiebel
100 g Hähnchenfilet
1 TL Öl
ca. ½ TL Curry
⅛ l Hühnerbrühe (Instant)
1 EL (15 g) saure Sahne (10% Fett)
Salz
Zitronenmelisse zum Garnieren

Reis in 100 ml kochendes Salzwasser geben und zugedeckt bei schwacher Hitze ca. 20 Minuten ausquellen lassen. Orange schälen, sodass die weiße Haut vollständig entfernt ist. Fruchtfleisch mit einem scharfen Messer zwischen den Trennhäuten herausschneiden. Aus den Trennhäuten den restlichen Saft herausdrücken und auffangen. Lauchzwiebel putzen, waschen und in Ringe schneiden. Hähnchenfilets waschen, trockentupfen und in Würfel schneiden.
Öl in einer Pfanne erhitzen. Hähnchenfleisch darin rundherum anbraten, mit Curry bestäuben und mit Brühe ablöschen. Lauchzwiebel, Orangenscheiben und -saft in die Pfanne geben und alles ca. 5 Minuten köcheln lassen. Mit saurer Sahne verfeinern und mit Salz und Curry abschmecken.
Zusammen mit dem abgetropften Reis auf Tellern anrichten und mit Zitronenmelisse garniert servieren.

Putengeschnetzeltes »Asia«
(von Udo Ohmen)

Für 4 Personen
Pro Portion: 358 kcal, 7 g Fett, 18 % Fettkalorien, 42 g KH
Zubereitungszeit: ca. 25 Minuten

1 Bund Lauchzwiebeln
1 rote Paprikaschote
150 g Sojasprossen
400 g Putenbrust
200 g Spaghetti
Salz
2 EL Sonnenblumenöl
1 TL gemahlener Koriander
Pfeffer
1 EL Zucker zum Würzen
200 ml Hühnerbrühe
2 EL Essig
1 EL Sojasauce

Die Lauchzwiebeln putzen, waschen und in 3–4 cm lange Stücke schneiden. Die Paprika halbieren, entkernen, waschen und in schmale Streifen schneiden, Sojasprossen überbrausen und gut abtropfen lassen. Fleisch abbrausen, trocken tupfen und in etwa 3 cm lange, schmale Streifen teilen. Spaghetti nach Packungsangabe in Salzwasser gar kochen. Fleisch in heißem Öl portionsweiße anbraten. Jeweils mit Koriander, Salz und Pfeffer würzen, aus der Pfanne nehmen, warm stellen. Lauchzwiebeln und Paprika im Bratfett andünsten. Zucker zugeben. Brühe angießen, 3 Minuten köcheln lassen. Fleisch und Sprossen unterheben. Mit Essig, Sojasauce und eventuell Zucker abschmecken. Zugedeckt 2–3 Minuten ziehen lassen. Spaghetti abtropfen lassen, dazu servieren.

Pute mit Sommergemüse
(von Udo Ohmen)

Für 4 Personen
Pro Portion: 254 kcal, 8 g Fett, 28 % Fettkalorien, 8 g KH
Zubereitungszeit: ca. 45 Minuten

300 g kleine Möhren
2 Lauchzwiebeln
½ Bund Dill
300 g Blumenkohl
300 g Broccoli
Salz
Saft von ½ Zitrone
500 g Putenbrustfilet
Pfeffer

1 EL ungeschälte Sesam-
samen
2 EL Sonnenblumenöl
nach Belieben 1 TL gemahle-
ner Koriander
100 ml kräftige Gemüse-
brühe (Instant)
1–2 EL Sojasauce

Die Möhren und Lauchzwiebeln putzen und abbrausen.
Möhren schälen. Lauchzwiebeln in 2 cm, Möhren in 3–4 cm
große Stück schneiden. Dill abbrausen, trocken schütteln,
Fähnchen abzupfen und grob hacken. Blumenkohl und Broccoli putzen, waschen und in Röschen teilen. 2 Minuten in kochendem Salzwasser mit Zitronensaft vorgaren. Kohl in ein
Sieb geben und eiskalt abschrecken. Das Fleisch abbrausen und
trocken tupfen. In etwa 1 cm breite Scheiben schneiden und mit
Pfeffer würzen. Sesam in einer Pfanne ohne Fett anrösten, herausnehmen, beiseite stellen. Öl in die Pfanne geben, das Fleisch
darin anbraten, dann herausnehmen. Möhren in das Fett geben, 10 Minuten dünsten und dabei wenig Wasser angießen.
Fleisch, Blumenkohl, Broccoli, Lauchzwiebeln und nach Belieben Koriander zufügen. Die Brühe angießen und alles zugedeckt etwa 7 Minuten köcheln lassen. Das Ganze mit Sojasauce, Pfeffer und eventuell mit Salz abschmecken, mit Dill und
den gerösteten Sesamsamen bestreuen und servieren.

Bunte Grillspieße

Für 4 Portionen
Pro Portion: 283 kcal, 8 g Fett, 25 % Fettkalorien,
5 g Kohlenhydrate
Zubereitungszeit: ca. 20 Minuten

600 g Hähnchenbrust
200 g Schweinfilet
1 rote Paprika
1 Zucchini
5 Zwiebeln
2 EL Olivenöl
Majoran, Thymian, Rosmarin

Das Fleisch in gleichmäßige Würfel schneiden. Paprika, Zucchini und Zwiebeln putzen und ebenfalls in größere Stücke zerteilen. Abwechselnd mit dem Fleisch auf Grillspieße stecken, mit Öl bestreichen und mit den Kräutern würzen. Auf dem Holzkohlen- oder Elektrogrill ca. 10 Minuten grillen.

Tandoori–Hähnchen

Für 4 Portionen
Pro Portion: 306 kcal, 4 g Fett, 11 % Fettkalorien,
4,5 g Kohlenhydrate
Zubereitungszeit: ca. 1 Stunde
Marinierzeit: 8 Stunden

1 kg Hähnchenbrustfilet
Saft von 1 Zitrone
Salz, Pfeffer
1 frische Chilischote
1 Stück Ingwerwurzel (2 cm)
4 Knoblauchzehen
2 gestr. EL Curry
1 EL edelsüßes Paprikapulver
350 g Jogurt (1,5% Fett)

Hähnchenbrust in eine Schale legen, mit dem Zitronensaft
beträufeln und kräftig salzen und pfeffern. Chilischote halbieren, entkernen, klein schneiden und in eine Schüssel geben
(sofort die Hände waschen!). Ingwer schälen, fein reiben und
zur Chilischote geben, Knoblauch dazupressen. Curry, Paprika und Jogurt zugeben und alles miteinander verrühren.
Die Mischung über das Hähnchenfleisch geben und mindestens 8 Stunden abgedeckt im Kühlschrank marinieren. Das
Hähnchenbrustfilet in eine feuerfeste Form legen und im
Backofen mit Umluft bei 160 °C ca. 30–45 Minuten garen.
Dabei mehrmals mit der Marinade bepinseln.
Das Tandoori-Hähnchen kann mit Salat und Chapati – dem
indischen Fladenbrot – oder mit Baguette sowie Basmati-
oder Langkornreis serviert werden.

Hähnchen-Saltimbocca

Für 2 Portionen
Pro Portion: 234 kcal, 7,5 g Fett, 28 % Fettkalorien,
3,5 g Kohlenhydrate
Zubereitungszeit: ca. 30 Minuten

2 Hähnchenbrustfilets (à 120 g)
Salz, Pfeffer
2 hauchdünne Scheiben Parmaschinken
4 Salbeiblättchen
1 EL Öl
50 ml Marsala
6 eingelegte Artischockenhälften
1 Bund Rucola

Hähnchenbrustfilets zwischen zwei Lagen Klarsichtfolie legen, mit einer schweren Stielkasserolle möglichst flach klop-
fen, salzen und pfeffern. Die Filets jeweils mit 1 Scheibe
Schinken und 2 Salbeiblättchen belegen, zusammenklappen
und feststecken. Öl in einer Pfanne erhitzen. Das Fleisch
darin von jeder Seite ca. 4 Minuten braten, herausnehmen, in
Alufolie wickeln. Bratensatz mit Marsala ablöschen, würzen.
Artischocken abtropfen lassen (Einlegflüssigkeit aufbewahren). Rucola grob zerzupfen und mit 2 EL Einlegflüssigkeit
beträufeln. Hähnchenfilets auswickeln. Mit der Sauce und
dem Fleischsaft (aus der Folie) beträufeln. Mit Salat und Artischocken anrichten.
Dazu passt Baguette oder Tagliatelle und gemischter Salat.

Wildgerichte

Hirschgulasch mit Pfifferlingen
(von Dagmar Schmohl)

Für 4 Portionen
Pro Portion: 378 kcal, 7 g Fett, 17% Fettkalorien,
47 g Kohlenhydrate
Zubereitungszeit: 2 Stunden

500 g Hirschgulasch
1 EL Sonnenblumenöl
1–2 gewürfelte Zwiebeln
375 ml Wasser
1 Beutel Maggi Fix für Sauerbraten
300 g Pfifferlinge
8 rohe Klöße

Hirschgulasch waschen und trockentupfen. Sonnenblumenöl
heiß werden lassen, Fleischstücke und Zwiebeln darin anbraten. Wasser zugießen, Maggi Fix einrühren und zum Kochen
bringen. Zugedeckt ca. 1½ Stunden schmoren lassen, dabei
gelegentlich umrühren. Pfifferlinge putzen, zu dem Hirschgulasch geben und noch etwa 20 Minuten mitschmoren lassen.
Die Kartoffelklöße inzwischen nach Anweisung kochen, mit
dem Hirschgulasch und Salat servieren.

TIPP
Statt der Pfifferlinge kann man auch Champignons oder andere Pilze nehmen!

Kaninchen à l'arrabiata
(von Amelia Mingirulli)

Für 4 Portionen
Pro Portion: 723 kcal, 22 g Fett, 27 % Fettkalorien,
72 g Kohlenhydrate
Zubereitungszeit: ca. 1 Stunde

100 ml Essig
1 TL Öl
1 Kaninchen
1 Knoblauchzehe, gepresst
1 Zwiebel, fein gewürfelt
2 kleine Chilischoten,
in Streifen

2 Zweige Rosmarin
2 Lorbeerblätter
Curry, Salz, Pfeffer
Schaschlikgewürz
½ l Weißwein
500 g Baguette

Den Essig mit derselben Menge Wasser mischen und das Kaninchen darin 1 Stunde einlegen, dann herausnehmen und trockentupfen. Öl in einem Bräter erhitzen, Knoblauch und Zwiebelwürfel darin anbraten. Kaninchen zugeben und auf kleiner Flamme von beiden Seiten anbraten. Chilischoten, Rosmarin und Lorbeerblätter dazulegen. Das Kaninchen gut mit Salz, Pfeffer, Curry und Schaschlikgewürz würzen. Wenn die Flüssigkeit verdampft ist, immer etwas Wein über das Kaninchen gießen. Deckel schließen. So lange wiederholen, bis der Wein aufgebraucht ist. Das Ganze dauert etwa 1 Stunde, dann ist das Kaninchen durch, ganz zart und mit dem Baguette superlecker!
Dazu passt auch Reis. Wer's nicht so scharf mag, lässt die Chilischote einfach weg.

Fischgerichte

Fischtopf mit Gemüse
(von Dagmar Schmohl)

Für 4 Portionen
Pro Portion: 385 kcal, 8 g Fett, 18,5 % Fettkalorien,
11 g Kohlenhydrate
Zubereitungszeit: ca. 30 Minuten

400 g Fischfilet	*1 TL Curry*
Pfeffer, Salz	*1 Prise Cayennepfeffer*
1 Zwiebel	*¼ l Weißwein*
200 g Möhren	*¾ l Wasser*
2 Stangen Lauch	*4 TL Gemüsebrühe*
5 Stangen Staudensellerie	*150 g Shrimps*
2 EL Butter	*Pfeffer aus der Mühle*

Fischfilet in Würfel schneiden, mit Salz und Pfeffer würzen.
Zwiebel hacken. Möhren, Lauch und Staudensellerie in
dünne Scheiben beziehungsweise Streifen schneiden. Butter
heiß werden lassen und Zwiebel darin andünsten. Gemüse
zufügen und mitdünsten. Mit Curry und Cayennepfeffer bestäuben. Weißwein und Wasser zugießen und zum Kochen
bringen. Gemüsebrühe darin auflösen und bei geringer Hitze
ca. 15 Minuten kochen. Fischwürfel mit Shrimps zugeben
und 5 Minuten gar ziehen lassen. Mit Pfeffer würzen.
Mit Weißbrot servieren.

Spinatauflauf mit Fisch
(von Dagmar Schmohl)

Für 2 Portionen
Pro Portion: 275 kcal, 8 g Fett, 26 % Fettkalorien,
24 g Kohlenhydrate
Zubereitungszeit: ca. 45 Minuten

2–3 Stück tiefgefrorenes Kabeljaufilet
300 g TK-Blattspinat
1 Zwiebel
Pfeffer, Salz
1 Beutel Kartoffelpüree
12 Cocktailtomaten

Kabeljaufilet und Blattspinat auftauen lassen. Zwiebel schälen und in Würfel schneiden. Zwiebel in wenig Fett glasig dünsten. Spinat grob hacken, zugeben und mit Salz und Pfeffer würzen. Kartoffelpüree nach Anweisung laut Packung zubereiten. Spinat und gut die Hälfte des Pürees mischen.
Fisch mit Pfeffer und Salz würzen und in eine leicht gefettete Auflaufform legen. Spinat-Püree-Mischung darüber geben und das restliche Püree darum verteilen. Cocktailtomaten halbieren, waschen und mit der Schnittfläche nach oben daraufsetzen. Im vorgeheizten Umluft-Backofen bei 180 °C ca. 30 Minuten backen.

Überbackenes Fischfilet
(von Ursula Völker)

Für 3 Portionen
Pro Portion: 226 kcal, 5 g Fett, 20 % Fettkalorien,
11 g Kohlenhydrate
Zubereitungszeit: ca. 35 Minuten + Garzeit

400 g gefrorenes oder frisches Seefischfilet
1 TL Zitronensaft oder Essig
verschiedene Gemüsesorten, je nach Geschmack
z. B. 1 Zwiebel, 1 Möhre, 100 g Zucchini, 1 Paprikaschote,
200 g Champignons
1 Dose Pizzatomaten
1 TL Öl
200 ml Gemüsebrühe
helle Sauce (Pulver)
2 EL Semmelbrösel
3 EL Parmesan (erlaubt, aber nicht nötig)

Das gefrorene Fischfilet auftauen lassen und den Fisch mit
Essig oder Zitronensaft beträufeln. Den Backofen auf 200 °C
vorheizen. Das Gemüse putzen und klein schneiden. Eine
Pfanne mit Öl auspinseln. Das Fischfilet darin kurz andünsten
und in eine flache Auflaufform geben. Danach in derselben
Pfanne wie den Fisch das Gemüse unter Zugabe von 200 ml
Gemüsebrühe ca. 5 Minuten dünsten. Nach Wunsch mehr
Flüssigkeit oder helles Saucenpulver dazugeben. Das Gemüse
nach Geschmack würzen und über die Fischfilets in der Auflaufform geben. Abschließend Semmelbrösel und Parmesan
über den Auflauf streuen. Die Auflaufform in den Backofen
geben und die Fischfilets darin 15–20 Minuten überbacken.
Mit Kartoffeln und Salat servieren.

Chicorée-Tomaten-Fisch

Für 4 Portionen
Pro Portion: 295 kcal, 2 g Fett, 6 % Fettkalorien,
33 g Kohlenhydrate
Zubereitungszeit: ca. 55 Minuten

600 g Seelachsfilet
3 EL Zitronensaft
600 g Chicorée
600 g Tomaten
200 g Zwiebeln
Salz, weißer Pfeffer
1 Bund Petersilie
600 g Kartoffeln

Den Fisch abbrausen, trockentupfen, in Würfel schneiden, mit Zitronensaft beträufeln und beiseite stellen. Den Chicorée putzen, längs halbieren und den bitteren Strunk keilförmig herausschneiden. Tomaten in Scheiben schneiden. Zwiebeln schälen und in Ringe schneiden. Den Backofen auf 220 °C vorheizen. Die Zwiebelringe in eine Auflaufform geben, darauf die Chicoréehälften verteilen und mit wenig Salz würzen. Die Fischwürfel und zuletzt die Tomatenscheiben darauf legen. Mit Pfeffer und Salz bestreuen. Den Deckel auflegen und das Gericht im vorgeheizten Backofen (unten) etwa 20 Minuten garen.
Mit Petersilie garnieren und mit Salzkartoffeln servieren.

Kabeljau in Chinakohl auf Currysauce

Für 2 Portionen
Pro Portion: 206 kcal, 3 g Fett, 13 % Fettkalorien,
15 g Kohlenhydrate
Zubereitungszeit: ca. 60 Minuten

300 g Kabeljaufilet
4 große Chinakohlblätter
1 EL Lauch, fein gehackt
1 EL Möhre, fein gehackt
100 ml Gemüsebrühe
1 Eiweiß
2 EL Naturjogurt
Jodsalz, Pfeffer aus der Mühle
1 EL Zitronensaft

Für die Currysauce
2 Schalotten
½ Apfel
1 TL Butter
2 Msp. Curry
1 EL Kartoffelmehl
2 EL Weißwein
⅛ l Gemüsebrühe
30 g Banane

Das gut gekühlte Fischfilet waschen, trockentupfen, in große Würfel schneiden, im Mixer pürieren und kalt stellen. Es ist sehr wichtig, dass der Fisch kalt ist, da sonst die Fischfarce nicht bindet. Inzwischen die Chinakohlblätter waschen, 1–2 Minuten blanchieren, sofort abschrecken und trockentupfen. Die harte Mittelrippe und den dicken Teil des Blattes abschneiden. Den Lauch und die Möhre 1 Minute in der Gemüsebrühe blanchieren und abtropfen lassen. Zuerst das Eiweiß, dann den Jogurt unter das Fischpüree mischen.

Die Fischfarce mit etwas Jodsalz, Pfeffer und dem Zitronensaft abschmecken. Die Hälfte des Gemüses dazugeben. Die Fischfarce auf den Chinakohlblättern verteilen. Die Blätter seitlich über die Füllung schlagen, dann zu Rouladen zusammenrollen. Mit Zahnstochern feststecken.

Für die Currysauce die Schalotten abziehen und fein würfeln. Den Apfel schälen, entkernen und das Fruchtfleisch in feine Würfel schneiden. Beides bei schwacher Hitze in Butter anbraten. Curry und Kartoffelmehl darüber streuen. Weißwein und Gemüsebrühe angießen und die Sauce aufkochen lassen. Dabei mehrmals umrühren. Die Fischröllchen in die Sauce geben und 15 Minuten bei schwacher Hitze dünsten. Anschließend die Fischröllchen aus der Sauce nehmen, die Zahnstocher entfernen und die Röllchen warm halten. Die Banane in die Sauce geben, durch ein Sieb streichen, nochmals aufkochen lassen, abschmecken und über die Fischröllchen geben. Mit den restlichen Gemüsewürfeln garnieren.

Dazu passt Reis.

Forelle auf Lauch-Paprika-Gemüse

Für 2 Portionen
Pro Portion: 234 kcal, 6 g Fett, 23 % Fettkalorien, 4 g Fett
Zubereitungszeit: ca. 45 Minuten

1 Forelle (küchenfertig vorbereitet)
Salz, Pfeffer
1 EL Zitronensaft
1 kleine Knoblauchzehe
1 Petersilienzweig
je 1 rote und gelbe Paprikaschote
1 dünne Stange Lauch

Fisch kalt abspülen, trockentupfen, salzen, pfeffern und mit
Zitronensaft beträufeln. Knoblauch in Scheibchen schneiden
und zusammen mit den Petersilienblättchen in den Bauch der
Forelle legen. Backofen auf 200 °C vorheizen. Paprika waschen, putzen und in Streifen schneiden, Lauch waschen, putzen, schräg in feine Ringe schneiden. Gemüse mit Salz und
Pfeffer vermischen. Gemüse auf Alufolie verteilen. Forelle
darauflegen und Alufolie über dem Fisch zu einem Päckchen
zusammenfalten. Im vorgeheizten Ofen 30 Minuten garen.
Man kann auf die Alufolie verzichten und alles in einen
feuerfesten Topf mit Deckel geben. Wird genauso gut!

Fischpfanne

Für 4 Portionen
Pro Portion: 238 kcal, 6 g Fett, 23 % Fettkalorien,
25 g Kohlenhydrate
Zubereitungszeit: ca. 55 Minuten + Garzeit

400 g Goldbarsch	*200 g Zucchini*
oder Kabeljau	*1 rote Paprika*
2 EL Zitronensaft	*4 EL Apfelessig*
Salz	*2 EL Sojasauce*
3 cm Ingwer	*2 TL Speisestärke*
2 große Zwiebeln	*2 Lauchzwiebeln*
2 EL Sonnenblumenöl	*3 Äpfel*
Zitronenschale	*¼ l Apfelsaft*

Fischfilets mit Zitronensaft beträufeln, salzen und in etwa
3 cm große Stücke schneiden. Ingwer hacken, Zwiebeln klein
schneiden, Öl in der Pfanne heiß werden lassen. Zwiebeln und
Ingwer darin 5 Minuten dünsten, Zitronenschale dazugeben.
Die Zucchini schälen und in dünne Scheiben schneiden, die
Paprika putzen und würfeln. Gemüse zu den Zwiebeln geben
und zugedeckt 5 Minuten dünsten. Für die Sauce Apfelessig,
Salz, Sojasauce und Speisestärke miteinander verrühren. Die
Lauchzwiebeln waschen und in feine Ringe schneiden. Die
Äpfel schälen, vierteln und vom Kerngehäuse befreien. Die
Viertel in feine Scheiben schneiden.
Fischstücke, Apfelscheiben und Lauchzwiebeln auf das Ge-
müse geben. Die Sauce und den Apfelsaft darüber gießen und
zugedeckt 10 Minuten bei schwacher Hitze garen lassen. Ab-
schmecken.

Zwiebelfisch

Für 4 Portionen
Pro Portion: 149 kcal, 3 g Fett, 18 % Fettkalorien,
4 g Kohlenhydrate
Zubereitungszeit: ca. 35 Minuten

4 Zwiebeln
4 Fischfilets
Zitronensaft
Pfeffer, Salz
Paprikapulver
100 g saure Sahne (10% Fett)

Zwiebeln in Ringe schneiden, in einer Pfanne anrösten und in eine feuerfeste Form geben. Die Fischfilets mit Zitronensaft beträufeln, salzen, pfeffern und mit Paprika bestreuen. Den Fisch auf die Zwiebeln legen und mit saurer Sahne bestreichen. 20 Minuten bei ca. 180 °C im Backofen backen. Dazu passen Reis, Kartoffeln oder verschiedene Gemüse.

Kartoffel-Krabben-Teller

Für 1 Portion
Pro Portion: 212 kcal, 3 g Fett, 13 % Fettkalorien,
30 g Kohlenhydrate
Zubereitungszeit: 20 Minuten

250 g Pellkartoffeln
1 kleiner Apfel
1 Lauchzwiebel
100 g Krabben
150 g Magerjogurt (1,5 % Fett)
Zitronensaft, Salz, Pfeffer
½ Bund Dill

Gepellte Pellkartoffeln in dünne Scheiben schneiden und auf einen großen Teller legen. Den Apfel vierteln, entkernen und in Würfel schneiden. Die Lauchzwiebel putzen und in Ringe schneiden. Beides mit den Krabben mischen und auf den Kartoffeln verteilen. Den Jogurt mit Zitronensaft, Salz und Pfeffer abschmecken. Dill fein hacken und unter den Jogurt rühren und über die Kartoffeln gießen.

Kräuterkartoffeln mit Bratfisch

Für 2 Portionen
Pro Portion: 183 kcal, 5 g Fett, 25% Fettkalorien,
19 g Kohlenhydrate
Zubereitungszeit: ca. 25 Minuten

250 g Kartoffeln
½ Tasse Gemüsebrühe
1 EL Crème fraîche
½ Pck. TK-Gemischte Kräuter
150 g Schellfischfilet
Zitronensaft, Salz, Pfeffer
1 TL Sonnenblumenöl

Kartoffeln schälen, in kleine Würfel schneiden und in der Gemüsebrühe 5 Minuten garen. Crème fraîche und die Kräuter
darunter rühren. Den Fisch mit Zitronensaft, Salz und Pfeffer
würzen und in der Pfanne mit dem Öl von beiden Seiten braten.
Mit den Kartoffeln auf einem Teller anrichten.

Pikantes Fischfilet

Für 4 Portionen
Pro Portion: 164 kcal, 3 g Fett, 17 % Fettkalorien,
8 g Kohlenhydrate
Zubereitungszeit: ca. 35 Minuten

600 g Dorschfilet
Salz, Zitrone
200 g säuerliche Äpfel
50 g Zwiebeln
1 Knoblauchzehe
10 g Sonnenblumenöl
Weißwein
20 g Tomatenmark
etwas Milch (1,5% Fett)

Fischfilets salzen und mit Zitronensaft beträufeln. Kleinwürfelig geschnittene Äpfel, Zwiebeln und Knoblauch in dem Öl anrösten, etwas Wasser oder Weißwein angießen und den Fisch darin dünsten. Tomatenmark in etwas Milch verrühren und die Sauce damit abschmecken, eventuell nachsalzen. Dazu passt Reis.

Fischlaibchen

Für 4 Portionen
Pro Portion: 301 kcal, 3 g Fett, 9 % Fettkalorien,
35 g Kohlenhydrate
Zubereitungszeit: ca. 20 Minuten + Garzeit

4 alte Semmeln (Brötchen)
Wasser
600 g Fischfilet
1 Ei
Salz, Pfeffer, Muskat
Zwiebel (klein gehackt), Petersilie
80 g Semmelbrösel (Paniermehl)
1 EL Öl

Die Semmeln im Wasser einweichen, gut ausdrücken und mit den aufgetauten Fischfilets durch den Fleischwolf drehen. Die übrigen Zutaten darunter mischen, Laibchen formen und in wenig Öl goldgelb braten; oder ohne Öl bei 180 °C im Backofen garen.

Fischtopf mit Gemüse

Für 4 Portionen
Pro Portion: 385 kcal, 8 g Fett, 19 % Fettkalorien,
47 g Kohlenhydrate
Zubereitungszeit: ca. 30 Minuten

400 g Fischfilet, tiefgefroren
Pfeffer, Salz
1 Zwiebel
200 g Möhren
2 Stangen Lauch
5 Stangen Staudensellerie
2 EL Butter
1 TL Curry
1 Prise Cayennepfeffer
¼ l Weißwein
¾ l Wasser
4 TL MAGGI Klare Gemüsebrühe (Glas)
150 g Shrimps
Pfeffer, frisch gemahlen

Fischfilet antauen lassen, in Würfel schneiden und mit Pfeffer
und Salz würzen. Zwiebel klein schneiden, Möhren, Lauch
und Staudensellerie in dünne Scheiben beziehungsweise Streifen schneiden. Butter heiß werden lassen, Zwiebel darin andünsten, Gemüse zufügen und mitdünsten. Mit Curry und
Cayennepfeffer bestäuben. Weißwein und Wasser zugießen,
zum Kochen bringen, klare Gemüsebrühe darin auflösen und
bei geringer Wärmezufuhr ca. 15 Minuten kochen. Fischwürfel mit Shrimps zugeben und 5 Minuten gar ziehen lassen.
Mit Pfeffer würzen und mit Weißbrot servieren.

Kabeljau mit Tomaten-Gemüse-Haube

Für 4 Portionen
Pro Portion: 262 kcal, 8 g Fett, 27,5 % Fettkalorien,
30 g Kohlenhydrate
Zubereitungszeit: ca. 50 Minuten

600 g Kabeljaufilet
Pfeffer, Salz
2 Möhren
1 EL Sonnenblumenöl
1 kleine Stange Lauch
¼ l Wasser
4 EL Weißwein
1 Beutel Tomatencremesuppe
5 EL geriebener Käse

Kabeljaufilet mit Pfeffer und Salz würzen und in eine feuerfeste Form legen. Möhren schälen, in sehr dünne Scheiben schneiden und in Sonnenblumenöl ca. 3 Minuten dünsten. Lauch in dünne Scheiben schneiden und ca. 2 Minuten mitdünsten. Wasser und Weißwein zugießen, Tomatencremesuppe einrühren, aufkochen und über den Fisch gießen. Mit Käse bestreuen und im vorgeheizten Backofen bei 200 °C ca. 30 Minuten backen.

Kabeljau auf feinem Sauerkraut

Für 2 Portionen
Pro Portion: 324 kcal, 2,5 g Fett, 7 % Fettkalorien,
14 g Kohlenhydrate
Zubereitungszeit: ca. 30 Minuten

100 ml Apfelsaft
1 Briefchen Safran
1 Zwiebel
1 kleine rote Paprikaschote
1 TL Öl
400 g frisches Sauerkraut
100 ml Brühe
Salz, Pfeffer
1 Stück Sternanis
1 TL Honig
4 dünne Kabeljaukoteletts (à 150 g)

Apfelsaft erwärmen, Safran zugeben und unter Rühren auflösen. Zwiebel abziehen und würfeln, Paprika putzen, waschen und würfeln. Zwiebel- und Paprikawürfel im heißen Fett ca. 1 Minute andünsten. Zerpflücktes Sauerkraut, Brühe, Apfelsaft, Salz, Pfeffer und Sternanis dazugeben und bei geringer Hitze etwa 10 Minuten schmoren lassen. Mit Honig abschmecken. Den Fisch waschen, mit Küchenpapier trockentupfen, salzen, pfeffern, auf das Sauerkraut legen und alles weitere 10 Minuten garen.
Kabeljaukoteletts und Sauerkraut mit Salzkartoffeln, Rösti oder Kroketten anrichten. Nach Wunsch mit einigen Estragonblättchen garnieren.

Gemüsegerichte

Gebackene Knollen
(von Dagmar Schmohl)

Für 16 Stück
Pro Stück: 149 kcal, 2 g Fett, 12 % Fettkalorien,
27 g Kohlenhydrate
Zubereitungszeit: ca. 45 Minuten

16 Kartoffeln
3 Knoblauchzehen
4 Fleischtomaten
½ Bund Basilikum
4 EL Crème fraîche
Salz, Pfeffer aus der Mühle
4 EL Käse, gerieben

Backofen auf 200 °C vorheizen. Kartoffeln gründlich waschen und in Wasser ca. 25 Minuten kochen. Kartoffeln der
Länge nach halbieren und etwas aushöhlen. Das Ausgehöhlte
der Kartoffeln mit der Gabel zerdrücken. Knoblauchzehen
schälen und zerdrücken. Fleischtomaten brühen, häuten, entkernen und klein schneiden. Basilikum waschen und klein
schneiden. Alles mit der Kartoffelmasse, Crème fraîche, Salz
und Pfeffer würzen. Masse in die ausgehöhlten Kartoffeln füllen und mit Käse bestreuen. Kartoffeln in die Fettpfanne setzen und im Backofen ca. 10 Minuten backen.

Vollkornpfannkuchen mit Brokkoli

Für 4 Portionen
Pro Portion: 312 kcal, 5 g Fett, 14 % Fettkalorien,
48 g Kohlenhydrate
Zubereitungszeit: ca. 40 Minuten

200 g Weizenvollkornmehl
2 Eier
½ l Magermilch
50 g Zwiebeln
Kräuter der Provence
1 TL Salz, Pfeffer
800 g Brokkoli
300 ml Gemüsebrühe
2 EL Speisestärke
2 EL Zucker
3 EL Zitronensaft

Mehl mit Eiern, 400 ml Milch, fein gehackten Zwiebeln, Kräutern, 1 Prise Salz und etwas Pfeffer vermischen. In einer beschichteten Pfanne ohne Fett ca. 2 Minuten anbraten und danach im vorgeheizten Ofen ca. 10 Minuten bei 180 °C durchgaren lassen. Brokkoli putzen, in Röschen teilen und in Gemüsebrühe gar dünsten. Danach herausnehmen, die restlichen 100 ml Milch dazugeben und die Sauce mit der Stärke binden. Mit Zitronensaft, Salz und Zucker abschmecken.
Die Brokkoliröschen wieder dazugeben und mit den Pfannkuchen servieren.

Kartoffelgratin

Für 4 Portionen
Pro Portion: 303 kcal, 6 g Fett, 18 % Fettkalorien,
44 g Kohlenhydrate
Zubereitungszeit: ca. 20 Minuten + Garzeit

1 kg geschälte Kartoffeln
1 Zwiebel
Öl für die Form
ca. ½ l Milch (1,5% Fett)
1 Ei
Salz, schwarzer Pfeffer
Muskatnuss
100 g Scheibletten (Du darfst-Toasties)

Die rohen Kartoffeln mit dem Gemüsehobel in dünne Scheiben hobeln. Zwiebel schälen, fein würfeln und unter die Kartoffeln mischen. Eine große Auflaufform dünn mit Öl auspinseln. Kartoffeln einfüllen. Die Milch mit dem Ei verquirlen. Mit Salz, Pfeffer und Muskatnuss kräftig (!) würzen und über die Kartoffeln gießen. Den Käse in kleine Stücke zerteilen und auf das Gratin geben. Im vorgeheizten Ofen bei 200 °C in ca. 50 Minuten goldbraun backen.

Rosenkohl-Kartoffel-Ragout

Für 4 Portionen
Pro Portion: 268 kcal, 4 g Fett, 13 % Fettkalorien,
42 g Kohlenhydrate
Zubereitungszeit: ca. 30 Minuten

600 g geschälte Kartoffeln	*1 TL Paprika edelsüß*
Salz	*125 ml Milch (1,5% Fett)*
600 g geputzter Rosenkohl	*½ l Tomatensaft*
2 kleine Zwiebeln	*Pfeffer*
1 EL Öl	*4 Tomaten*
40 g Mehl	*½ Bund Petersilie*

Kartoffeln vierteln und in kochendem Salzwasser ca. 15 Minuten garen.
Anschließend abtropfen lassen. Rosenkohl in ¼ l kochendem Salzwasser ca. 15 Minuten garen. Abtropfen lassen, dabei Gemüsewasser auffangen. Die Zwiebeln schälen und fein würfeln. In einer mit Öl besprühten Pfanne andünsten. Mit Mehl und Paprikapulver bestäuben und verrühren. Mit Milch, Rosenkohlwasser und Tomatensaft ablöschen. Unter ständigem Rühren aufkochen lassen. Dann bei schwacher Hitze ca. 5 Minuten köcheln lassen. Sauce mit Salz und Pfeffer abschmecken.
Die Tomaten vierteln und entkernen. Das Fruchtfleisch halbieren. Kartoffeln, Rosenkohl und Tomaten in die Sauce geben und erwärmen (gegebenenfalls die Sauce vorher in einen größeren Topf umfüllen). Petersilie waschen und trockenschütteln. Blättchen von den Stielen zupfen und fein hacken. Ragout mit Petersilie bestreuen und servieren.

Blechkartoffeln mit Kräuterquark

Für 2 Portionen
Pro Portion: 448 kcal, 7 g Fett, 14 % Fettkalorien,
47 g Kohlenhydrate
Zubereitungszeit: ca. 45 Minuten

600 g Kartoffeln
1 EL Öl
1 EL grobes Salz
1 TL getrocknete italienische Kräuter
150 g Salatgurke
1 Bund Schnittlauch
1 Knoblauchzehe
500 g Quark (0,2 % Fett)
schwarzer Pfeffer, Salz

Den Ofen auf 220 °C vorheizen. Die Kartoffeln längs durchschneiden. Ein Backblech mit Öl bepinseln, mit Salz und
Kräutern bestreuen. Die Kartoffelhälften mit der Schnittfläche auf das Backblech setzen und auf mittlerer Schiene ca.
40 Minuten backen. Die Gurke schälen, raspeln und ausdrücken. Den Schnittlauch in Röllchen schneiden, die Knoblauchzehe durchpressen. Alles mit dem Quark vermischen.
Mit Pfeffer und Salz abschmecken.

Kartoffel-Pilz-Gulasch

Für 4 Portionen
Pro Portion: 299 kcal, 6 g Fett, 18 % Fettkalorien,
45 g Kohlenhydrate
Zubereitungszeit: ca. 40 Minuten

1 kg Kartoffeln
500 g rote und grüne Paprikaschoten
1 Zwiebel
2 EL Butterschmalz
300 g Pfifferlinge
200 g Sauerkraut
2 EL Tomatenmark
Salbei
300 ml Tomatensaft
150 ml Gemüsebrühe
100 ml Rotwein
Salz, Pfeffer

Kartoffeln schälen, in dicke Scheiben schneiden, die Paprika entkernen und in Streifen schneiden. Die Zwiebel in Ringe schneiden und im heißen Butterschmalz glasig andünsten. Kartoffeln, Paprika, Pfifferlinge, Sauerkraut, Tomatenmark und Salbei dazugeben und etwa 5 Minuten schmoren. Dann mit Tomatensaft, Gemüsebrühe und Rotwein aufgießen. Mit Salz und Pfeffer würzen und 15 Minuten köcheln. Dabei etwas einkochen lassen, nochmals abschmecken und servieren.

Ofenkartoffeln mit Zitronen-Möhren-Béchamel

Für 2 Portionen
Pro Portion: 379 kcal, 12 g Fett, 28 % Fettkalorien,
38 g Kohlenhydrate
Zubereitungszeit: ca. 40 Minuten

4 große neue Kartoffeln
100 g Pfifferlinge
1 TL Sonnenblumenöl
Jodsalz, Pfeffer
2 Möhren
150 g Erbsen
100 ml Gemüsefond
Saft und Schale von ½ unbehandelten Zitrone
1 TL Mehl
5 EL fettarme Milch
100 g Leerdamer light (32% Fett i. Tr.)
Muskatnuss

Kartoffeln abbürsten und in der Schale garen. Pfifferlinge putzen, im Öl etwa 3 Minuten braten, salzen und pfeffern. Möhren in Scheiben schneiden. Möhren und Erbsen im Gemüsefond mit Zitronensaft und -schale etwa 5 Minuten garen, Fond abgießen und auffangen. Mehl und Milch verrühren, Fond aufkochen, mit der Mehlmischung binden. Käse reiben und darin schmelzen lassen. Gemüse und Pilze in die Béchamelsauce geben, mit Muskatnuss würzen. Kartoffeln halbieren, in eine Auflaufform legen. Gemüse-Béchamel darauf verteilen. Bei 200 °C etwa 15 Minuten gratinieren.

Linsen mit Räuchertofu

Für 4 Portionen
Pro Portion: 525 kcal, 7 g Fett, 12 % Fettkalorien,
76 g Kohlenhydrate
Zubereitungszeit: ca. 65 Minuten

500 g Linsen
500 g Suppengemüse
Salz, Pfeffer
Paprika, Chili, Basilikum, Oregano
etwas Rotwein
200 g Räuchertofu
frische Kräuter nach Belieben

Linsen waschen und 40 Minuten kochen. Suppengemüse dazugeben und noch 20 Minuten weiter kochen. Mit Salz, Pfeffer, Paprika, Chili, Basilikum und Oregano würzen, abschmecken. Etwas Rotwein hinzufügen.
200 g Räuchertofu in Würfel schneiden und unterheben. Frisch gehackte Kräuter darüber streuen.
Dazu passt Vollkornbrot.

Knödelgratin

Für 2 Portionen
Pro Portion: 498 kcal, 15 g Fett, 27% Fettkalorien,
159 g Kohlenhydrate
Zubereitungszeit: ca. 45 Minuten

5 Kartoffelknödel (aus dem Kochbeutel oder
aus Knödelmasse zubereitet)
1 mittelgroße Zucchini
4 TL Butter
2 TL Mehl
⅛ l Milch (1,5% Fett)
Salz, schwarzer Pfeffer
2 große, feste Tomaten
1 Scheibe geräucherter Schinken ohne Fettrand
4 EL Petersilie, gehackt
2 EL geriebener Emmentaler (30% Fett i. Tr.)

Kartoffelknödel nach Packungsanweisung in reichlich sieden-
dem Salzwasser garen. In der Zwischenzeit den Backofen auf
225 °C vorheizen. Zucchini waschen, putzen und in ca. 1 cm
dicke, schräge Scheiben schneiden. 1 TL Butter in einem kleinen Topf erhitzen, die Zuccinischeiben darin bei mittlerer
Hitze von beiden Seiten goldbraun braten. Sie danach aus
dem Topf nehmen und zur Seite stellen.
Restliche Butter im Topf erhitzen. Das Mehl darin unter Rühren goldgelb anschwitzen und anschließend nach und nach
die Milch dazugießen. Die Sauce mit einem Schneebesen kräftig rühren bis sie glatt ist. Danach mit etwas Salz und Pfeffer
würzen, einmal aufkochen und noch ca. 5 Minuten köcheln
lassen. Tomaten waschen und Stielansätze keilförmig herausschneiden. Das Fruchtfleisch danach in Scheiben schneiden.
Knödel am Ende der Garzeit aus dem Wasser nehmen, ggf.

aus den Kochbeuteln lösen und in ca. 2 cm dicke Scheiben schneiden.

Knödel-, Zucchini- und Tomatenscheiben einander überlappend in eine Auflaufform legen. Schinken anschließend in kleine Würfel schneiden. Petersilie und die Hälfte des Emmentalers unter die Béchamelsauce rühren und den Käse darin schmelzen lassen. Sauce abschmecken und über die Zutaten geben. Schinken und den restlichen Käse über den Auflauf streuen und das Gratin auf der mittleren Schiene in den Ofen schieben und es in etwa 15 Minuten goldbraun überbacken.

Kartoffel-Möhren-Durcheinander

Für 4 Portionen
Pro Portion: 326 kcal, 7 g Fett, 19 % Fettkalorien,
37 g Kohlenhydrate
Zubereitungszeit: ca. 30 Minuten

300 g Möhren, geschält
400 g Kartoffeln, geschält
Wasser
2 EL Gemüsebrühe
evtl. Kartoffelpüree
Salz, Pfeffer, Muskat, Zwiebelpulver
200 g geräucherte Putenbrust

Möhren und Kartoffeln würfeln. In einen Topf geben und mit
so viel Wasser auffüllen, dass das Gemüse nicht ganz bedeckt
ist. Mit der Gemüsebrühe würzen und gar kochen. Alles
stampfen, evtl. mit Püree andicken und mit den Gewürzen
abschmecken. Die Putenbrust würfeln und zu dem Gestampf-
ten geben.

Herzhafter Sauerkraut-Auflauf

Für 4 Portionen
Pro Portion: 213 kcal, 7 g Fett, 30 % Fettkalorien,
26 g Kohlenhydrate
Vorbereitungszeit: ca. 35 Minuten
Garzeit: ca. 60 Minuten

500 g Kartoffeln
1 Zwiebel
1 TL Butter
500 g Sauerkraut
etwas Fett für die Form
400 g Tomaten
2 Eier
250 ml Milch (1,5% Fett)
Salz, Kümmel, Majoran, Muskat

Die Kartoffeln 20 Minuten kochen, pellen und in Scheiben
schneiden. Die Zwiebel schälen, in Würfel schneiden und in
der heißen Butter anbraten. Das Sauerkraut dazugeben, kurz
andünsten und die Masse in eine gefettete feuerfeste Form
füllen. Darauf die Kartoffelscheiben schichten und mit Tomatenscheiben belegen. Die Eier mit Milch, Salz, Kümmel, Majoran und Muskat verquirlen, über den Auflauf gießen und
bei 175 °C etwa 1 Stunde überbacken.

Süßsaures Möhren-Linsen-Curry

Für 2 Portionen
Pro Portion: 283 kcal, 7 g Fett, 22 % Fettkalorien,
42 g Kohlenhydrate
Zubereitungszeit: ca. 40 Minuten

1 Zwiebel
1 EL Olivenöl
1 geh. EL (20 g) Rosinen
450 g Möhren
80 g Linsen,
Kräutersalz, Pfeffer
1 Prise Kreuzkümmel
1 EL Honig
1–2 TL Zitronensaft
1 TL Curry
1 EL Gemüsebrühepulver (10 g) auf ½ l Wasser
200 g Staudensellerie

Zwiebel schälen, hacken und im Topf im heißen Olivenöl glasig dünsten. Rosinen hinzufügen. Möhren schälen, in Scheiben schneiden und mit den Linsen zufügen. Mit Kräutersalz, Pfeffer, Kreuzkümmel, Honig, Zitronensaft und Curry würzen. Mit Gemüsebrühe aufgießen und 30 Minuten leise köcheln. Abschmecken. Den Staudensellerie waschen und in feine Scheiben schneiden. Zum Schluss unterheben und 5 Minuten köcheln lassen.

Linsentopf mit Spätzle

Für 4 Portionen
Pro Portion: 480 kcal, 14 g Fett, 26 % Fettkalorien,
59 g Kohlenhydrate
Zubereitungszeit: ca. 45 Minuten

*150 g Frühstücksspeck
(Bacon) oder auch Schinkenwürfel
1 TL Öl
200 g Knollensellerie
1 Zwiebel
300 g getrocknete braune
Tellerlinsen*

*1250 ml Geflügel- oder
Gemüsebrühe
½ TL gerebelter Majoran
Salz, Pfeffer
150 g Spätzle
1 EL milder Essig
2 Lauchzwiebeln*

Die Bacon-Scheiben halbieren und im heißen Fett bei mittlerer Hitze ausbraten. Den Bacon aus dem Topf nehmen. Sellerie schälen und würfeln. Zwiebel abziehen und ebenfalls würfeln. Beides im heißen Bratenfett glasig dünsten. Die abgespülten Linsen und die Brühe zugeben. Mit Majoran, Salz und Pfeffer würzen und bei mittlerer Hitze etwa 15 Minuten garen. Die Spätzle zu den Linsen geben und 15 Minuten weiterkochen. Evtl. noch etwas Brühe zugeben. Den Linsentopf mit Salz, Pfeffer und Essig abschmecken. Die Lauchzwiebeln putzen und in Ringe schneiden. Lauchzwiebelringe und den krossen Bacon über den Linsentopf geben.

TIPP
Wer kein Fleisch mag, kann den Bacon weglassen und stattdessen vor dem Servieren in Fett gebräunte Zwiebelringe (oder geraffelten Feta-Schafskäse) über den Linsentopf geben.

Sauerkraut-Auflauf al forno

Für 4 Portionen
Pro Portion: 119 kcal, 4 g Fett, 30 % Fettkalorien,
14 g Kohlenhydrate
Vorbereitungszeit: ca. 25 Minuten
Garzeit: ca. 50 Minuten

4 Kartoffeln
250 g Sauerkraut
1 Zwiebel
Knoblauch
2–3 Tomaten
100 g saure Sahne (10% Fett)
Salz, Pfeffer
20–30 g Käse (30% Fett i. Tr.), gerieben

Kartoffeln als Gschwelti (Pellkartoffeln) kochen, schälen (pel-len), in Scheiben schneiden. Sauerkraut zerpflücken, Zwie-beln und nach Geschmack Knoblauch hacken, Tomaten in Scheiben schneiden. Schichtweise in eine Auflaufform geben, zuoberst Kartoffeln. Saure Sahne evtl. mit etwas Wasser cre-mig-flüssig rühren und salzen und pfeffern. Über das Gemüse geben. Im Backofen bei 175 °C ca. 40–50 Minuten backen. Während der letzten Minuten den Käse überstreuen und schmelzen lassen.

Rosenkohlgratin mit Käsekruste

Für 2 Portionen
Pro Portion: 260 kcal, 8 g Fett, 28 % Fettkalorien,
24 g Kohlenhydrate
Zubereitungszeit: ca. 30 Minuten

500 g Rosenkohl
Salz
2 Scheiben Vollkornbrot mit Sonnenblumenkernen
50 g Edamer (30% Fett)
Pfeffer aus der Mühle
geriebener Muskat
1 EL Crème fraîche

Den Rosenkohl putzen und in Salzwasser 15 Minuten lang
garen, dann abgießen. Das Brot in kleine Würfel schneiden
und in einer heißen Pfanne ohne Fett etwas anrösten. Zum
Abkühlen sofort aus der Pfanne nehmen. Käse reiben und mit
den Brotwürfeln vermischen. Den Rosenkohl in eine Auflaufform geben. Mit Salz, Pfeffer und Muskatnuss würzen.
Crème fraîche mit einem Messer auf den Rosenkohlköpfchen
verteilen. Brot-Käse-Mischung darüber geben.
Auf der mittleren Schiene im Backofen bei 250 °C gratinieren, bis der Käse leicht gebräunt ist. Weichen Käse wie Edamer kann man besser reiben, wenn man ihn zuvor kurz ins
Tiefkühlfach legt. Geriebener Käse lässt sich auch sehr gut
portionsweise einfrieren und kann ohne vorheriges Auftauen
zum Überbacken verwendet werden.

Das kleine EXTRA

In der gemüsearmen Jahreszeit kann man natürlich auch tiefgekühlten Rosenkohl verwenden; sein Vitamingehalt ist genauso gut. Eine 300-Gramm-Packung entspricht der in unserem Rezept angegebenen Menge. Auch viele andere Gemüse-
arten kann man auf diese Art zubereiten. Probieren Sie statt
Rosenkohl beispielsweise auch einmal Kohlrabi oder Schwarz-
wurzeln. Rosenkohl ist reich an Vitamin C (der Tagesbedarf
ist mit diesem Gericht gedeckt) und Mineralstoffen. Nutzen
Sie die Kohlsaison, um das zarte Gemüse so oft wie möglich
zu genießen! In einzelne Blättchen zerpflückt, ist er eine deli-
kate Suppeneinlage (dann nur ganz kurz erhitzen!).

Gemüsegratin

Für 2 Portionen
Pro Portion: 517 kcal, 14 g Fett, 24 % Fettkalorien,
46 g Kohlenhydrate
Zubereitungszeit: ca. 35 Minuten

100 g Nudeln
4 Möhren
2 Lauchstangen
4 Bleichselleriestangen
200 ml Gemüsebrühe
Jodsalz, Pfeffer aus der Mühle
300 g Magerquark
2 Eier
2 EL geriebener Parmesan

Nudeln kochen, Möhren schälen, Lauch und Sellerie putzen. Gemüse in mundgerechte Stücke schneiden und in heißer Brühe etwa 10 Minuten dünsten. Gemüse in eine Auflaufform geben, mit Salz und Pfeffer pikant würzen. Quark mit Eiern und Parmesan vermischen, über das Gemüse geben und im vorgeheizten Backofen (mittlere Schiene) bei 180 °C etwa 20 Minuten überbacken.

Ofengemüse mit Schnittlauch-Schmand

Für 4 Portionen
Pro Portion: 456 kcal, 10 g Fett, 19% Fettkalorien,
19 g Kohlenhydrate
Abtropfzeit für den Jogurt: über Nacht
Zubereitungszeit: ca. 1 Stunde

1 kg Jogurt (1,5% Fett)
1,5 kg Kartoffeln
Salz, Pfeffer
12 EL Olivenöl
2 Zweige Rosmarin
2 Zucchini (300 g)
300 g große Champignons
⅛ l Gemüsebrühe
200 g Kirschtomaten
1 Bund Schnittlauch
1 Knoblauchzehe

Den Jogurt im Kühlschrank über Nacht in einem Haarsieb abtropfen lassen (ergibt dann etwa 500 g Schmand). Kartoffeln
schälen, halbieren und in die gefettete Fettfangschale legen.
Salzen, pfeffern und mit etwas Öl beträufeln. Im Umluft-Backofen bei 180 °C ca. 30 Minuten garen. Rosmarinnadeln abzupfen. Zucchini und Pilze klein schneiden, zu den Kartoffeln
geben, mit Rosmarin bestreuen, salzen und pfeffern. Mit restlichem Öl beträufeln, ca. 15 Minuten backen. Brühe und ge-
waschene und halbierte Tomaten zugeben, in ca. 5 Minuten
fertig garen. Schnittlauch waschen, trockentupfen, fein schneiden, Knoblauch durchpressen, mit dem Jogurt verrühren und
mit Salz und Pfeffer abschmecken. Zum Gemüse reichen.

Reis-, Nudel- und Getreidegerichte

Brokkoli-Pilz-Nudeln

Für 1 Portion
Pro Portion: 403 kcal, 14 g Fett, 30 % Fettkalorien,
45 g Kohlenhydrate
Zubereitungszeit: ca. 25 Minuten

50 g Nudeln
Salz
250 g Brokkoli
200 g Champignons
1 Zwiebel
1 TL Sonnenblumenöl
200 g saure Sahne (10% Fett)
Pfeffer

Nudeln in Salzwasser garen. Brokkoli und Champignons putzen und klein schneiden. Zwiebel abziehen und würfeln. Brokkoli in Salzwasser 3 Minuten garen. Champignons und Zwiebel in heißem Öl braten, mit Salz und Pfeffer würzen. Saure Sahne zufügen. Brokkoli und Nudeln abgießen und mit den Champignons mischen.

Eier-Schinken-Nudeln
(von Thomas Gerber)

Für 4 Portionen
Pro Portion: 480 kcal, 12 g Fett, 23 % Fettkalorien,
54 g Kohlenhydrate
Zubereitungszeit: ca. 20 Minuten

1 TL Olivenöl
50 g Zwiebelwürfel
900 g gekochte Nudeln (entspricht ca. 300 g rohen Nudeln)
275 g Schinken ohne Fettrand
4 EL Milch
4 Eier
Salz, Peffer
2–3 EL Petersilie

Zwiebelwürfel im Öl glasig braten, die gekochten und gut abgetropften Nudeln dazugeben und unter öfterem Rühren etwas mitbraten. Den in Streifen geschnittenen Schinken nun
unterrühren, die in Milch verquirlten Eier mit Salz und Pfeffer würzen und darüber gießen, kurz stocken lassen, unterein-
ander heben und von der Platte nehmen, damit das Gericht
nicht zu fest wird.
Mit der gehackten Petersilie bestreuen.

Nudeln mit Thunfischsauce

Für 4 Portionen
Pro Portion: 726 kcal, 19 g Fett, 24 % Fettkalorien,
102 g Kohlenhydrate
Zubereitungszeit: ca. 30 Minuten

300 g frischer Thunfisch (evtl. aus der Dose)
1–2 Zwiebeln
Öl
500 g Nudeln
1 Tomate
1 Pck. Jägersauce (zum Beispiel von Maggi oder Knorr)
1 Pck. Tomato al Gusto mit Champignons
200 g Champignons

Zwiebel fein würfeln und in einer dünn mit Öl besprühten Pfanne anbraten. Nebenbei die Nudeln nach Packungsanweisung kochen. Thunfisch abtropfen lassen, Tomate würfeln und beides in die Pfanne geben. Den Thunfisch zu einer feinen Masse auseinander zerteilen. Jägersauce mit der Hälfte der angegebenen Wassermenge kochen. Jägersauce, Tomato al Gusto und die Pilze in die Pfanne geben. Alles gut durchrühren.
Die Sauce über die gekochten Nudeln geben.

Tortellini mit Gemüse und Garnelen

Für 2 Portionen
Pro Portion: 358 kcal, 10 g Fett, 25 % Fettkalorien,
42 g Kohlenhydrate
Zubereitungszeit: ca. 40 Minuten

100 g enthülste Erbsen (frisch oder TK)
1 Zucchini
100 g Rucola
2 TL Butter
150 g gekochte Garnelen
2 cl Grappa
250 g vorgekochte Tortellini
2 EL süße Sahne (30% Fett)
Salz, Pfeffer
1 geh. EL Dill

Frische Erbsen in etwas Wasser etwa 10 Minuten blanchieren
(entfällt bei tiefgekühlten), Zucchini waschen und in dünne
Scheiben schneiden. Rucola waschen, trockentupfen und anschließend fein hacken.
Die Butter in einer Pfanne zerlassen. Erbsen, Zucchini und
Rucola dazugeben und etwa 5 Minuten anbraten. Die Garnelen und den Grappa hinzufügen und alles zugedeckt etwa 10
Minuten garen. Die Tortellini in reichlich Salzwasser laut Packungsanweisung gar kochen. Die Sahne unter das Gemüse
rühren und die Sauce mit Salz und Pfeffer abschmecken.
Die Tortellini abgießen, das Gemüse mit dem Dill bestreuen
und alles zusammen servieren. Schmeckt lecker!

Gnocchi-Auflauf

Für 4 Portionen
Pro Portion: 835 kcal, 9 g Fett, 10 % Fettkalorien,
145 g Kohlenhydrate
Zubereitungszeit: ca. 30 Minuten

800 g Gnocchi
Salz
400 ml Milch (1,5% Fett)
200 g Schmelzkäse (20% Fett i. Tr.)
2 TL gekörnte Brühe
2 Prisen Muskat
2 EL Speisestärke
300 g Tomato al Gusto (Tetrapack)
200 g Lachsschinken (ohne Fettrand)

Gnocchi nach Packungsanleitung zubereiten, abgießen und abtropfen lassen. Schmelzkäse in die erwärmte Milch geben und unter Rühren auflösen. Mit gekörnter Brühe und Muskat würzen. Speisestärke in etwas Wasser auflösen, in die Käsesauce einrühren, kurz aufkochen lassen. Die Tomatensauce hinzufügen und alles gut durchrühren. Schinken in Streifen schneiden, mit den Gnocchi vermischen und beides in eine feuerfeste Form geben. Tomaten-Käse-Sauce über die Gnocchi gießen und ca. 15 Minuten im vorgeheizten Backofen bei 200 °C goldbraun überbacken.

Lasagne mit Hähnchenbrust

Für 6 Portionen
Pro Portion: 526 kcal, 14 g Fett, 24 % Fettkalorien,
56 g Kohlenhydrate
Vorbereitungszeit: ca. 35 Minuten
Backzeit: ca. 50 Minuten

600 g Hähnchenbrustfilet
1 mittelgroße Zwiebel
2 TL Oregano
75 g Halbfettmargarine
60 g Mehl
1 l fettarme Milch (1,5% Fett), evtl. nur die Hälfte
500 ml Gemüsebrühe, evtl. nur die Hälfte
250 g Champignons, frisch oder aus der Dose
Salz, Pfeffer
6 Tomaten
9 Lasagneblätter (ca. 125 g)
150 g Schafskäse (40% Fett)
Thymian
6 Brötchen

Das Fleisch und die Zwiebel in dünne Streifen schneiden. Mit
Oregano würzen und ca. 2 Stunden kühlgestellt marinieren.
Fett schmelzen, Mehl darin anschwitzen. Die Milch und die
Brühe einrühren, ca. 5 Minuten köcheln lassen. Fleisch ohne
Fett in einer Teflonpfanne anbraten. Tomaten in dicke Schei-
ben schneiden.
In eine hohe Auflaufform zunächst etwas Béchamelsauce fül-
len, danach die Hälfte der Lasagneblätter darauf legen.
Darauf die Hälfte der Tomaten, des Fleisches und der Pilze
geben. Mit der Häfte der Béchamelsauce begießen. Die restli-
chen Lasagneblätter auflegen und den Rest von Tomaten,

Fleisch und Pilze darüber. Das Ganze dann mit der restlichen Sauce übergießen. Den in grobe Stücke geschnittenen Schafskäse über die Lasagne geben. Mit Thymian bestreuen. Bei 200 °C im vorgeheizten Backofen auf der untersten Schiene ca. 50 Minuten backen.

Die Brötchen dazu reichen.

Bandnudeln mit Rucola
(von Thomas Gerber)

Für 4 Portionen
Pro Portion: 611 kcal, 15 g Fett, 22 % Fettkalorien,
95 g Kohlenhydrate
Zubereitungszeit: ca. 30 Minuten

450 g Tagliardi (superbreite Bandnudeln)
Salz
300 g Rucola
1 kg Tomaten
1 Zwiebel
3 EL Olivenöl
2 Knoblauchzehen
2 EL Aceto balsamico
Pfeffer
1 Prise Zucker
2 EL Ricotta (20% Fett)
60 g Parmesan, frisch gehobelt

Nudeln in Salzwasser garen. Rucola putzen, waschen. Etwa 1 Minute vor Ende der Garzeit zu den Nudeln geben. Abgießen, abtropfen lassen. Tomaten überbrühen, häuten, entkernen und würfeln. Zwiebel schälen, fein hacken und in Öl anbraten. Tomaten zugeben, 5–6 Minuten dünsten. Knoblauch schälen, dazupressen. Mit Essig, Salz, Pfeffer und Zucker abschmecken. Mit Nudeln, Frischkäse, Parmesan und evtl. Rucola-Blättern garniert servieren.

TIPP
Den italienischen Rucola kann man durch jungen Sauerampfer oder Spinatblätter ersetzen, die ebenfalls zu den Nudeln schmecken.

Nudel-Hack-Pfanne

Für 4 Portionen
Pro Portion: 679 kcal, 19 g Fett, 25 % Fettkalorien,
82 g Kohlenhydrate
Zubereitungszeit: ca. 25 Minuten

500 g Rinderhack
2–3 Zwiebeln
Instantbrühe
Salz, Pfeffer, Paprika, Knoblauch, Curry
1 Dose Pizzatomaten
½ Fl. Chilisauce
3 Stangen Porree, fein geschnitten
400 g Nudeln

Hackfleisch mit gehackten Zwiebeln in etwas Brühe (statt Öl, kein Fett, aber Geschmack) scharf anbraten. Mit Salz, Pfeffer, Paprika, etwas Knoblauch und viel Curry (nach Belieben) würzen. Wenn das Fleisch fertig ist, Pizzatomaten und Chilisauce (je nach Geschmack) zum Würzen hinzufügen. Köcheln lassen. Währenddessen Nudelwasser zum Kochen bringen und den Porree in die Hackmischung unterheben. Die gekochten Nudeln unter das Fleisch geben und nochmals abschmecken.

Bandnudeln mit Paprika und Koriander-Pesto

Für 2 Portionen
Pro Portion: 534 kcal, 18 g Fett, 30 % Fettkalorien,
79 g Kohlenhydrate
Zubereitungszeit: ca. 35 Minuten

je 1 rote und gelbe Paprikaschote
2 EL kaltgepresstes Olivenöl
1 Knoblauchzehe
1 großes Bund frischer Koriander
10 Walnusskernhälften
Salz, weißer Pfeffer aus der Mühle
200 g breite Bandnudeln

Paprika entkernen und in Streifen schneiden. 1 EL Öl erhitzen, Paprika darin andünsten, würzen. Knoblauch schälen,
grob zerkleinern. Mit Koriander und Walnüssen, bis auf
einige Blättchen und 4 Nusshälften zum Garnieren, in einem
Mixer fein zermahlen oder im Mörser zerstoßen. Übriges Öl
unterrühren. Koriandersauce mit Salz und Pfeffer abschmecken. Nudeln nach Packungsanweisung bissfest kochen, abgießen und sofort mit dem Koriander-Pesto mischen.
Nudeln mit Pesto und Paprikagemüse anrichten.
Mit restlichen Walnüssen und Koriander verzieren. Sofort essen.

Spaghetti mit Zucchinicreme

Für 2 Portionen
Pro Portion: 633 kcal, 16 g Fett, 23 % Fettkalorien,
99 g Kohlenhydrate
Zubereitungszeit: ca. 25 Minuten

50 g Lauch
250 g Zucchini
etwas Petersilie
4 Blätter Basilikum
2 EL Olivenöl
Salz
50 ml Gemüsebrühe
Pfeffer aus der Mühle
50 ml Milch (1,5% Fett)
2 EL saure Sahne (10% Fett)
250 g Spaghetti
2 EL geriebener Parmesan

Lauch fein schneiden, Zucchini würfeln, Kräuter fein hacken, Öl erhitzen und Lauch darin andünsten. Zucchini zugeben und salzen, Brühe dazu, 10 Minuten köcheln lassen. Milch und saure Sahne dazu und pürieren, Kräuter dazu und nachwürzen.

Spinat-Lasagne

Für 4 Portionen
Pro Portion: 493 kcal, 8 g Fett, 15 % Fettkalorien,
77 g Kohlenhydrate
Vorbereitungszeit: ca. 35 Minuten
Backzeit: ca. 45 Minuten

600 g Spinat	*½ l Milch (1,5% Fett)*
4 Tomaten	*Sojasauce*
1 Paprika	*Muskat, Pfeffer, Salz*
100 g gekochter Schinken	*1 Knoblauchzehe*
1 Zwiebel	*300 g Lasagneblätter*
1 EL Sonnenblumenöl	*(ohne Vorkochen)*
¼ l Brühe	*1–2 EL Parmesan, gerieben*
60 g Mehl	

Spinat auftauen, Tomaten und Paprika in kleine Würfel schneiden. Gekochten Schinken ebenfalls in Würfel schneiden. Für die Béchamelsauce die Zwiebel klein schneiden und mit 1 TL Öl ein wenig anbraten. Danach die Brühe zugeben. Das Mehl in der Milch verquirlen und unter Rühren zur Brühe und Zwiebel geben. Die Sauce aufkochen lassen und mit Sojasauce, Muskat, Pfeffer und Salz abschmecken, Schinkenwürfel und Knoblauch dazugeben.
Nun die Auflaufform mit dem restlichen Öl einfetten und Lasagneblätter hineinlegen, darauf etwas Béchamelsauce, dann eine Schicht Spinat, nächste Lage gewürfelte Tomaten und Paprika. Wieder Lasagneblätter usw. Die letzte Schicht sollte Béchamelsauce sein und darüber den Parmesankäse streuen. Auflauf für 45 Minuten bei 180 °C in den Backofen.

Spaghetti mit Champignon-Schinken-Sauce

Für 4 Portionen
Pro Portion: 561 kcal, 6 g Fett, 10 % Fettkalorien,
98 g Kohlenhydrate
Zubereitungszeit: ca. 35 Minuten

2 Zwiebeln
100 g Lachsschinken
400 g frische Champignons
Klare Gemüsebrühe
Salz, Pfeffer, Basilikum (getrocknet)
sonstige Gewürze nach Wunsch
1 kleiner Becher saure Sahne (10% Fett)
Mehl zum Binden
500 g Spaghetti

Die Zwiebeln und den Schinken in feine Würfel schneiden. Erst die Zwiebeln ohne Öl in einer beschichteten Pfanne anbraten, dann den Schinken dazu, ebenfalls kurz anbraten lassen. Danach die Pilze dazu, anbraten und mit Brühe (ich habe eine Tasse genommen) ablöschen. Falls die Zwiebeln und der Schinken anhängen, kann man vorher schon mit ein klein wenig Brühe oder Wasser ablöschen. Das Ganze etwas köcheln lassen und mit Salz, Pfeffer, Basilikum würzen. Noch ein paar griechische Gewürze (Mix pikant und Cook's Spice) dazugeben (aber andere Gewürze tun es sicher auch, einfach mal ausprobieren). Danach die saure Sahne dazu und mit Mehl und Brühe binden.

Penne mit Gemüsesauce

Für 4 Portionen
Pro Portion: 426 kcal, 7 g Fett, 15 % Fettkalorien,
72 g Kohlenhydrate
Zubereitungszeit: ca. 45 Minuten

250 g Brokkoli
300 g Penne oder Spaghetti
200 g Möhren
200 g Champignons
Salz, Pfeffer
1 EL Öl
⅛ l Gemüsebrühe
200 g gefrorene Erbsen
1 Becher saure Sahne (150 g)
2 EL Speisestärke
2 EL gehackte Petersilie
3 Zweige gehackter Majoran
1 EL geraspelter Parmesankäse (20 g)

Brokkoli in gesalzenem Wasser 3–5 Minuten vorgaren. Nudeln nach Anweisung kochen. Möhren in Scheiben schneiden.
Champignons vierteln und in heißem Öl 3–4 Minuten braten.
Würzen, die Möhren zugeben und unter Rühren kurz andünsten. Brühe zugeben, alles 5 Minuten dünsten. Abgetropften Brokkoli und Erbsen zugeben, 2 Minuten weiterdünsten.
Saure Sahne und Stärke verrühren, Gemüsesauce damit binden und 2–3 Minuten kochen lassen. Nudeln abtropfen lassen und in die Gemüsesauce geben.
Gehackte Kräuter zufügen, abschmecken. Mit Parmesan bestreuen.

Nudeln mit Asiasauce

Für 4 Portionen
Pro Portion: 461 kcal, 6 g Fett, 12 % Fettkalorien,
82 g Kohlenhydrate
Zubereitungszeit: ca. 25 Minuten

400 g Nudeln
125 g Zuckererbsen
250 g Möhren
1 Zucchini (150 g)
1 Bund Lauchzwiebeln
1 Stück Ingwer (20 g)
1–2 Knoblauchzehen
3 TL Sonnenblumenöl
150 Bambussprossen in Streifen (aus der Dose)
Salz, Pfeffer
3 EL Sojasauce
1 Msp. Sambal Oelek
1 TL gehackter Koriander

Nudeln nach Anweisung kochen. Zuckererbsen in Salzwasser
ca. 2–3 Minuten garen. Möhren und Zucchini in Stifte
schneiden. Lauchzwiebeln in Ringe schneiden. Ingwer schälen
und fein hacken. Knoblauch fein würfeln. Beides im heißen
Öl andünsten. Möhren und Zucchini zugeben, ca. 5 Minuten
braten. Lauchzwiebeln, abgetropfte Nudeln und Zuckererbsen zufügen, weitere 3 Minuten braten. Abgetropfte Bambussprossen zugeben, erhitzen. Mit restlichen Zutaten abschmecken.

Spaghetti mit Safransauce und Thunfisch

Für 4 Portionen
Pro Portion: 482 kcal, 8 g Fett, 15 % Fettkalorien,
81 g Kohlenhydrate
Zubereitungszeit: ca. 45 Minuten

700 g Tomaten
1 Zwiebel
1 Knoblauchzehe
1 Briefchen Safran
100 ml heiße Gemüsebrühe
400 g Spaghetti
Salz, Pfeffer
150 g Thunfisch

Tomaten häuten und würfeln. Zwiebel- und Knoblauchwürfel in einer Antihaft-Pfanne ohne Fett andünsten. Safran,
Brühe und Tomaten zugeben, ca. 7 Minuten köcheln lassen.
Spaghetti nach Anweisung kochen. Thunfisch abtropfen lassen, zerpflücken, in die Sauce geben und erhitzen. Die Sauce
abschmecken und abgetropfte Spaghetti untermischen.

Bandnudeln mit Möhren-Zucchini-Sauce

Für 4 Portionen
Pro Portion: 593 kcal, 8 g Fett, 12 % Fettkalorien,
106 g Kohlenhydrate
Zubereitungszeit: ca. 45 Minuten

400 g Möhren
400 g Zucchini
1 mittelgroße Zwiebel
1 EL Margarine
1–2 EL Gemüsebrühe
500 g Bandnudeln
Salz

100 g Schmelzkäse
(20% Fett)
3 EL saure Sahne (10% Fett)
2 EL heller Saucenbinder
weißer Pfeffer
½ Bund Schnittlauch

Möhren und Zucchini putzen, waschen und in kleine Würfel schneiden. Zwiebel schälen, hacken. Fett erhitzen. Zwiebel, Zucchini und Möhren unter Wenden darin andünsten. Mit ⅜ l Wasser ablöschen und aufkochen. Brühe einrühren. Zugedeckt ca. 7 Minuten garen. Inzwischen Nudeln in reichlich kochendem Salzwasser 5–8 Minuten bissfest garen.
Schmelzkäse zum Gemüse geben und unter Rühren schmelzen lassen. Mit saurer Sahne verfeinern.
Sauce kurz aufkochen und dabei Saucenbinder einstreuen. Mit Salz und Pfeffer abschmecken. Schnittlauch waschen, trocken schütteln und in feine Röllchen schneiden. Die Hälfte des Schnittlauchs in die Käsesauce geben. Nudeln abgießen und mit der Sauce auf Tellern anrichten. Mit dem übrigen Schnittlauch bestreuen.

Farfalle alla Casalinga
(Schmetterlingsnudeln mit Erbsen und Schinken)

Für 4 Portionen
Pro Portion: 566 kcal, 10 g Fett, 16 % Fettkalorien,
88 g Kohlenhydrate
Zubereitungszeit: ca. 35 Minuten

1 kleine Zwiebel
2 Knoblauchzehen
50 ml Wein
100 ml Brühe
150 ml Milch (1,5 % Fett)
50 g Sahne
weißer Saucenbinder
200 g Erbsen
Salz, schwarzer Pfeffer
400 g Nudeln
100 g magerer gekochter Schinken
50 g Parmesan

Zwiebel und Knoblauchzehen klein würfeln. Wein im Topf
erhitzen und Zwiebel und Knoblauch darin anschwitzen, bis
der Wein fast vollständig aufgenommen ist. Mit Brühe, Milch
und Sahne aufgießen. Ein bisschen köcheln lassen und die
Sauce mit weißem Saucenbinder eindicken. Erbsen einstreuen
und ca. 5 Minuten bei schwacher Hitze köcheln lassen. Mit
Salz und Pfeffer würzen. Nudeln in der Zwischenzeit kochen
und den Schinken würfeln. Die Schinkenwürfel in die Sauce
einrühren und evtl. nochmals abschmecken. Sauce über die
gar gekochten Nudeln geben und beides vermengen.
Fertig zum Servieren. Wer will, kann nun noch ein bisschen
Parmesan darüber geben. Guten Appetit!

Bandnudeln mit Basilikumsauce

Für 2 Portionen
Pro Portion: 350 kcal, 11 g Fett, 28 % Fettkalorien,
55 g Kohlenhydrate
Zubereitungszeit: ca. 15 Minuten

140 g Bandnudeln
Salz
20 g frische Basilikumblätter
5 Knoblauchzehen
2 EL Olivenöl

Nudeln in Salzwasser bissfest kochen. Basilikumblätter und
Knoblauch pürieren, Olivenöl hinzufügen, zu einer Paste verrühren und unter die heißen Nudeln mischen. Richtig lecker,
wenn man noch Parmesan untermischt, dann aber leider
nicht mehr LF30.

Nudelauflauf mit Fisch und Gemüse

Für 3 Portionen
Pro Portion: 437 kcal, 9,5 g Fett, 19,5 % Fettkalorien,
88 g Kohlenhydrate
Zubereitungszeit: ca. 50 Minuten

300 g Kabeljau
Salz, Pfeffer aus der Mühle
1 EL Zitronensaft
200 g Nudeln
1 Stange Lauch
2 Möhren
1 Packung (250 ml) Thomy
»Les Sauces« Auflauf-Sahne-Sauce

Kabeljau in Würfel schneiden, mit Salz und Pfeffer würzen und mit Zitronensaft beträufeln. Nudeln nach Packungsanweisung zubereiten, abgießen und abtropfen lassen. Lauch und Möhren in Stifte schneiden. Alle Zutaten in eine Auflaufform geben, gut mischen und Thomy »Les Sauces« Auflauf-Sahne-Sauce darüber geben. Im vorgeheizten Backofen bei 200 °C ca. 35 Minuten backen.

Reispfanne

Für 1 Portion
Pro Portion: 289 kcal, 9 g Fett, 28 % Fettkalorien,
41 g Kohlenhydrate
Zubereitungszeit: ca. 25 Minuten

1 kleine Zwiebel, gehackt
½ EL Öl
125 g (Basmati-)Reis, gekocht
100 ml Wasser
100 ml Milch (1,5% Fett)
125 g Tomaten
½ Ecke Schmelzkäse (ca. 12 g; 30% Fett)
1 EL Tomatenmark
½ EL gekörnte Gemüsebrühe
Salz, Pfeffer

Die Zwiebel im Öl glasig werden lassen. Reis zugeben, anbraten. Mit Wasser und Milch ablöschen. Gewürfelte Tomaten, Käse, Tomatenmark und Brühe zugeben. Das Ganze so lange einkochen, bis es die gewünschte Konsistenz hat. Zum Schluss mit Salz und Pfeffer abschmecken.

Feurige Reis-Mais-Pfanne

Für 2 Portionen
Pro Portion: 442 kcal, 4 g Fett, 8 % Fettkalorien,
90 g Kohlenhydrate
Zubereitungszeit: ca. 15 Minuten

1 Tasse Reis
1 Dose Mais (240 g Abtropfgewicht) oder
Mexikanische Gemüseplatte
5 EL Texicana Salsa
Gewürze nach Belieben

Reis kochen, Mais oder Mexikanische Gemüseplatte hinzufügen und mit Texicana Salsa würzen. Schmeckt sehr gut als Hauptgericht oder zu Gegrilltem.

Reis »San Francisco«

Für 6 Portionen
Pro Portion: 166 kcal, 2 g Fett, 11 % Fettkalorien,
33 g Kohlenhydrate
Zubereitungszeit: ca. 45 Minuten

1 EL Sonnenblumenöl
60 g Champignons, in Scheiben geschnitten
1 Knoblauchzehe, zerdrückt
1 mittelgroße Zwiebel, gehackt
190 g Reis
60 g Fadennudeln
600 ml Gemüse- oder Hühnerbrühe
1 TL Würzmischung mit Zwiebeln und Kräutern
1 TL Würzmischung mit Knoblauch
½ TL Salz
1 EL fein gehackte Petersilie

Eine Pfanne mit Öl dünn einsprühen oder auspinseln. Champignons, Knoblauch und Zwiebel darin weich garen. Aus der Pfanne nehmen und beiseite stellen. Reis und Nudeln in die Pfanne geben und garen, bis der Reis glasig wird. Die Pilzmischung wieder in die Pfanne geben. Die Brühe hinzufügen und zum Kochen bringen, dann die Hitze reduzieren und die Gewürze zugeben. Zugedeckt etwa 20 Minuten garen, bis der Reis weich ist.

Nasi Goreng

Für 4 Portionen
Pro Portion: 664 kcal, 15 g Fett, 20% Fettkalorien,
67 g Kohlenhydrate
Zubereitungszeit: 35 Minuten

500 g Hühnerbrust oder -schenkelfilets
2 Eier
3 EL Sonnenblumenöl
500 g mittelgroße, geschälte Garnelen
1 große Möhre, in feine Streifen geschnitten
1½ Stangen Porree, in Streifen geschnitten
900 g Reis, gekocht (300 g Rohgewicht)
4 (Frühlings-)Zwiebeln, in dünne Streifen geschnitten
1 Knoblauchzehe, gepresst
150 g TK-Erbsen
1 EL süße Sojasauce
je nach Geschmack 1 TL Sambal Oelek

Hühnerfilets in schmale Streifen schneiden. Eier im Öl anbraten und Garnelen, Huhn, Möhren- und Porreestreifen unter Rühren braun anbraten. Reis, Zwiebeln, Knoblauch, Erbsen und Sojasauce unterrühren und unter starker Hitze braten (eventuell Sambal Oelek mit unterrühren).

Taboulé

Für 1 Portion
Pro Portion: 387 kcal, 9 g Fett, 21 % Fettkalorien,
81 g Kohlenhydrate
Zubereitungszeit: ca. 25 Minuten

100 g Couscous
½ l Brühe
ca. 6–7 Cherrytomaten
1 rote Zwiebel
3–4 Knoblauchzehen
1 Bund Petersilie
1 Bund Minze
1 EL Zitronensaft
Salz, Pfeffer, Kreuzkümmel

Den Couscous ca. 20 Minuten in der Brühe quellen lassen.
Darauf achten, dass genügend Brühe da ist, sonst nachfüllen.
Danach abgießen. Tomaten, Zwiebel, Knoblauch und Kräuter klein schneiden, samt Gewürzen und Zitronensaft unter
den Couscous mengen und kalt stellen.

TIPP vom User
Taboulé schmeckt besser, wenn es mindestens 1 Stunde
durchzieht. Dazu passt Brot.

Grünkern-Pastinaken-Bratlinge

Für 2 Portionen
Pro Portion: 384 kcal, 11 g Fett, 26 % Fettkalorien,
56 g Kohlenhydrate
Zubereitungszeit: ca. 40 Minuten

¼ l Gemüsebrühe
2 Lorbeerblätter
100 g Grünkernschrot
2 Zwiebeln
1 Pastinake
1 Ei
Haferflocken
Kräutersalz
Sojasauce
1 EL Sonnenblumenöl

Gemüsebrühe mit den Lorbeerblättern ca. 3 Minuten kochen
lassen, dann Lorbeerblätter entfernen. Grünkernschrot in der
Brühe unter Rühren ca. 2 Minuten köcheln lassen, bis die
Masse dick ist. Topf vom Herd nehmen und Grünkern mindestens 15 Minuten ausquellen lassen. In der Zwischenzeit
die Zwiebeln schälen und fein würfeln. Die Pastinake schälen
und fein reiben.
Grünkern mit Zwiebeln, Pastinaken und Ei verrühren. Ist der
Teig sehr feucht, Haferflocken dazugeben. Den Teig mit
Kräutersalz und Sojasauce kräftig würzen und daraus mit
nassen Händen Bratlinge formen. In einer Pfanne etwas Öl
erhitzen. Die Bratlinge darin bei mittlerer Hitze auf jeder
Seite ca. 4 Minuten goldbraun backen.

Curry-Couscous

Für 4 Portionen
Pro Portion: 336 kcal, 9 g Fett, 24 % Fettkalorien,
67 g Kohlenhydrate
Zubereitungszeit: ca. 35 Minuten

250 g Instant-Couscous (türkischer Supermarkt,
Reformhaus oder Naturkostladen)
1 EL Öl
1 Schalotte
400 g Möhren
2 Nelken, 1 Lorbeerblatt
3 Datteln
1 Orange
50 g Rosinen
Salz, Pfeffer
1 TL Curry
½ TL Kreuzkümmel
½ Bund Petersilie

Den Couscous nach Packungsanweisung zubereiten und das
Öl unterrühren. Schalotte und Möhren putzen und in Würfel
schneiden. Beides zusammen mit Nelken, Lorbeerblatt und
100 ml Wasser zum Kochen bringen. Etwa 12 Minuten garen, bis die Flüssigkeit verdampft ist und die Möhrenwürfel
bissfest sind. Datteln entkernen und würfeln. Orange schälen
und in kleine Stücke schneiden. Die Rosinen und alle übrigen
Zutaten mit dem Couscous vermischen. Mit Salz, Pfeffer,
Curry und Kreuzkümmel abschmecken. Petersilie fein hacken
und darüber streuen.

Hackbraten aus Tofu

Für 4 Portionen
Pro Portion: 471 kcal, 15 g Fett, 29 % Fettkalorien,
55 g Kohlenhydrate
Zubereitungszeit: ca. 60 Minuten

⅛ l Wasser	½ TL Basilikum
80 g Hirse	½ TL Thymian
350 g Tofu	80 g geriebener Käse
1 Ei	1 mittelgroße Möhre
¼ l Tomatensaft	2 TL Knoblauchpulver
250 g Haferflocken	½ Paprikaschote
60 ml Sojasauce	1 Zwiebel

Wasser zum Kochen bringen. Hirse zugeben und 15 Minuten
kochen lassen. Tofu im Mixer pürieren, Ei und Tomatensaft
zugeben. Die Mischung in eine Schüssel füllen. Haferflocken,
Sojasauce, Basilikum, Thymian und geriebenen Käse unterrühren. Die Möhre fein reiben und untermengen. Knoblauch-
pulver, Paprikaschote und fein gewürfelte Zwiebel dazugeben. Alles gut vermischen. Die Masse in eine gefettete Kastenform füllen und 45 Minuten bei 175 °C backen.

TIPP vom User
Warm mit Gemüse servieren, kalt mit scharfer Paprika-Toma-
ten-Sauce.

Haferplinsen

Für 2 Portionen
Pro Portion: 443 kcal, 13 g Fett, 26 % Fettkalorien,
62 g Kohlenhydrate
Zubereitungszeit: ca. 35 Minuten

1 Bund Petersilie
1 Zwiebel
100 g Möhre
¼ l Wasser
½ Würfel Klare Suppe mit Suppengrün
150 g feine Haferflocken
2 Eier
1 EL Sonnenblumenöl

Petersilie waschen, trockenschütteln und fein hacken. Zwiebel und Möhre putzen, waschen und raspeln. Wasser zum Kochen bringen und den Suppenwürfel darin auflösen. Haferflocken einrühren. Die Eier unterrühren und das vorbereitete Gemüse hinzufügen. Alles zu einem glatten Teig verrühren. Sonnenblumenöl in einer Pfanne heiß werden lassen. Pro Plinse etwa 2 EL Teig verwenden und braten. Die Plinsen erst wenden, wenn sich ein brauner Rand gebildet hat.

Saucen und Dressings

Schnelle Tomatensauce

Für 2–3 Portionen
Pro Portion: 328 kcal, 4 g Fett, 11 % Fettkalorien,
56 g Kohlenhydrate
Zubereitungszeit: 10 Minuten

1 rote Paprika
1 kleine Dose Mais
1 kleine Dose Kidney-Bohnen
Cayennepfeffer
Paprika edelsüß
1 Paket Tomato al Gusto mit Zwiebeln

Paprika klein schneiden und in etwas Wasser andünsten.
Mais und Bohnen unterheben, mit Cayenne-Pfeffer und edel-
süßem Paprika abschmecken. Tomatenstücke unterrühren
und erwärmen.

Currysauce

Für 2 Portionen
Pro Portion: 104 kcal, 1,3 g Fett, 11 % Fettkalorien,
21 g Kohlenhydrate
Zubereitungszeit: 40 Minuten

1 TL Mehl
1 TL Curry
150 ml Kokosmilch (Dose)
1 kleine Dose Ananasstücke
1 rote Paprika
1 TL Apfelmus
1 EL Kondensmilch
Salz, Pfeffer

Mehl und Curry in einem Kochtopf langsam erwärmen. Nach und nach die Kokosmilch unterziehen und mit dem Schneebesen kräftig aufschlagen. 30 Minuten köcheln lassen. Ananas und Paprika klein schneiden und unterheben. Apfelmus und Kondensmilch einrühren und mit Salz und Pfeffer abschmecken.

Gelbe Paprikasauce mit Birne

Für 8 Portionen
Pro Portion: 36 kcal, 1 g Fett, 25 % Fettkalorien,
6 g Kohlenhydrate
Zubereitungszeit: 40 Minuten

½ TL Olivenöl
4 gelbe Paprika, gewürfelt
250 g Möhrenscheiben
1 Birne, geschält und gewürfelt
1 Dose Tomaten, abgetropft und gewürfelt
1 TL Knoblauch, gewürfelt
⅛ TL schwarzer Pfeffer aus der Mühle
½ TL frisches Basilikum

Das Olivenöl erhitzen. Paprika und Möhren unter Rühren anbraten, bis sie weich sind. Birne, Tomaten, Knoblauch, Pfeffer und Basilikum hinzufügen und ca. 30 Minuten simmern lassen. Die Mischung in den Mixer geben und pürieren.

TIPP vom User
Diese Sauce passt als Beilage zu grünen Nudeln, Gemüse, Fisch und Geflügel. Schmeckt köstlich!

Mango-Salsa

Für ca. 8 Portionen
Pro Portion: 41 kcal, 0,5 g Fett, 11 % Fettkalorien,
9 g Kohlenhydrate
Zubereitungszeit: 15 Minuten

500 g Mango, gewürfelt
1 Schalotte, gewürfelt
1 Knoblauchzehe, gehackt
1 EL Korianderblätter, gehackt
1 grüne Chilischote, fein gehackt
1 EL Reisessig
2 EL Limettensaft

Alle Zutaten gut vermischen.

TIPP vom User
Passt zu Geflügel und Fischgerichten. Eignet sich auch als
Dressing für Obstsalate!

Jet-Fül-Dressing

Für 300 ml (4 Portionen)
Pro Portion: 31 kcal, 0,1 g Fett, 3 % Fettkalorien,
4 g Kohlenhydrate,
Zubereitungszeit: ca. 10 Minuten

½ TL Salz
100 ml Rotweinessig
schwarzer Pfeffer aus der
Mühle
1 EL Zucker

2 fein gehackte Knoblauchzehen
2 TL Worcestershire-Sauce
1 EL Dijon-Senf
1 EL Zitronensaft
200 ml Wasser

Salz im Essig auflösen. Die übrigen Zutaten (außer dem Wasser) zufügen und gut mischen. Das Wasser unterrühren. Das Dressing fest verschlossen im Kühlschrank aufbewahren. Das Aroma entfaltet sich besser, wenn man das Dressing einen Tag durchziehen lässt.

Varianten
Italian Dressing
Je 1 TL Blättchen von frischem Oregano, Basilikum und Estragon unterrühren (bei getrockneten Kräutern je ½ TL).

Asiatisches Dressing
1 TL Curry und ⅛ TL geriebenen Ingwer hinzufügen.

Mexikanisches Dressing
1 TL gemahlenen Kreuzkümmel dazugeben.

Estragon-Dressing
3 EL frischen oder 1 TL getrockneten Estragon unterrühren.

Jogurtsauce

Für 2 Portionen
Pro Portion: 10 kcal, 0,2 g Fett, 16 % Fettkalorien,
1 g Kohlenhydrate
Zubereitungszeit: 5 Minuten

2 EL Jogurt natur (1,5% Fett)
1 EL Orangensaft
1 TL Zitronensaft
Salz
Schnittlauch
Petersilie

Alle Zutaten gut vermischen.

Fruchtige Sauce

Für 2 Portionen
Pro Portion: 21 kcal, 0,4 g Fett, 16 % Fettkalorien,
2 g Kohlenhydrate
Zubereitungszeit: ca. 5 Minuten

1 EL Magerquark
2 EL Orangen- oder Apfelsaft
1 TL Senf
1 EL Essig
Salz, Pfeffer

Nach Belieben hinzufügen: Salatkräutermischung, frische Kräuter, geraffelte Zitronenschale, Zitronensaft statt Essig, geraffelten Meerrettich, Tabascosauce, Sojasauce

Die Zutaten gut vermischen.

Brotaufstriche

Möhrenaufstrich

Für 4 Portionen
Pro Portion: 59 kcal, 0,3 g Fett, 5 % Fettkalorien,
3 g Kohlenhydrate
Zubereitungszeit: ca. 5 Minuten

100 g Möhren
50 g Äpfel
250 g Magerquark
Kräutersalz, Pfeffer
Schnittlauch

Möhren und Äpfel fein reiben und mit dem Quark und den
Gewürzen vermischen. Gut durchziehen lassen.

Liptauer

In Österreich wird dieser Aufstrich gerne zu Schwarzbrot und
Soletti (= dünne Salzstangen) gegessen. Dieser wurde entfet-
tet.

Für 4 Portionen
Pro Portion: 64 kcal, 1 g Fett, 14 % Fettkalorien,
2 g Kohlenhydrate
Zubereitungszeit: 10 Minuten

125 g Magerquark
125 g Jogurt
1–2 Knoblauchzehen, gehackt
1 kleine Zwiebel, gehackt
Salz
Paprikapulver, edelsüß

Quark, Jogurt, Knoblauch und Zwiebel vermengen und nach
Geschmack salzen und mit Paprikapulver würzen. Den Lip-
tauer einige Stunden vorher zubereiten und das Wasser, das
sich durch die Zwiebel und den Quark gebildet hat, abgießen. Übrigens: Bei meiner Silvesterparty merkte niemand das
Fehlen von Margarine und Crème fraîche!

Meerrettichquark

Für 4 Portionen
Pro Portion: 56 kcal, 0,3 g Fett, 5 % Fettkalorien,
2,5 g Kohlenhydrate
Zubereitungszeit: ca. 10 Minuten

250 g Magerquark
etwas Magerjogurt
½ Apfel, gerieben
½ Zwiebel, gerieben
1 EL Meerrettich, gerieben
Salz, Pfeffer

Quark mit Jogurt cremig rühren; Apfel, Zwiebel und Meerrettich in die Masse rühren, würzen.

Vitaminquark

Für 4 Portionen
Pro Portion: 59 kcal, 0,5 g Fett, 8 % Fettkalorien,
2 g Kohlenhydrate
Zubereitungszeit: ca. 10 Minuten

250 g Magerquark
etwas Magerjogurt (1,5% Fett)
1 rote Paprikaschote
2 Essiggurken
2 Radieschen
½ Zwiebel
Salz

Quark mit Jogurt cremig rühren, Gemüse fein schneiden, unterrühren und salzen.

Fischquark

Für 10 Portionen
Pro Portion: 132 kcal, 4 g Fett, 27 % Fettkalorien,
13 g Kohlenhydrate
Zubereitungszeit: ca. 10 Minuten

1 Zwiebel
1 Dose Thunfisch
250 g Magerquark
1 EL Sauerrahm
Salz, Pfeffer, Dill
10 Brotscheiben

Zwiebel fein hacken, Fisch zerpflücken und mit den übrigen
Zutaten gut verrühren. Gut durchziehen lassen. Das Brot da-
mit bestreichen.
Schmeckt auch sehr gut mit Räucherforellen-Filets!

Drinks

Mango-Jogurt-Drink

Für 1 Portion
Pro Portion: 171 kcal, 3 g Fett, 16 % Fettkalorien,
29 g Kohlenhydrate
Zubereitungszeit: ca. 8 Minuten

1 kleine reife Mango
150 g Jogurt (1,5 % Fett)
1 TL Honig
Zitronenmelisse zum Garnieren

Mango schälen. Das Fruchtfleisch klein schneiden, mit Jogurt und Honig im Mixer etwa 5 Minuten pürieren. In ein Longdrinkglas füllen. Mit Zitronenmelisse garnieren.
Schmeckt genial und ist superlecker!

Himbeer-Kefir-Shake

Für 2 Portionen
Pro Portion: 105 kcal, 3,5 g Fett, 30 % Fettkalorien,
13 g Kohlenhydrate
Zubereitungszeit: ca. 10 Minuten

150 g Himbeeren
2 EL Apfeldicksaft
1 Prise Zimt
1 Prise gemahlene Vanille
180 g Kefir (3,5 % Fett)

Himbeeren im Mixer pürieren, durch ein feines Sieb streichen, um die Kernchen zu entfernen. Apfeldicksaft, Zimt, Vanille und Kefir unter das Püree mischen, mit einem Schneebesen unterschlagen und sofort servieren.

TIPP
Echte gemahlene Vanille bekommt man im Reformhaus. Sie schmeckt viel feiner und aromatischer als Vanillezucker. Zwar ist sie etwas teurer, dafür aber ungemein ergiebig, da man nur kleine Mengen zum Würzen braucht.

Buttermilch-Kaltschale

Für 2 Portionen
Pro Portion: 182 kcal, 3,5 g Fett, 17% Fettkalorien,
26 g Kohlenhydrate
Zubereitungszeit: ca. 25 Minuten

2 Scheiben Pumpernickel, zerbröselt
1 TL Butter
1 EL Vollrohrzucker
500 g Buttermilch
½ TL abgeriebene Zitronenschale

Pumpernickelbrösel in der Butter bei schwacher Hitze unter
Wenden rösten. Zucker darüber streuen und karamellisieren.
Buttermilch mit der Zitronenschale vermischen und mit den
Schneebesen des Handrührgerätes schaumig schlagen. Die
Kaltschale in tiefe Teller füllen und die abgekühlten Brösel
darüber streuen.

Variante
Dafür 250 g Himbeeren mit der Buttermilch im Mixer zerkleinern und die Pumpernickelbrösel darüber streuen.

Pfirsich-Vanille-Milch

Für 2 Portionen
Pro Portion: 181 kcal, 3,5 g Fett, 17 % Fettkalorien,
29 g Kohlenhydrate
Zubereitungszeit: 10 Minuten

2 kleine Pfirsiche (ersatzweise 2 Pfirsichhälften aus der Dose)
300 ml fettarme Milch (1,5 % Fett)
ausgekratztes Mark von ½ Vanilleschote
1 Pck. Vanillezucker
4 EL zarte Haferflocken
1 Zweig Minze

Frische Pfirsiche kurz in kochendes Wasser tauchen, kalt abschrecken und häuten. Das Fruchtfleisch grob würfeln. Milch, Pfirsichstücke, Vanillemark, Vanillezucker und Haferflocken im Mixer kräftig durchmixen, in hohe Gläser verteilen und mit Minzeblättchen garnieren.

Sanddorn-Buttermilch-Drink

Für 2 Portionen
Pro Portion: 79 kcal, 0,5 g Fett, 6 % Fettkalorien,
11 g Kohlenhydrate
Zubereitungszeit: 5 Minuten

250 g gut gekühlte Buttermilch
4 EL Sanddornsaft
2 EL Himbeerkonfitüre
etwas Vanillezucker
1 Prise gemahlener Ingwer

Buttermilch mit Sanddornsaft und Konfitüre im Mixer gut durchrühren. Den Drink mit Vanillezucker und Ingwer abschmecken und in Gläser füllen. Gut gekühlt servieren.

TIPP
Sanddornsaft ist in jedem Reformhaus erhältlich. Es gibt gesüßte und ungesüßte Varianten, für diesen Drink benötigt man den gesüßten Saft.

Exotischer Fruchtdrink

Für 2 Portionen
Pro Portion: 69 kcal, 0,5 g Fett, 7 % Fettkalorien,
10 g Kohlenhydrate
Zubereitungszeit: 10 Minuten

½ Mango
½ Papaya
2 Zweige Zitronenmelisse
3 EL Limettensaft
2 TL Ahornsirup
Mineralwasser zum Aufgießen

Fruchtfleisch grob würfeln, Kerne der Papaya entfernen.
6 Blättchen der Zitronenmelisse hacken. Mango, Papaya, Zitronenmelisse, Limettensaft und Ahornsirup im Mixer oder
mit dem Pürierstab fein pürieren. Fruchtpüree in zwei hohe
Gläser verteilen, mit Mineralwasser aufgießen, kurz umrühren und mit der restlichen Zitronenmelisse garnieren.

Tomaten-Buttermilch mit Basilikum

Für 2 Portionen
Pro Portion: 72 kcal, 1 g Fett, 13 % Fettkalorien,
9 g Kohlenhydrate
Zubereitungszeit: ca. 20 Minuten

2 vollreife Tomaten (160 g)
8 große Basilikumblätter
1–2 EL Aceto balsamico
1 EL Tomatenmark
300 g Buttermilch
Kräutersalz, schwarzer Pfeffer
2 Spritzer Worcestersauce
4 kleine Kirschtomaten
2 Cocktailspieße

Stielansätze der Tomaten entfernen. Tomaten kurz überbrühen, häuten und entkernen, das Fruchtfleisch hacken. 6 Basilikumblätter abreiben, in Streifen schneiden, mit den Tomatenstückchen, Aceto balsamico, Tomatenmark und der Hälfte der Buttermilch in den Mixer geben und alles kurz und kräftig mixen. Die restliche Buttermilch dazugießen und mit Salz, Pfeffer und Worcestersauce würzen und nochmals kurz durchmixen. Den Drink in zwei hohe Gläser gießen und mit Pfeffer übermahlen. Jeweils 2 Tomaten mit einem Basilikumblatt auf 1 Cocktailspieß stecken und auf die Gläser legen.

TIPP
Zusätzlich 1 zerdrückte Knoblauchzehe oder 1 klein gewürfelte Chilischote und 1 Basilikumblatt mit den Tomaten pürieren.

Kiwi-Gurken-Mix mit Estragon

Für 2 Portionen
Pro Portion: 130 kcal, 1 g Fett, 7 % Fettkalorien,
25 g Kohlenhydrate
Zubereitungszeit: 10 Minuten

1 große Kiwi (ca. 120 g)
200 g Salatgurke, entkernt, in Stücken
2–3 Zweige Estragon
3 Orangen
1 EL Zitronensaft
1 TL Honig
1 Prise Salz

Kiwi halbieren, 2 Scheiben abschneiden und zum Garnieren
beiseite legen. Die übrige Kiwi schälen, klein würfeln und mit
den Gurkenstücken in den Mixer geben. Vom Estragon
1 Zweig zum Garnieren beiseite legen, die restlichen Blätter
abstreifen und hacken. Orangen auspressen. Estragon, Zitronensaft und die Hälfte des Orangensafts in den Mixer geben,
kurz durchmixen. Den restlichen Orangensaft angießen. Die
Mischung mit Honig und Salz würzen und alles noch ganz
kurz aufschlagen. Den Drink in zwei hohe Gläser gießen. Die
Kiwischeiben bis zur Mitte einschneiden, an den Rand stecken und mit je 1 Estragonzweiglein garnieren.

Desserts und Süßspeisen

Pudding mit Mohn

Für 2 Portionen
Pro Portion: 280 kcal, 8 g Fett, 26 % Fettkalorien,
41 g Kohlenhydrate
Zubereitungszeit: ca. 10 Minuten

½ l Milch (1,5% Fett)
1 Pck. Vanillepuddingpulver (zum Kochen)
Mark von 1 Vanilleschote
3 EL Honig
20 g Mohn

In die kalte Milch das Puddingpulver einrühren, die Vanilleschote aufschneiden und mit einem Messer das Mark aus-
kratzen und in die Milch geben. Honig sowie den Mohn hinzufügen und alles unter ständigem Rühren einmal kurz aufkochen lassen. Den Pudding in Dessertschälchen geben und
kalt stellen.

Quark-Grieß-Auflauf mit Aprikosen

Für 6 Portionen (als Hauptgericht)
Pro Portion: 558 kcal, 17 g Fett, 27 % Fettkalorien,
73 g Kohlenhydrate
Vorbereitungszeit: ca. 10 Minuten
Garzeit: 50–60 Minuten

1 l Milch (1,5% Fett)
2 Prisen Salz
80 g Grieß
6 Eier
500 g Magerquark
130 g Zucker
2 Pck. Vanillezucker
1 Pck. Zitronenzucker
2 EL Zitronensaft

½ Fl. Butter-Vanille-Aroma
1 Pck. Vanillepuddingpulver
1 große Dose Aprikosen
(850 ml)
30 g Halbfettmargarine
40 g Mandelblättchen
10 g Halbfettmargarine
(zum Einfetten der Form)

Milch mit Salz zum Kochen bringen, Grieß einrühren und auf kleiner Stufe ca. 5 Minuten ausquellen und abkühlen lassen. Eier trennen, Eiweiß steif schlagen. Eigelbe mit Quark, Zucker, Aromen und Puddingpulver cremig rühren. Den Grießbrei unterrühren und den Eischnee unterheben. Aprikosen gut abtropfen lassen. Fett schmelzen und die Mandeln unterrühren. Quark-Grieß-Masse in die gefettete Auflaufform geben und mit den Aprikosen belegen. Zum Schluss die Mandeln auf dem Auflauf verteilen. Bei 160 °C (Heißluft) ca. 50–60 Minuten backen.

TIPP vom User
Eventuell 15 Minuten vor Ende der Backzeit mit Pergamentpapier abdecken, damit der Auflauf nicht zu dunkel wird.

Reisauflauf mit Äpfeln

Für 2 Portionen
Pro Portion: 430 kcal, 11 g Fett, 23 % Fettkalorien,
72 g Kohlenhydrate
Zubereitungszeit: ca. 45 Minuten

¼ l Milch (1,5% Fett)
75 g Milchreis
1 Msp. Vanillearoma
1 TL Zitronenschale
1 EL Butter
3 EL Rosinen
2 säuerliche Äpfel
Saft von 1 Zitrone
2 EL Honig
1 Eigelb
1 Eiweiß
1 Prise Salz

Milch mit Milchreis, Vanillearoma, Zitronenschale und Butter
in einen Topf geben und bei mäßiger Hitze etwa 15 Minuten
köcheln lassen. Von der Platte nehmen und weitere 10 Minuten ausquellen lassen. In der Zwischenzeit die Rosinen in Wasser einweichen, Äpfel schälen, entkernen, in dünne Spalten
schneiden und mit Zitronensaft beträufeln. Den Backofen auf
180 °C vorheizen. Den Reisbrei mit Honig süßen und das Eigelb vorsichtig unterrühren.
Eine Auflaufform (20 cm) mit Öl auspinseln. Die Apfelspalten auf dem Boden verteilen und mit den eingeweichten, abgetropften Rosinen bestreuen. Eiweiß mit Salz steif schlagen,
vorsichtig unter die Reismasse heben, auf den Äpfeln verteilen und 10–15 Minuten auf mittlerer Schiene backen.

Buttermilchwaffeln

Ergibt ca. 12 Stück
Pro Stück: 154 kcal, 4 g Fett, 23 % Fettkalorien,
24 g Kohlenhydrate
Zubereitungszeit: ca. 25 Minuten

300 g Mehl
2 Pck. Vanillezucker
2 EL Zucker
½ Pck. Backpulver
1 Prise Salz
2 EL Butter
400 ml Buttermilch
3 Eier
1 EL Butterschmalz fürs Waffeleisen
20 g Puderzucker zum Bestreuen

Mehl, Vanillezucker, Zucker, Backpulver und Salz mischen.
Das Fett zerlassen und mit Buttermilch und Eigelb unterrühren. Eiweiß steif schlagen und vorsichtig unterheben. Das
Waffeleisen dünn mit Butterschmalz bestreichen und nacheinander etwa zwölf goldgelbe Waffeln backen. Mit Puderzucker bestreuen und sofort servieren.

Tiramisu
(von Dorothee Ambros)

Für ca. 10 Portionen
Pro Portion: 180 kcal, 2,5 g Fett, 12 % Fettkalorien,
30 g Kohlenhydrate, Zubereitungszeit: ca. 40 Minuten

1 Pck. Vanillepuddingpulver
½ l Milch (1,5% Fett)
2 EL Zucker
250 g Magerquark
2 cl Cognac
60 g Zucker
3 Eiweiß
24 Löffelbiskuits
2 Tassen kalter Kaffee oder Espresso
2 EL Kakaopulver

Vanillepudding nach Anleitung mit Milch und 2 EL Zucker kochen und kalt stellen. Magerquark mit dem Cognac, restlichen Zucker und abgekühlten Pudding verrühren. Eiweiß steif schlagen und vorsichtig unterheben. Nun eine Lage Löffelbiskuits in eine Auflaufform legen und gut mit Kaffee oder Espresso beträufeln. Ruhig richtig tränken, sonst sind die Biskuits zu trocken! Die Hälfte der Creme darauf streichen, darüber wieder eine Lage Löffelbiskuits, mit Kaffee tränken und darauf den Rest Creme verteilen. Auf die letzte Lage Creme dann dick Kakaopulver streuen. Das Tiramisu mindestens 3 Stunden in den Kühlschrank stellen, damit alles gut durchzieht!

TIPP vom User
Der Vorteil an diesem Rezept ist, außer natürlich dass es sowohl LF als auch kalorienärmer ist, dass im Gegensatz zum Original-Rezept keine rohen Eigelbe enthalten sind!

Apfeltiramisu

Für ca. 6 Portionen
Pro Portion: 246 kcal, 2 g Fett, 7% Fettkalorien,
16 g Kohlenhydrate
Zubereitungszeit: ca. 15 Minuten

150 g Löffelbiskuits
2 EL Calvados (wenn gewünscht)
4 EL Apfelsaft
1 kleines Glas Apfelmus
500 g Magerquark
⅛ l Milch (1,5% Fett)
1 EL Honig
25 g Kakaopulver

Löffelbiskuits in eine Auflaufform geben. Calvados und Apfelsaft darüber träufeln. Apfelmus darauf verteilen. Magerquark, Milch und Honig mit einem Rührgerät aufschlagen. Die Quarkcreme auf dem Apfelmus verteilen und 2 Stunden kühl stellen. Anschließend mit 25 g Kakaopulver bestreuen.

Eis-Ersatz

Für 2 Portionen
Pro Portion: 65 kcal, 2 g Fett, 28 % Fettkalorien,
8 g Kohlenhydrate
Zubereitungszeit: ca. 5 Minuten

150 g gefrorene Erdbeeren
150 g Jogurt (1,5% Fett)
2 EL Magerquark

Alles schön durchmixen, bis eine halbgefrorene Masse entsteht und die Erdbeeren zerkleinert sind. Ein bisschen flüssigen Süßstoff dazu und fertig. Man kann das Eis auch mit gefrorenen Blaubeeren oder Himbeeren zubereiten. Größere Früchte vorher zerkleinern.

TIPP vom User
Für die gefrorenen Erdbeeren braucht man einen kräftigen Mixer.

Apfel-Quark-Auflauf

Für 2 Portionen
Pro Portion: 559 kcal, 12 g Fett, 19 % Fettkalorien,
56 g Kohlenhydrate
Vorbereitungszeit: ca. 10 Minuten
Garzeit: ca. 30 Minuten

300 g Äpfel
Zitronensaft von 1 Zitrone
3 Eier
1 Prise Salz
50 g Zucker
1 Pck.Vanillezucker
500 g Magerquark
2 EL Mehl

Äpfel schälen und in Spalten schneiden. Mit der Hälfte des
Zitronensaftes beträufeln. Eier mit Salz und 3 EL heißem
Wasser schaumig rühren, Zucker einrieseln lassen und weiter
schaumig schlagen. Zitronensaft und Vanillezucker zugeben.
Nun noch den Quark und das Mehl unterziehen! Diese
Quarkmasse in eine Auflaufform geben und die Apfelspalten
darauf verteilen, 30 Minuten bei 200 °C backen.

Orangen-Himbeer-Müsli

Für 1 Portion
Portion: 290 kcal, 7 g Fett, 21 % Fettkalorien,
46 g Kohlenhydrate
Zubereitungszeit: ca. 5 Minuten

40 g Müsli-Mischung
150 g Vanille-Jogurt
1 kleine Orange
100 g gefrorene Himbeeren

Müsli mit Jogurt mischen. Die Orange schälen, in kleine Stücke schneiden und mit den Himbeeren unter das Müsli mischen.

Müslitraum

Für 20 Portionen
Pro Portion: 507 kcal, 5 g Fett, 9% Fettkalorien,
61 g Kohlenhydrate
Zubereitungszeit: ca. 20 Minuten

1 Glas (375 g) Sauerkirschen
Zucker, Zimt
500 g Magerquark
200 g Philadelphia Vital oder Fitness
6 EL Milch (1,5% Fett)
100 g Puderzucker
250 ml Eierlikör
2 Pck. Vanillezucker
500 g Jogurt (1,5% Fett)
1 Pck. (375 g) Vitalis-Schoko-Müsli

Kirschen abtropfen lassen, mit Zucker und Zimt bestäuben und über Nacht in einem Sieb stehen lassen. Die abgetropften Kirschen als erste Schicht in eine Glasschale geben. Quark zusammen mit Frischkäse, Milch und Puderzucker verrühren. Die Masse als zweite Schicht auf die Kirschen geben. Eierlikör als dritte Schicht darüber gießen. Vanillezucker unter den Jogurt rühren, und als vierte Schicht in die Schale füllen. Das Müsli vor dem Servieren als letzte Schicht darüber streuen.

Kuchen und Gebäck

Bananenkuchen

Für 20 Stücke
Pro Stück: 114 kcal, 1,4 g Fett, 11 % Fettkalorien,
20 g Kohlenhydrate
Zubereitungszeit: ca. 10 Minuten
Backzeit: ca. 50 Minuten

150 g Bananenjogurt	*2 Bananen*
(1,5% Fett)	*250 g Magerquark*
150 g Zucker	*200 g Mehl*
1 Pck. Vanillezucker	*1 Pck. Backpulver*
3 Eier	*100 g Kellogg's All*
2 EL Vollkorngrieß	*brain plus*

Backofen auf 160 °C vorheizen. Jogurt, Zucker und Vanillezucker mit dem elektrischen Handrührgerät etwa 3 Minuten
auf höchster Stufe verrühren. Eier einzeln unter die Jogurt-
masse rühren, dann den Grieß unter Rühren einrieseln lassen.
Bananen schälen, mit einer Gabel zerdrücken und zusammen
mit dem Quark in die Masse rühren. Mehl zusammen mit
dem Backpulver auf die Masse sieben und unterrühren. Die
Cerealien-Mischung rasch unterheben und den Teig sofort in
eine gefettete Kastenform von ca. 30 cm Länge füllen. Den
Kuchen im heißen Ofen auf der mittleren Schiene etwa 50
Minuten backen.

TIPP vom User
Dieser Kuchen eignet sich auch prima als Pausenbrot. Er
kann übrigens auch in einer Springform oder auf dem Blech
gebacken werden.

Gewürzprinten

Für ca. 60 Stück
Pro Stück: 52 kcal, 1,7 g Fett, 29 % Fettkalorien,
8 g Kohlenhydrate
Vorbereitungszeit: 20 Minuten
Backzeit: 18 Minuten

150 g Ahornsirup
75 g brauner Zucker
50 g Butter
½ TL Zimt
je eine Prise Nelkenpulver,
Kardamom, Anis
50 g getrocknete Feigen
½ unbehandelte Zitrone

1 Ei
100 g Krümel-Kandis
300 g Mehl
1 Pck. Backpulver
Mehl zum Ausrollen
1 Eigelb
90 g geschälte Mandeln

Sirup, Zucker und Butter unter Rühren erhitzen, bis eine glatte Masse entstanden ist. Die Sirupmasse etwas abkühlen lassen. Gewürze, fein gehackte Feigen, abgeriebene Zitronenschale, Ei, Kandis, etwas Mehl und das Backpulver unterrühren. Restliches Mehl unterkneten. Teig auf einer bemehlten Arbeitsfläche ½ cm dick ausrollen und in etwa 4 x 4 cm große Quadrate schneiden. Backofen auf 175 °C (Umluft 150 °C, Gas Stufe 2) vorheizen.
Printen auf ein mit Backtrennpapier belegtes Backblech legen. Eigelb und 1 EL Wasser verquirlen und die Printen damit bestreichen. Die Mandeln längs halbieren. Die Printen mit je 4 Mandelhälften belegen, leicht andrücken und 15 bis 18 Minuten backen.

Magenbrot

Für ca. 120 Stück
Pro Stück: 57 kcal, 0,3 g Fett, 5 % Fettkalorien,
13 g Kohlenhydrate
Zubereitungszeit: ca. 30 Minuten

Für den Teig
500 g Weizenmehl
500 g Roggenmehl
500 g Zucker
2 Pck. Backpulver
1 TL Nelken, gemahlen
1 TL Zimt, gemahlen
2 Eier
200 ml Milch

Für den Guss
300 g Zucker
3 EL Kakaopulver

Backofen auf 180 °C vorheizen. Beide Mehlsorten mit Zucker, Backpulver und den Gewürzen vermischen. Eier und nach und nach so viel Milch hinzugeben, dass beim Durchkneten ein fester Teig entsteht. Teig auf einem Backblech ausrollen und 15–20 Minuten backen. Noch warm das Gebäck in rautenförmige Stücke schneiden. Für den Guss den Zucker mit Kakao und 12 EL Wasser aufkochen. Die Rauten mit dem Guss bestreichen, trocknen lassen und in luftdichten Dosen kühl aufbewahren.
Vorsicht: Den Guss nicht zu dick auftragen, sonst reicht er nicht.

Quarkstollen

Für ca. 20 Stück
Pro Stück: 236 kcal, 7 g Fett, 27 % Fettkalorien,
37 g Kohlenhydrate
Zubereitungszeit: ca. 10 Minuten
Backzeit: 60–70 Minuten

500 g Mehl
1 Pck. Backpulver
200 g Zucker
1 Pck. Vanillezucker
Salz
4 Tropfen Bittermandelöl
2 EL Rum
2 EL Zitronensaft
1 Msp. Kardamom
2 Eier
150 g Halbfettmargarine
250 g Quark
125 g Korinthen
100 g gemahlene Haselnüsse

Mehl und Backpulver vermischen und auf ein Brett sieben.
Zucker, Gewürze und die Eier in die Mitte geben und mit
einem Drittel des Mehls gut durchrühren. Darauf die in
kleine Stücke geschnittene Margarine geben. Quark, Korinthen und Nusskerne ebenfalls dazugeben. Alle Zutaten mit
dem restlichen Mehl zu einem glatten Teig verkneten. Klebt
der Teig, dann noch etwas Mehl beifügen. Teig zu einem Stol-
len formen und auf ein mit Backpapier ausgelegtes Blech legen. Bei 175 °C im vorgeheizten Backofen 60–70 Minuten
backen.

Plätzchenteig zum Ausstechen

Für Portionen nach Wunsch
All in all: 1521 kcal, 29 g Fett, 17% Fettkalorien,
279 g Kohlenhydrate
Zubereitungszeit: ca. 20 Minuten

250 g Mehl
½ Pck. Backpulver
50 g Halbfettmargarine
100 g Zucker
1 Ei
1 EL Milch (1,5% Fett)

Mehl und Backpulver vermischen, Margarine, Zucker, Ei und
Milch hinzufügen, zu einem glatten Teig verkneten und ausrollen. Dann nach Lust und Laune ausstechen, auf ein mit Backtrennpapier ausgelegtes Backblech setzen und für ca. 10 Minuten bei 200 °C in den Backofen.
Nach Wunsch mit Zitronenguss oder Marmelade verzieren.

Spritzgebäck

Für ca. 75 Stück
Pro Stück: 51 kcal, 1,6 g Fett, 28 % Fettkalorien,
8 g Kohlenhydrate
Zubereitungszeit: ca. 25 Minuten

250 g Halbfettmargarine
250 g Zucker
1 Pck. Vanillezucker
2 Eier
500 g Mehl
1 TL Backpulver

Die Margarine schaumig rühren, Zucker, Vanillezucker und
Eier dazugeben. Alles gut verrühren, nach und nach das mit
dem Backpulver vermischte Mehl hinzugeben und zu einem
festen Teig verarbeiten. Den Teig in einen Spritzbeutel geben
und auf ein mit Backpapier ausgelegtes Blech verschiedene
Formen wie Ringe, Stangen, S-Formen spritzen. Bei 200 °C in
etwa 15 Minuten goldgelb backen.

Honigkuchen

Für ca. 50 Stück
Pro Stück: 121 kcal, 4 g Fett, 30 % Fettkalorien,
20 g Kohlenhydrate
Zubereitungszeit: ca. 40 Minuten

350 g Honig
180 g Margarine
120 g feiner Zucker
2 Eier
1 EL Lebkuchengewürz
1 Pck. Orangeback
2 TL Zimt, gemahlen
500 g Weizenmehl

1 Pck. Backpulver
1 EL Kakao
100 ml Milch (1,5% Fett)
150 g gewürfeltes Zitronat
150 g gewürfeltes Orangeat
50 g Mandelstifte
1 Eiweiß
1 EL Wasser

Honig und Margarine in einem Topf bei mäßiger Hitze mit dem Zucker schmelzen, in eine Rührschüssel geben und abkühlen lassen. Eier, Lebkuchengewürz, Orangeback und Zimt mit dem Schneebesen eines Handrührgerätes auf höchster Stufe unter die abgekühlte Honigmasse rühren. Mehl mit Backpulver und Kakao mischen, sieben und auf mittlerer Stufe zusammen mit der Milch unter die Honigmasse rühren. Zitronat und Orangeat unter den Teig heben.
Den Backofen auf 180 °C vorheizen. Ein Backblech mit Backtrennpapier auslegen und den Teig darauf verteilen. Nun 5 x 5 cm große Quadrate auf dem Teig markieren und mit Mandelstiften garnieren. Das Eiweiß mit Wasser verrühren und den Teig damit bestreichen. Auf der mittleren Schiene etwa 30 Minuten backen.

Apfelkuchen mit Guss

Ergibt ca. 10 Stücke
Pro Portion: 274 kcal, 9 g Fett, 30 % Fettkalorien,
41 g Kohlenhydrate
Vorbereitungszeit: ca. 20 Minuten
Backzeit: 45–50 Minuten

Für den Teig	*Außerdem*
220 g Mehl	*6 kleine Äpfel*
100 g Zucker	*Zimt*
2 TL Backpulver	*2 Pck. Vanillepuddingpulver*
1 Prise Salz	*100 g Zucker*
1 Prise Zimt	*500 ml Milch (1,5% Fett)*
1 Ei	*50 g Mandelblättchen*
1 Brise Zimt	
100 g Halbfettmargarine	

Einen Mürbteig herstellen, in einer Springform (28 cm) ausrollen, Rand ca. 3 cm hochziehen. Äpfel schälen, entkernen
und in ca. 1,5 cm große Stücke schneiden. Auf den Mürbteig
geben und mit etwas Zimt bestreuen. Puddingpulver und Zucker mischen und mit 10 EL Milch (von den 500 ml abgenommen) glatt rühren. Milch erhitzen, Pudding kochen (wird
ziemlich dick), kurz abkühlen lassen, das Ei unterrühren, auf
die Äpfel geben und glatt streichen. Mandelblättchen darüber
streuen. Backzeit: im vorgeheizten Backofen bei 175 °C
45–50 Minuten.

Muffin Grundrezept

Für 12 Stück
Pro Stück: 128 kcal, 2 g Fett, 14 % Fettkalorien,
26 g Kohlenhydrate
Zubereitungszeit: ca. 25 Minuten

180 g Mehl (auch Vollkornmehl)
120–150 g Zucker (je nach Geschmack)
2 TL Backpulver
1–2 Eier
200 g Vanille-Jogurt (1,5 % Fett)
Schokostreusel
Zitronenaroma
Kakao, Kirschen, Zuckerguss (je nach Wunsch)

Alle Zutaten miteinander verrühren. Den Teig gleichmäßig
auf die Muffinförmchen verteilen und ca. 15 Minuten bei
180 °C backen.

TIPP vom User
Die sind so LF, dass man sie jeden Tag essen kann.

Versunkener Apfelkuchen

Für ca. 10 Stücke
Pro Stück: 244 kcal, 7 g Fett, 26 % Fettkalorien,
40 g Kohlenhydrate
Zubereitungszeit: ca. 20 Minuten
Backzeit: ca. 50 Minuten

125 g Halbfettmargarine
125 g Zucker
1 Pck. Vanillezucker
1 Ei
250 g Mehl
2 TL Backpulver
2 EL Wasser
4 Äpfel
Saft ½ Zitrone
etwas Zimt
20 g gemahlene Mandeln
2 EL brauner Zucker

Margarine im Kochtopf auf kleinster Stufe schmelzen, mit
Zucker, Vanillezucker und Ei cremig rühren (verbleibendes
Fett im Topf reicht zum Ausstreichen der Springform, 26 cm).
Mehl mit Backpulver mischen, darüber sieben und mit dem
Wasser unter die Masse rühren. In die Springform geben und
verstreichen. Äpfel (am besten Boskop oder Granny) schälen,
vierteln, die Oberflächen einritzen und mit Zitronensaft be-
träufeln. Auf den Teig legen und leicht hineindrücken. Äpfel
mit Zimt, Mandeln (gehackte oder Blättchen tun es auch)
und braunem Zucker bestreuen.
Auf der mittleren Schiene bei 160 °C Heißluft (oder 180 °C
Ober-/Unterhitze) 50 Minuten backen.

Schokoladen-Roulade

Ergibt ca. 10 Stück
Pro Stück: 152 kcal, 3 g Fett, 18 % Fettkalorien,
23 g Kohlenhydrate
Zubereitungszeit: ca. 55 Minuten

Für die Füllung
15 g Edelbitter-Schokolade
3 EL Puderzucker
1 EL entöltes Kakaopulver
125 g Kastanienpüree aus der Dose
(von Kattus, Feinkostabteilung)
100 g magerer Frischkäse (bitte den magersten suchen)
1 TL Vanille-Extrakt

Für die Roulade
180 g feiner Zucker
60 g stark entöltes Kakaopulver (Reformhaus)
½ TL Weinstein, kristalline Weinsäure
(Pulver, gibt's in der Apotheke)
9 Eiweiß, Zimmertemperatur
1 ½ TL Vanilleextrakt
1 ½ TL brauner Rum

Außerdem
Schokoladenraspel
Puderzucker

Zubereitung der Füllung
Schokolade in einem Topf im Wasserbad auflösen, etwas abkühlen lassen. Alle verbleibenden Zutaten in einen Mixer oder in eine Küchenmaschine geben, die geschmolzene Schokolade zugeben und anschließend alles gründlich durchrüh-

ren. Die Creme in eine Schüssel geben, mit Klarsichtfolie bedeckt im Kühlschrank bis zum Gebrauch aufheben.

Zubereitung der Roulade

Ein Backblech mit hohem Rand (etwa 32,5 x 28 cm) mit Backpapier auslegen. Für die Roulade 7 EL Zucker mit dem Kakao zusammen sieben und beiseite stellen. Den Weinstein in das Eiweiß geben und es halb fest schlagen. Kräftig weiterschlagen und portionsweise den verbliebenen Zucker zugeben, bis die Mischung fest ist und steife Spitzen hält. Die Kakaomischung vorsichtig unter das Eiweiß heben (nicht rühren), Vanilleextrakt und Rum zugeben. Den Teig gleichmäßig auf dem Backblech verteilen und im vorgeheizten Backofen 20–30 Min backen. In der Form auf einem Rost etwas abkühlen lassen.

Ein Küchenhandtuch auf der Arbeitsfläche auslegen, ein Stück Pergament darüber legen. Den Kuchenteig vorsichtig auf das Pergament stürzen. Backpapier abziehen. Bitte nicht auskühlen lassen, da sonst der Biskuit bricht!

Die Kastaniencreme auf der Kuchenfläche verteilen (3–4 EL für die Dekoration zurückbehalten). Die bestrichene Platte von der Breitseite her mit Hilfe des angehobenen Küchenhandtuches vorsichtig aufrollen, ohne das Pergament mit einzurollen. Die Roulade in Klarsichtfolie wickeln. Im Kühlschrank gut durchkühlen. Zur Dekoration die verbliebene Kastaniencreme in einen Spritzbeutel geben und einzelne Rosetten auf die Roulade spritzen. Mit Schokoladenraspeln (Edelbitter) dekorieren und mit Puderzucker bestäuben.

Omas Gugelhupf

Ergibt ca. 10 Stück
Pro Stück: 291 kcal, 3 g Fett, 9% Fettkalorien,
59 g Kohlenhydrate
Zubereitungszeit: ca. 10 Minuten + Backzeit

4 Eier
330 g Zucker
1 Pck. Vanillezucker
330 g Mehl
½ Pck. Backpulver
¼ l Buttermilch (oder Jogurt mit 1% Fett oder Trinkmolke)

Eier, Zucker und Vanillezucker in der Küchenmaschine
schaumig rühren, abwechselnd vorsichtig Buttermilch und ge-
siebte Mehl-Backpulver-Mischung unterziehen. In eine gefettete bemehlte Gugelhupfform füllen und 1 Sunde bei 170 °C
backen.

Erdbeersahnetorte

Für ca. 10 Stücke
Pro Stück: 178 kcal, 5 g Fett, 25 % Fettkalorien,
30 g Kohlenhydrate
Zubereitungszeit: ca. 45 Minuten

Für den Biskuit	*Für die Creme*
2 Eiweiß	*500 g Erdbeeren*
60 g Zucker	*250 g Jogurt (1,5% Fett)*
125 ml Milch (1,5% Fett)	*100 g Zucker*
100 g Mehl	*1 Pck. gemahlene Gelatine*
	125 g Sahne (30% Fett)
	25 g Erdbeerkonfitüre

Für den Biskuit Eiweiß steif schlagen, Zucker unterrühren, abwechselnd Milch und gesiebtes Mehl vorsichtig unterziehen (die Milch deshalb nur vorsichtig unterheben, weil sonst die Luft aus dem geschlagenen Eiweiß wieder rausgeht). In eine mit Backpapier ausgekleidete Springform füllen und ca. 15 Minuten bei 180 °C backen. Biskuit auskühlen lassen. Erdbeeren pürieren, mit Jogurt und Zucker mischen. Die Gelatine nach Anleitung auflösen und zügig unter die Erdbeer-Jogurt-Masse ziehen. Die Masse im Kühlschrank etwas anstocken lassen.
Die Sahne schlagen (aber nicht zu fest) und unter die Erdbeer-Jogurt-Masse rühren. Biskuit in einen Tortenring geben, mit Erdbeerkonfitüre bestreichen und mit der Erdbeerschlagsahne füllen. Im Kühlschrank in ca. 3 Stunden fest werden lassen.
Man kann natürlich auch andere Beeren verwenden.

Marmorkuchen

Für ca. 20 Stück
Pro Stück: 224 kcal, 7 g Fett, 28 % Fettkalorien,
34 g Kohlenhydrate
Zubereitungszeit: ca. 10 Minuten + Backzeit

4 Eier
300 g Zucker
250 g Halbfettmargarine
1 Pck. Vanillezucker
500 g Mehl
1 Pck. Backpulver
1 Backaroma (Bittermandel oder Butter-Vanille)
200 ml Milch (1,5% Fett)
50 g Kaba

Bis auf den Kaba alles miteinander verrühren. Die Hälfte des Teiges in eine Backform geben, unter den Rest den Kaba rühren, auf den hellen Teig streichen und mit einer Gabel spiralförmig durchziehen, damit ein Marmormuster entsteht. Ca. 60 Minuten bei 175 °C backen. Man kann auch sehr gut Muffinförmchen nehmen.

Käsekuchen (ohne Teig)

Für ca. 12 Stück
Pro Stück: 240 kcal, 4 g Fett, 15 % Fettkalorien,
30 g Kohlenhydrate
Zubereitungszeit: ca. 15 Minuten + Backzeit

1 kg Magerquark
250 g Quark (40% Fett, geht auch mit weniger Fett,
wird dann aber nicht so locker)
3 Eier
200 g Zucker
2 Bourbon Vanillezucker
1 Pck. Vanillepuddingpulver
1 TL Backpulver
55 g Grieß
1 Dose Aprikosen

Quark und Eier und Magerquark verrühren. Zucker, Vanillezucker, Puddingpulver, Backpulver und Grieß vermischen und
unter die Käsemasse rühren. Die Hälfte der Käsemasse in eine
Springform geben, das Obst darauf verteilen, mit der restlichen Käsemasse abdecken. Den Backofen auf 180 °C vorheizen und den Käsekuchen ca. 1 Stunde backen.

Käsekuchen

Für ca. 12 Stücke
Pro Stück: 228 kcal, 5 g Fett, 20 % Fettkalorien,
30 g Kohlenhydrate
Zubereitungszeit: ca. 130 Minuten

Für den Teig
200 g Mehl
1 gestr. TL Backpulver
60 g Zucker
1 Pck. Vanillezucker
1 Prise Salz
100 g Becel Diät-Backmargarine
1 kleines Ei

Für die Füllung
2 kleine Eier
750 g Magerquark
125 g Zucker
1 Vanilleschote
1 TL abgeriebene Zitronenschale
1 geh. EL Mehl
1 geh. EL Speisestärke

Außerdem
Puderzucker zum Bestäuben

Teigzutaten rasch zu einem Mürbteig verkneten, mit Frisch-
haltefolie abdecken und 30 Minuten kalt stellen. Teig auf
einer bemehlten Arbeitsfläche ausrollen, in eine mit Backpapier ausgelegte Springform (26 cm) legen und einen Rand
hochziehen. Teigboden einstechen und im vorgeheizten Backofen bei 180 °C (Gas Stufe 2–3) ca. 10 Minuten blindbacken.

Das geht so: Teig mit Pergamentpapier bedecken, Hülsenfrüchte (z. B. Erbsen) einfüllen, Teig 10 Minuten backen.
Durch das Blindbacken weicht der Boden nicht so durch.
Eier für die Füllung trennen, Eigelb mit Quark, 100 g Zucker,
ausgekratztem Mark der Vanilleschote, Zitronenschale, Mehl
und Stärke verrühren. Eiweiß mit restlichem Zucker steif
schlagen und vorsichtig unter die Masse heben. Alles auf den
Teigboden füllen und 60–70 Minuten fertig backen, evtl. zwischendurch abdecken. Kuchen aus der Form lösen und auf
einem Kuchengitter abkühlen lassen. Vor dem Servieren dünn
mit Puderzucker bestäuben.
Damit der Kuchen nach dem Backen nicht zusammenfällt,
hilft ein Trick: Torte nach der Hälfte der Backzeit aus dem
Ofen nehmen, das Gebäck mit einem scharfen Messer vom
Rand der Form lösen und fünf Minuten ruhen lassen. Den
Kuchen anschließend wieder in den Herd schieben und dann
zu Ende backen.

Apfel-Quark-Kuchen

Für ca. 12 Stücke
Pro Stück: 162 kcal, 2 g Fett, 11 % Fettkalorien,
23 g Kohlenhydrate
Zubereitungszeit: ca. 80 Minuten

600 g Magerquark
2 Eigelb
4 TL Halbfettmargarine
125 g Grieß
25 g Zucker
2 EL Zitronensaft
abgeriebene Zitronenschale
600 g Äpfel
4 Eiweiß
1 Prise Salz

Quark, Eigelb, Margarine, Grieß, Zucker, Zitronensaft und -schale miteinander verrühren. Äpfel schälen, entkernen, in kleine Stücke schneiden und untermischen. Eiweiß mit der Prise Salz steif schlagen und vorsichtig unterheben. Teig in eine mit Backpapier ausgelegte Springform (26 cm) geben und auf der untersten Schiene im Backofen bei 160 °C Heißluft 60 Minuten backen. Im ausgeschalteten Backofen abkühlen lassen.

Kirschkuchen

Ergibt ca. 12 Stück
Pro Stück: 195 kcal, 4 g Fett, 18 % Fettkalorien, 35,5 g Kohlenhydrate
Zubereitungszeit: 55 Minuten

5 Eiweiß	*1 TL Backpulver*
3 EL Wasser	*50 g Puderzucker*
75 g Zucker	*2 EL Mandelblätter*
1 Pck. Vanillezucker	*1 Glas Sauerkirschen*
5 Eigelb	*250 g Vanillepudding*
75 g Mehl	*(1,5% Fett)*
75 g Stärke	*50 g Zucker*

Eiweiße mit Wasser steif schlagen, Zucker und Vanillezucker
einrieseln lassen. Die Eigelbe einzeln unterschlagen. Mehl,
Stärke und Backpulver darüber sieben und unterheben. Den
Teig in eine Springform geben, ca. 10 Minuten bei 175 °C im
Heißluftherd backen. Die 2 Eiweiße steif schlagen, Puderzucker einrieseln lassen, auf den vorgebackenen Teig geben und
mit den Mandelblättchen bestreuen. Weitere 20 Minuten backen.
Auskühlen lassen und einmal waagerecht durchschneiden.
Sauerkirschen in den Vanillepudding rühren, mit Zucker abschmecken und etwas abkühlen lassen. Den Boden mit den
Kirschen füllen, zusammensetzen und kühl stellen. Vor dem
Servieren mit Puderzucker bestäuben.

Käse-Kirsch-Torte

Für ca. 15 Stück
Pro Stück: 271 kcal, 4 g Fett, 13 % Fettkalorien,
40 g Kohlenhydrate
Vorbereitungszeit: ca. 35 Minuten
Backzeit: 50–60 Minuten

Für den Teig	Für den Belag
220 g Mehl	*2 Eier*
2 TL Backpulver	*750 g Magerquark*
80 g Zucker	*1 Pck. Vanille- oder Mandel-*
90 g Halbfettmargarine	*puddingpulver*
1 Ei	*1 Prise Salz*
1 Prise Salz	*150–200 ml Milch*
	3 EL Grieß
Für die Füllung	*220 g Zucker*
4–5 EL Mondamin	
1 Glas Kirschen	

Aus den Teigzutaten einen Mürbteig herstellen, in eine mit Backpapier ausgelegte Springform (26 cm) füllen und einen kleinen Rand hochziehen. Mondamin mit etwas kaltem Kirschsaft verrühren, die Kirschen mit dem Saft aufkochen und mit der Speisestärke andicken. Die heißen Kirschen auf dem Teig verteilen Für den Belag die restlichen Zutaten verrühren und auf die Kirschen geben. Den Kuchen bei 180 °C ca. 50–60 Minuten backen.

TIPP

Kirschen nicht mit Speisestärke, sondern mit 1 Päckchen Vanillepuddingpulver (zum Kochen) andicken. Das ist im Prinzip Speisestärke mit Vanillearoma.

Schokoladen-Biskuit-Rolle

Für ca. 10 Stücke
Pro Stück: 184 kcal, 6 g Fett, 29 % Fettkalorien,
18 g Kohlenhydrate
Zubereitungszeit: ca. 55 Minuten

Für den Teig	Für die Füllung
3 Eier	¼ Pck. gemahlene Gelatine
75 g Zucker	3 EL Wasser
75 g Mehl	250 g Quark
1 geh. TL Backpulver	1 Pck. Vanillezucker
3 EL Kakao	3 EL Mineralwasser
1 Prise Salz	1 Eiweiß
	ca. 200 g Früchte (Birnen,
	Kirschen oder nach Belieben)
	1 Tafel (100 g) Zartbitter-
	schokolade oder Kakao
	zum Garnieren

Backofen auf 220 °C vorheizen. Eier trennen und Eigelbe mit
dem Zucker schaumig schlagen (wenn's schnell gehen soll,
können die Eier auch gleich mit Zucker schaumig geschlagen
werden, ca. 3 Minuten, bis eine hellgelbe luftige Masse entstanden ist). Mehl mit Backpulver, Kakao und 1 Prise Salz
darüber sieben und unterrühren. Eiweiße steif schlagen und
vorsichtig unterheben. Auf ein mit Backpapier ausgelegtes
Backblech streichen und ca. 10 Minuten backen.
Inzwischen die Gelatine in Wasser auflösen und quellen lassen. Quark mit Vanillezucker und Mineralwasser schaumig
schlagen, die Gelatine vorsichtig erwärmen, bis sie aufgelöst
ist, und unterrühren. Das Eiweiß steif schlagen und unterheben. Den fertigen Biskuitteig aus dem Ofen nehmen, auf ein
feuchtes Handtuch stürzen, das Backpapier abziehen und den

Biskuit mit Hilfe des Handtuchs zusammenrollen. Nachdem die Biskuitrolle abgekühlt ist, wieder aufrollen, die Füllung hineingeben, die Früchte obendrauf legen und wieder zusammenrollen. Schokolade im Wasserbad oder vorsichtig in der Mikrowelle erwärmen, auf die Biskuitrolle streichen oder die Rolle mit Kakao bestreuen.

Die Rolle kann anschließend noch garniert werden, zum Beispiel mit Walnusshälften, Kirschen, Sahnetupfern (oder statt Sahne etwas von der Quarkmasse übrig lassen und auf die Rolle spritzen) usw.

Frische Himbeertorte

Für ca. 12 Stück
Pro Stück: 175 kcal, 4 g Fett, 21 % Fettkalorien,
26 g Kohlenhydrate
Zubereitungszeit: ca. 55 Minuten

Für den Teig	Für den Belag
4 Eier	*4 EL Himbeerkonfitüre*
125 g Zucker	*250 g Magerquark*
1 Prise Salz	*350 g Magerjogurt*
1 Pck. Vanillezucker	*abgeriebene Schale*
abgeriebene Schale von	*1 unbehandelten Zitrone*
1 unbehandelten Orange	*4 EL Honig*
50 g Mehl	*6 Blatt Gelatine*
50 g Speisestärke	*500 g Himbeeren*
½ TL Backpulver	
4 EL Kakao	

Aus den Teigzutaten einen Biskuitteig herstellen. In eine
Springform (26 cm) füllen und 30 Minuten bei 175 °C backen. Aus der Form lösen und abkühlen lassen. Himbeerkonfitüre auf dem Boden verteilen. Quark, Jogurt, Zitronenschale und Honig gut miteinander verrühren. Gelatine einweichen, auflösen, unter die Quarkmasse ziehen und die
Himbeeren unterrühren. Einen Tortenring um den Boden stellen, den Belag hineinfüllen, glatt streichen und kalt stellen.

TIPP vom User
Die Alternative zu Gelatine heißt Agar Agar und ist aus Algen gewonnen. Im Reformhaus zu bekommen.

Amerikaner

Für ca. 10 Stück
Pro Stück: 299 kcal, 6 g Fett, 18 % Fettkalorien,
49 g Kohlenhydrate
Zubereitungszeit: ca. 35 Minuten

Für den Teig
100 g Halbfettmargarine
100 g Zucker
1 Pck. Vanillezucker
1 Prise Salz
2 Eier (Größe M)
1 Pck. Vanillepuddingpulver
3 EL Milch
250 g Weizenmehl
3 gestr. TL Backpulver

Für hellen Guss
100 g gesiebter Puderzucker
etwa 1 EL heißes Wasser

Für dunklen Guss
100 g gesiebter Puderzucker
15 g Kakaopulver
knapp 2 EL heißes Wasser

Weiche Margarine mit Zucker, Vanillezucker und Salz schaumig rühren. Eier nach und nach unterrühren, Puddingpulver mit Milch hinzufügen. Mehl mit Backpulver mischen, sieben, portionsweise auf mittlerer Stufe unterrühren. Mit 2 Esslöffeln nicht zu große Teighäufchen auf ein Backblech (mit Backpapier belegt) setzen. Ober-/Unterhitze: 180–200 °C (vorgeheizt), Heißluft: 160–180 °C (vorgeheizt), Backzeit ca. 20 Minuten. Nach dem Backen mit dem hellen und dunklen Guss bestreichen.

Pfirsichtorte

Für ca. 12 Stücke
Pro Stück: 169 kcal, 3 g Fett, 16 % Fettkalorien,
29 g Kohlenhydrate
Zubereitungszeit: ca. 40 Minuten

Für den Biskuitteig	Für die Füllung
2 Eier	*500 g Pfirsiche (Dose)*
100 g Zucker	*2 EL Zitronensaft*
100 g Mehl	*2 EL Zucker*
1 Msp. Backpulver	*50 g Speisestärke*
	Zimt
	1 EL Aprikosenlikör
	2 EL Crème fraîche
	20 g gehackte Pistazien

Eier schaumig schlagen, Zucker dazugeben und weiter schlagen, bis sich die Masse verdoppelt hat. Mehl und Backpulver darüber sieben und vorsichtig unterheben. In eine mit Backtrennpapier ausgelegte Springform füllen und backen. Auskühlen lassen und einmal durchschneiden. Pfirsiche abgießen, Saft dabei auffangen. 250 g Pfirsiche in Spalten schneiden, den Rest mit ¼ l des Saftes pürieren.

Püree mit Zitronensaft und Zucker aufkochen, Speisestärke in 4 EL kaltem Wasser anrühren, dazugießen und kurz aufkochen. Mit Zimt und Aprikosenlikör abschmecken und erkalten lassen. Crème fraîche darunter geben und mit dem Mixer aufschlagen. Mit der Hälfte der Creme die Torte füllen, zweite Biskuithälfte draufsetzen und mit der restlichen Creme die Torte bestreichen, Rand nicht vergessen! Die Pfirsichspalten kreisförmig auf der Torte verteilen und mit Pistazien den Rand bestreuen.

TIPP vom User

Falls die Torte nicht am selben Tag verzehrt werden soll, kann man einen Tortenguss kochen und ihn vorsichtig auf die einzelnen Früchte geben, nicht über den ganzen Kuchen! So trocknen die Früchte nicht so schnell aus. Die Torte schmeckt leicht und fruchtig.

Käsekuchen mit Brombeeren

Für ca. 12 Stücke
Pro Stück: 239 kcal, 5 g Fett, 19 % Fettkalorien,
28 g Kohlenhydrate
Zubereitungszeit: ca. 40 Minuten

750 g Magerquark
3 Eier
60 g Grieß
250 g Zucker
1 Vanillezucker
1 Pck. Vanillepuddingpulver
3 TL Backpulver
1 Spritzer Zitronensaft
90 g Halbfettmargarine
250 g Brombeeren
1 EL Puderzucker

Quark, Eier, Grieß, Zucker, Vanillezucker, Puddingpulver, Backpulver, Zitronensaft verrühren. Margarine bei niedriger Temperatur schmelzen lassen, etwas abkühlen und unterrühren. Brombeeren unter die Quarkmasse heben. Springform mit Backtrennpapier auslegen, Rand etwas einfetten und mit Grieß bestreuen. Teig in die Form füllen und glatt streichen. Bei 150 °C Umluft (E-Herd 175 °C) 60–70 Minuten backen. Auskühlen lassen und mit Puderzucker bestreuen.

Gedeckter Pflaumen-Butterkuchen

Für ca. 12 Stück
Pro Stück: 322 kcal, 7 g Fett, 20% Fettkalorien,
55 g Kohlenhydrate
Zubereitungszeit: ca. 140 Minuten

625 g Mehl	*2 EL Zucker*
2 Würfel Hefe	*Zimt*
300 ml Milch (1,5% Fett)	*40 g Butter*
80 g Zucker	*20 g gemahlene Mandeln*
60 g Halbfettmargarine	*3 EL Zucker*
1 Ei	*2 Vanillezucker*
1 kg Pflaumen	

Mehl in eine Schüssel geben, in eine Mulde die Hefe bröckeln. 100 ml Milch erwärmen und mit 2 EL Zucker zur Hefe geben, mit dem Mehl leicht bedecken und 20 Minuten an einem warmen Ort gehen lassen. Die Halbfettmargarine bei niedriger Temperatur schmelzen lassen, die übrige Milch, das Ei und den restlichen Zucker dazugeben, den Teig gut verkneten und weitere 30 Minuten gehen lassen. Die Hälfte des Teigs ausrollen und auf ein mit Backpapier ausgelegtes Kuchenblech geben, mit den entsteinten und halbierten Pflaumen belegen. 2 EL Zucker und Zimt mischen und über die Pflaumen streuen.
Kuchen 15 Minuten gehen lassen. Restlichen Teig ausrollen und auf die Pflaumen legen. Mulden in den Teig drücken und Butterflöckchen darauf verteilen. Mandeln, 3 EL Zucker und Vanillezucker mischen und über den Kuchen streuen. Im vorgeheizten Backofen im E-Herd bei 200 °C (Umluft 175 °C) ca. 30 Minuten backen.

Erdbeer-Jogurt-Schoko-Hupf

Für ca. 12 Stück
Pro Stück: 275 kcal, 8 g Fett, 26 % Fettkalorien,
42 g Kohlenhydrate
Zubereitungszeit: ca. 60 Minuten

100 g Jogurt-Schokolade (geraspelt oder klein geschnitten)
400 g Weizenmehl
1 Pck. Backpulver
250 g Magerquark
50 ml Öl
150 g Buttermilch
1 Ei
150 g Zucker
1 Pck. Vanillezucker
1 Pck. geriebene Zitronenschale
Puderzucker zum Bestäuben

Alle Zutaten in eine Rührschüssel geben und mit den Knetha-
ken durchkneten (nicht zu lange, sonst klebt der Teig zu
sehr). Den Teig in eine Gugelhupfform geben und bei 175 °C
ca. 50 Minuten backen. Vor dem Servieren mit Puderzucker
bestäuben. Anmerkung: Der Teig klebt etwas, deshalb mit
einem Gummilöffel in die Form gegeben. Schmeckt frisch am
besten, aber auch nach 2 Tagen noch sehr lecker.

Süße Dampfnudeln

Für ca. 10 Stück
Pro Stück: 233 kcal, 4 g Fett, 16 % Fettkalorien,
42 g Kohlenhydrate
Zubereitungszeit: ca. 30 Minuten

250 g Weizenvollkornmehl
250 g Weizenmehl Type 1050
1 Pck. Trockenhefe
80 g Zucker
1 Pck. Vanillezucker
1 Prise Salz
50 g Halbfettmargarine
1 Ei
ca. ¼ l Milch (1,5 % Fett)
1 Prise Salz

Aus den Zutaten einen Hefeteig fertigen und auf doppelte
Größe gehen lassen. Kleine Kugeln formen und nochmals gehen lassen. Die Margarine in der Pfanne schmelzen, Milch,
Salz und Zucker dazugeben. Die Dampfnudeln hineinsetzen
und bei geschlossenem Deckel gar ziehen lassen, bis die Flüssigkeit verdampft ist.

Rosinenbrötchen

Für ca. 10 Stück
Pro Stück: 252 kcal, 4 g Fett, 14 % Fettkalorien,
47 g Kohlenhydrate
Zubereitungszeit: ca. 20 Minuten + Garzeit

200 g Weizenvollkornmehl
300 g Weizenmehl Type 1050
1 Pck. Trockenhefe
1 TL Zucker
¼ l fettarme Milch
75 g zerlassene Halbfettmargarine
1 ½–2 EL Zucker
1 Pck. Vanillezucker
1 Prise Salz
150 g Rosinen

Aus den Zutaten einen Hefeteig bereiten. Gut durchkneten. Den Teig gehen lassen, bis er doppelt so hoch ist. Zehn gleich große Kugeln formen, auf ein Backblech setzen, etwas platt drücken. Nochmals gehen lassen, anschließend auf mittlerer Schiene bei 200 °C backen.

Pikantes Gebäck

Pizza-Hefeteig ohne Fett

Für 1 Blech (4 Portionen)
Pro Portion 335 kcal, 1 g Fett, 3 % Fettkalorien,
71 g Kohlenhydrate
Zubereitungszeit: ca. 5 Minuten
Ruhezeit: ca. 30 Minuten

400 g Mehl
1 Pck. Trockenhefe
1 TL Salz
evtl. etwas Pizzagewürz
ca. 200 ml warmes Wasser

Die Zutaten vermengen, 30 Minuten gehen lassen, fertig zum
weiteren Verarbeiten.

Fladenbrot-Pizza auf zweierlei Art

Für 4 Portionen
Pro Portion: 478 kcal, 16 g Fett, 30 % Fettkalorien,
51 g Kohlenhydrate
Zubereitungszeit: ca. 25 Minuten

½ Dose (580 ml) Ananasstücke
1 Dose (200 g) Thunfisch im eigenen Saft
1 rundes Fladenbrot (300 g)
1 Pck. (500 g) stückige Tomaten
2 EL Pizzagewürz
Salz, weißer Pfeffer
2 Scheiben (à 50 g) gekochter Schinken, gewürfelt
1 mittelgroße Zwiebel, in Ringen
80 g geriebener Emmentaler

Backofen auf 200 °C vorheizen. Ananas und Thunfisch abtropfen lassen. Das Fladenbrot halbieren und mit den Schnitt-
flächen nach oben auf ein Blech legen. Tomaten auf den Bro-
ten verteilen, mit Pizzagewürz, Salz und Pfeffer bestreuen.
Eine Hälfte mit Schinken und Ananas, die zweite mit Thun-
fischstücken und Zwiebelringen belegen. Ein Viertel des Käses auf die Thunfisch-Pizza streuen, den Rest auf der Schin-
ken-Pizza verteilen. Pizzas im heißen Ofen ca. 15 Minuten
goldgelb backen.

Teil 3

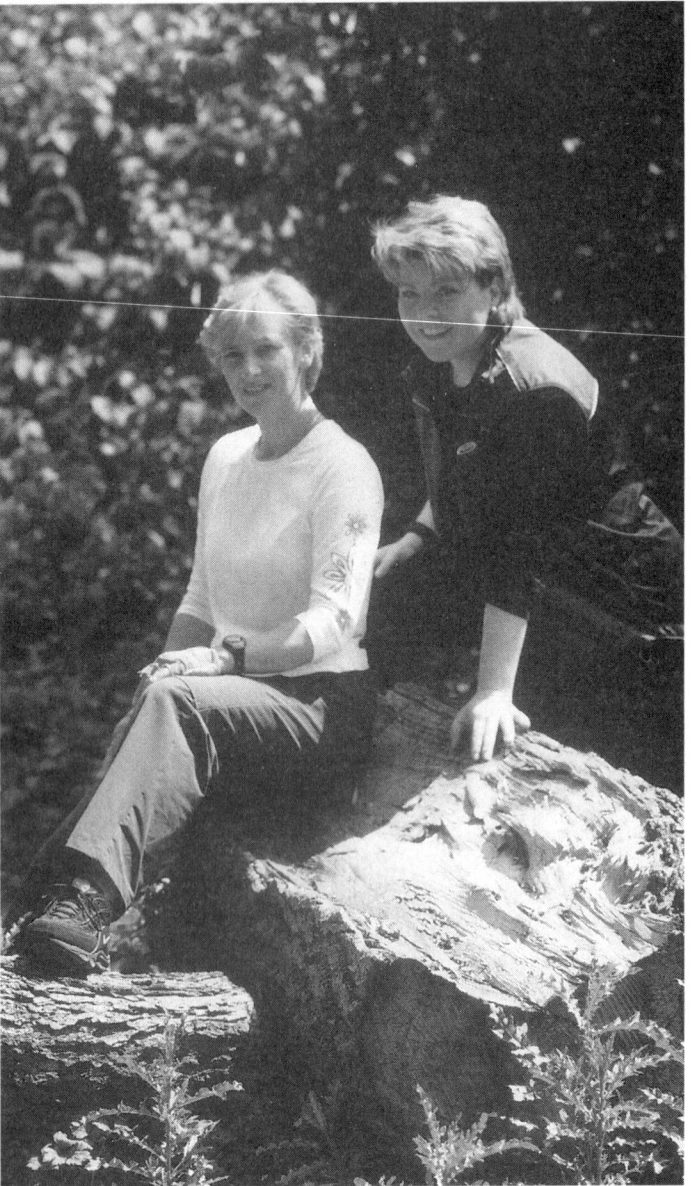

Nährwerttabellen

Bei der größten Mühe, die Sie sich mit Nährwerten geben – die »wirkliche, echte Wahrheit« wird es nie geben. Schwankungen und Abweichungen können viele Ursachen haben. Zum einen verändern schon geringe Feuchtigkeitsanteile die Nährwertangaben für 100 Gramm – Wasser hat ja nun keine Kalorien – und 10 Gramm Wasser mehr machen ein Produkt 10 Gramm schwerer, und damit auf 100 Gramm um mindestens 40 kcal (10 x 4 kcal aus Eiweiß oder Kohlenhydraten) leichter. Zum anderen können neue Züchtungen (Mais, Getreide, aber auch »fettarme« Schweinerassen) für veränderte Nährwerte sorgen. Bei Fertigprodukten kommt noch das Problem der Rezepturänderung hinzu. Produkte, die vielleicht bei Drucklegung LOW FETT 30 sind, können schon ein Jahr später High-Fett-Varianten sein (so passiert bei einem Ballaststoff-Schokoriegel).

Nur weil das eine oder andere Produkt mal nicht zu haben ist oder nicht mehr funktioniert, geht die Welt nicht unter. Entspannen Sie sich: Für jedes Produkt, das nicht funktioniert, gibt es ein neues, das LOW FETT 30 ist.

Fleisch

	Gramm	kcal	g Fett	KH	% kcal aus Fett
Hammel, Lamm und Co.					
Lunge	100	95	2,3	0,2	21,8
Leber	100	133	4	3,0	27,1
Filet	100	112	3,4	0,0	27,3
Muskelfleisch					
(ohne Fett)	100	117	3,7	0,0	28,5
Schnitzel	100	131	6,1	0,0	*41,9*
Herz	100	158	10	0,2	*57,0*
Lende	100	194	13,2	0,0	*61,2*
Hirn	100	128	9,1	0,6	*64,0*
Zunge	100	194	14,8	1,7	*68,7*
Keule (Schlegel)	100	234	18	0,0	*69,2*
Kotelett	100	348	32	0,0	*82,8*
Brust	100	381	37	0,0	*87,4*
Kalbfleisch					
Muskelfleisch					
(ohne Fett)	100	95	0,8	0,0	7,6
Filet	100	95	1,4	0,0	13,3
Haxe	100	98	1,6	0,0	14,7
Keule	100	97	1,6	0,0	14,8
Schnitzel	100	99	1,8	0,0	16,4
Lunge	100	90	2,2	0,0	22,0
Kotelett	100	112	3,1	0,0	24,9
Leber	100	130	4,1	4,0	28,4
Bries	100	99	3,4	0,0	*30,9*
Herz	100	114	5,1	1,0	*40,3*
Brust	100	131	6,3	0,0	*43,3*
Zunge	100	128	6,2	0,9	*43,6*
Niere	100	128	6,4	0,8	*45,0*
Hirn	100	111	7,6	0,5	*61,6*
Rindfleisch					
Leber	100	121	2,1	5,3	15,6
Muskelfleisch (ohne Fett)	100	102	1,9	0,1	16,8
Schabefleisch (Tartar)	100	112	3	0,0	24,1

	Gramm	kcal	g Fett	KH	% kcal aus Fett
Roulade	125	145	4	0,0	24,8
Lunge	100	99	2,9	0,0	26,4
Filet	100	121	4	0,0	29,8
Lende (Roastbeef)	100	130	4,5	0,0	31,2
Corned beef	100	141	6	0,0	38,3
Niere	100	116	5,1	0,9	39,6
Keule (Schlegel)	100	148	7,1	0,0	43,2
Herz	100	124	6	0,6	43,5
Kamm	100	150	8,1	0,0	48,6
Hochrippe (dicke Rippe, Rostbr.)	100	161	8,9	0,0	49,8
Ochsenschwanz	100	184	11,5	0,0	56,3
Hackfleisch	100	216	14	0,0	58,3
Tafelspitz	125	230	15	0,0	58,7
Rindfleisch in Dosen (i.D.)	100	196	13,6	0,0	62,4
Hirn	100	130	9,6	0,4	66,5
Zunge	100	209	15,9	0,4	68,5
Luncheon meat (Frühstücksfl.)	100	294	25,4	1,6	77,8
Schweinefleisch					
Schnitzel (Oberschale)	100	106	1,9	0,0	16,1
Muskelfleisch (ohne Fett)	100	105	1,9	0,0	16,3
Filet	100	104	2	0,0	17,3
Herz	100	89	2,1	1,6	21,2
Niere	100	96	3,2	0,8	30,0
Leber	100	124	4,5	0,5	32,7
Kotelett	100	150	7,6	0,0	45,6
Eisbein (Hinterhaxe)	100	186	12,2	0,0	59,0
Kasseler	100	237	17	0,0	64,6
Kamm (Hals)	100	191	13,8	0,0	65,0
Schaufelbraten	125	275	21	0,0	68,7
Zunge	100	198	15,7	0,5	71,4
Bauch	100	261	21,1	0,0	72,8
Schulter (Bug)	100	271	22,5	0,0	74,7

	Gramm	kcal	g Fett	KH	% kcal aus Fett
Keule					
(Schlegel, Hinterschinken)	100	274	22,9	0,0	75,2
Mett	100	318	27,5	0,0	77,8
Kopf	100	324	29,1	0,0	80,8
Backe	100	539	55,5	0,0	92,7
Rückenspeck	100	759	82,5	0,0	97,8
Wildfleisch					
Hase	100	113	3	0,0	23,9
Hirsch	100	112	3,3	0,0	26,5
Reh, Keule (Schlegel)	100	97	1,3	0,0	12,1
Reh, Rücken	100	122	3,6	0,0	26,6
Rentierfleisch	100	130	3	0,0	20,8
Wachtel	100	110	2	0,0	16,4
Wildschwein, Keule	125	135	4	1,0	26,7
Fasan (mit Haut)	125	190	8	1,0	37,9
Kaninchen	125	190	10	1,0	47,4
Rebhuhn	125	190	11	0,0	52,1
Taube	125	210	12	2,0	51,4
Wildente	125	180	12	0,0	60,0
Geflügel					
Huhn, Leber	100	136	4,3	1,2	28,46
Straußenfleisch	100	97	2	0,0	18,6
Truthahn, Brust ohne Haut	100	105	1	0,0	8,6
Truthahn, Keule ohne Haut	100	114	3,6	0,0	28,4
Ente	100	227	17,2	0,0	68,2
Gans	100	342	31	0,0	81,6
Gans, Leber	125	230	12	7,0	47,0
Huhn, Brathuhn	100	166	9,6	0,0	52,0
Huhn, Brustfilet mit Haut	100	145	6,2	0,0	38,5
Huhn, Herz	100	124	5,3	1,8	38,5
Huhn, Keule mit Haut	100	174	11,2	0,0	57,9
Huhn, Suppenhuhn	100	257	20,3	0,0	71,1
Pute, Leber	125	135	5	1,0	33,3
Truthahn (Puter), ausgewachsene Tiere	100	212	15	0,0	63,7
Truthahn, Jungtiere	100	151	6,8	0,0	40,5

	Gramm	kcal	g Fett	KH	% kcal aus Fett
Sonstige Fleischarten					
Pferd	100	107	2,7	0,0	22,7
Kaninchen	100	152	7,6	0,0	45,0
Ziege	100	149	7,9	0,0	47,7

Fleisch- und Wurstwaren

	Gramm	kcal	g Fett	KH	% kcal aus Fett
Lachsschinken	100	133,3	1	0,0	6,8
Pferdewurst	100	111	1	0,0	8,1
Schinken ohne Fettrand	100	145	2,9	0,0	18,0
Bierschinken	100	169	11,4	0,0	60,7
Bockwurst	100	277	25,3	0,0	82,2
Bratwurst (Schwein)	100	298	28,8	0,0	87,0
Bratwurst, polnische Bauern-	150	455	37	0,0	73,2
Cervelatwurst	100	394	34,8	0,0	79,5
Döner Kebap	300	635	35	53,0	49,6
Dosenwürstchen	100	306	28,3	0,0	83,2
Fleischkäse (Leberkäse)	100	297	27,5	0,0	83,3
Fleischsalat	100	360	37	3,0	92,5
Fleischwurst	100	296	28,5	0,0	86,7
Frankfurter Würstchen	100	272	24,4	0,0	80,7
Frikadellen	150	280	15	8,0	48,2
Geflügelwurst, mager	100	108	4,8	0,0	40,0
Gelbwurst (Hirnwurst)	100	281	26,9	0,0	86,2
Hackfleisch (halb&halb)	100	260	20	0,0	69,2
Jagdwurst	100	205	16,2	0,0	71,1
Kalbsbratwurst	100	266	25	0,0	84,6
Knackwurst	100	300	28	0,0	84,0
Leberpastete	100	314	28,6	0,0	82,0
Leberwurst, grob	100	326	29,2	0,0	80,6
Leberwurst, mager	100	257	21	0,0	73,5
Mettwurst (Braunschweiger)	100	390	37,2	0,0	85,8
Mortadella	100	345	32,8	0,0	85,6
Münchener Weißwurst	100	287	27	0,0	84,7
Rauchfleisch	100	255	9	0,0	31,8
Rotwurst (Blutwurst)	100	301	29	0,0	86,7
Salami	100	371	33	0,0	80,1
Schinken, gesalzen und gekocht	100	193	12,8	0,0	59,7

	Gramm	kcal	g Fett	KH	% kcal aus Fett
Schinken, gesalzen, geräuchert	100	383	35	0,0	82,2
Schinkenspeck »Bacon«	100	316,6	26,6	0,0	75,6
Schweinskopfsülze	100	200	14	0,0	63,0
Speck, durchwachsen	100	621	65	0,0	94,2
Sülzkotelett	100	130	6	0,0	41,5
Wiener Würstchen	100	296	28,3	0,0	86,0

Fleischbrühen

	Gramm	kcal	g Fett	KH	% kcal aus Fett
Fleischextrakt (Liebigs)	100	247	0,9	3,0	3,3
Fette Brühe, Trockenprodukt	100	351	26,5	6,0	67,9
Gekörnte Brühe, Trockenprodukt	100	193	8,5	5,0	39,6
Klare Brühe, Instant	100	242	12	10,0	44,6
Klare Fleischsuppe, verzehrfertig	100	6	0,4	0,3	60,0
Klare Hühnersuppe, Instant	100	293	12,2	32,1	37,5

Fisch – und Meeresfrüchte

Süßwasserfische

	Gramm	kcal	g Fett	KH	% kcal aus Fett
Barsch, Flussbarsch	100	81	0,8	0,0	8,9
Felchen (Renke)	100	100	3,2	0,0	28,8
Forelle (Bachforelle)	100	102	2,7	0,0	23,8
Hecht	100	82	0,9	0,0	9,9
Schleie	100	77	0,7	0,0	8,2
Zander	100	83	0,7	0,0	7,6
Aal, Flussaal	100	281	24,5	0,0	78,5
Brasse	100	116	5,5	0,0	42,7
Karpfen	100	115	4,8	0,0	37,6
Lachs (Salm)	100	202	13,6	0,0	60,6

Seefisch

	Gramm	kcal	g Fett	KH	% kcal aus Fett
Flunder	100	72	0,7	0,0	8,8
Heilbutt (Weißer Heilbutt)	100	96	1,7	0,0	15,9
Kabeljau (Dorsch)	100	76	0,6	0,0	7,1
Kabeljau, Filet	100	68	0	0,0	0,0
Katfisch (Steinbeißer)	100	81	2	0,0	22,2

	Gramm	kcal	g Fett	KH	% kcal aus Fett
Schellfisch	100	77	0,6	0,0	7,0
Scholle	100	86	1,9	0,0	19,9
Seehecht	100	91	2,5	0,0	24,7
Seelachs (Köhler)	100	81	0,9	0,0	10,0
Seezunge	100	83	1,4	0,0	15,2
Steinbutt	100	82	1,7	0,0	18,7
Hering (Atlantikhering)	100	233	17,8	0,0	68,8
Hering, Filet	100	207	15	0,0	65,2
Kabeljau, Leber	100	609	65	0,0	96,1
Makrele	100	180	11,6	0,0	58,0
Ostseehering	100	155	9,2	0,0	53,4
Rotbarsch (Goldbarsch)	100	105	3,6	0,0	30,9
Sardine	100	118	4,5	0,0	34,3
Thunfisch	100	226	15,5	0,0	61,7

Sonstige Meerestiere

	Gramm	kcal	g Fett	KH	% kcal aus Fett
Algen	100	36,5	0,4	2,1	9,9
Austern	100	66	1,2	4,8	16,4
Garnelen (Speisekrabbe)	100	87	1,4	0,0	14,5
Hummer	100	81	1,9	0,0	21,1
Krebs (Flusskrebs)	100	65	0,5	0,0	6,9
Krill	100	90	3	0,0	30,0
Languste	100	84	1,1	1,3	11,8
Miesmuschel (Blau- od. Pfahlmuschel)	100	51	1,3	0,0	22,9
Seeohr	100	120	4	0,0	30,0
Shrimps, ausgelöst	100	75	1	0,0	12,0
Steckmuschel (Klaffmuschel)	100	54	1,3	0,0	21,7
Tintenfisch	100	73	0,9	0,0	11,1

Fischdauerwaren

	Gramm	kcal	g Fett	KH	% kcal aus Fett
Fischfond, Lacroix	100	7,5	0,03	0,6	3,6
Flunder, geräuchert	100	110	1,9	0,0	15,5
Forellenfilets, geräuchert	100	120	3	1,0	22,5
Krabben in Dosen	100	92	2,5	0,0	24,5
Krebsfleisch in Dosen	100	87	1,7	0,0	17,6
Schellfisch, geräuchert	100	93	0,5	0,0	4,8
Seelachs, geräuchert	100	98	0,8	0,0	7,3

	Gramm	kcal	g Fett	KH	% kcal aus Fett
Stockfisch (Kabeljau, getrocknet)	100	339	2,5	0,0	6,6
Aal, geräuchert	100	329	28,6	0,0	78,2
Bismarckhering	125	260	20	0,0	69,2
Brathering	100	204	15,2	0,0	67,1
Bückling, geräuchert, ½ Fisch	100	224	15,5	0,0	62,3
Hering in Gelee	100	164	12,6	0,0	69,1
Hering, mariniert (Bismarckhering)	100	210	16	0,0	68,6
Heringsfilet in Tomatensauce	100	204	15	2,4	66,2
Heringsfilet, mariniert	125	260	20	0,0	69,2
Kaviar, echt (Russischer Kaviar)	100	244	15,5	0,0	57,2
Kaviar-Ersatz (Deutscher Kaviar)	100	115	6,5	0,0	50,9
Lachs, geräuchert	100	289	19,4	0,0	60,4
Lachs, geräuchert, in Dosen	100	165	8,9	0,0	48,5
Lachs, geräuchert, in Öl	100	271	22,8	0,0	75,7
Makrele, geräuchert	100	222	15,5	0,0	62,8
Matjeshering	100	267	22,6	0,0	76,2
Ölsardinen in Dosen	100	222	13,9	0,0	56,4
Rollmops	125	260	20	0,0	69,2
Rotbarsch, geräuchert	100	145	5,5	0,0	34,1
Salzhering	100	218	15,4	0,0	63,6
Schillerlocken	100	302	24,1	0,0	71,8
Seeaal, geräuchert	100	167	7	0,0	37,7
Seelachs, in Öl (Lachsersatz)	100	150	8	0,0	48,0
Sprotte, geräuchert/ Kieler Sprotte	100	120	9	0,0	67,5
Thunfisch in Öl (ganzer Inhalt)	100	283	20,9	0,0	66,5

Gemüse, -produkte

	Gramm	kcal	g Fett	KH	% kcal aus Fett
Artischocke, roh	100	22	0,1	2,6	4,1
Artischockenböden, Dose	220	60	0	11,0	0,0
Artischockenherzen, Dose	250	150	0	31,0	0,0
Aubergine, roh	100	17	0,2	2,5	10,6

	Gramm	kcal	g Fett	KH	% kcal aus Fett
Bambussprossen, roh	100	17	0,3	1,0	15,9
Batate (Süßkartoffel), roh	100	108	0,5	24,0	4,2
Bleichsellerie (Stauden-), roh	100	15	0,2	2,2	12,0
Blumenkohl gekocht, aus tiefgefrorenem	100	17	0,2	2,2	10,6
Blumenkohl, gekocht	100	18	0,2	2,0	10,0
Blumenkohl, roh	100	22	0,3	2,3	12,3
Blumenkohl, tiefgefroren	100	22	0,2	3,3	8,2
Bohnen, getrocknet	100	290	1,4	47,4	4,3
Bohnen, grün, roh	100	32	0,2	5,1	5,6
Bohnen, in Dosen	100	22	0,1	3,9	4,1
Bohnen. gekocht	100	27	0,3	4,4	10,0
Brennessel, roh	100	44	0,6	1,3	12,3
Brokkoli, gekocht	100	22	0,2	2,0	8,2
Brokkoli, roh	100	26	0,2	2,5	6,9
Brunnenkresse, roh	100	18	0,3	2,3	15,0
Cassave, Knolle	100	135	0	32,0	0,0
Chayote, exot. Gemüse	100	28	0	5,5	0,0
Chicorée, roh	100	16	0,2	2,3	11,3
Chili	100	32	0,5	6,0	14,1
Chinakohl, roh	100	12	0,3	1,2	22,5
Cornichon, Konserve	100	15	0	3,0	0,0
Eichblattsalat, roh	100	10	0	0,0	0,0
Eisbergsalat, roh	100	13	0,3	1,9	20,8
Endivien, roh	100	14	0,2	1,2	12,9
Erbsen gekocht, abgetropft	100	68	0,5	10,4	6,6
Erbsen in Dosen, abgetropft	100	48	0,4	4,8	7,5
Erbsen, grün, roh, Schote und Samen	100	70	0,5	10,6	6,4
Esskastanien (Maronen), roh	100	190	2	41,0	9,5
Feldsalat, roh	100	14	0,4	0,7	25,7
Fenchel, roh	100	24	0,3	2,8	11,3
Fenchelkraut, roh	100	20	0	3,0	0,0
Frühlingszwiebel, roh	100	23	0,5	3,0	19,6
Gartenkresse, roh	100	33	0,7	2,5	19,1
Gemüsebananen (Mehlbananen)	100	158	0	37,5	0,0
Gemüsebrühe, Instant, klar	125	3	0	0,0	0,0

	Gramm	kcal	g Fett	KH	% kcal aus Fett
Gewürzgurken, Konserve (Salz-Dill)	100	30	0,2	2,5	6,0
Grüner Pfeffer, roh	100	16	0,4	2,2	22,5
Grünkohl (Braunkohl), roh	100	37	0,9	2,5	21,9
Gurken, roh	100	12	0,2	1,8	15,0
Ingwer (Wurzel)	100	61	0,8	11,0	11,8
Kartoffel, roh	100	70	0,1	14,8	1,3
Kartoffelchips (normale)	100	539	39,4	40,5	65,8
Kartoffelchips (LOW FETT 30-Schipps)	100	436	14	76	28,9
Kartoffelflocken (Püree, trocken)	100	334	0,5	75,0	1,3
Kloß, roh, 1 Stück	100	100	0	23,0	0,0
Knoblauch, roh	100	139	0,1	28,4	0,6
Knollensellerie, gekocht	100	20	0,3	2,8	13,5
Knollensellerie, roh	100	18	0,3	2,3	15,0
Kohlrabi, roh	100	24	0,1	3,7	3,8
Kohlrübe, roh (Steckrübe)	100	35	0,2	7,0	5,1
Kopfsalat, roh	100	12	0,2	1,1	15,0
Kroketten, frittiert	150	270	11	34,0	36,7
Kürbis, roh	100	26	0,1	5,0	3,5
Löwenzahnblätter, roh	100	27	0,6	2,4	20,0
Lunja (Bohnenkeimlinge, Mungobohnenkeime)	100	23	0,5	2,0	19,6
Mangold, roh	100	14	0,3	0,7	19,3
Maniok	100	135	0	32,0	0,0
Meerrettich, roh	100	63	0,3	11,7	4,3
Mixed Pickles, Konserve	100	20	0	4,0	0,0
Möhren, roh	100	27	0,2	4,8	6,7
Möhren, gekocht	100	18	0,2	3,1	10,0
Möhren, getrocknet	100	194	1,5	36,8	7,0
Möhren, in Dosen	100	14	0,3	2,0	19,3
Möhrensaft	100	22	0	4,8	0,0
Okra (Gumbo), Eibisch, exot. Gemüse	100	20	0	2,0	0,0
Oliven grün, Konserve	20	30	3	0,0	90,0
Oliven, schwarz, »griech. Art«, Konserve	20	70	7	1,0	90,0

	Gramm	kcal	g Fett	KH	% kcal aus Fett
Opuntje, Kaktusfeige	100	35	0,5	7,0	12,9
Paksoi	100	13	0,5	1,0	34,6
Palmherzen, Palmito, exot. Gemüse	100	35	0,5	5,0	12,9
Paprikafrüchte, gedünstet	100	19	0,3	3,1	14,2
Paprikafrüchte, roh	100	20	0,3	2,9	13,5
Paprikaschoten, Peperoni, Pfefferschoten	100	20	0,5	3,0	22,5
Pastinake, roh	100	58	0,4	12,1	6,2
Petersilienblatt, roh	100	50	0,4	7,3	7,2
Petersilienwurzel, roh	100	40	0,5	6,0	11,3
Pilze (i. D.)	100	20	0,5	0,5	22,5
Pommes frites, verzehrfertig, ungesalzen	100	290	14,5	35,7	*45,0*
Pommes, fettarm, für den Backofen	100	156	4	28,5	23,07
Porree (Lauch), roh	100	25	0,3	3,2	10,8
Portulak, roh	100	11	0,3	0,6	24,5
Radicchio	100	13	0,2	1,5	13,8
Radieschen, roh	100	14	0,1	2,0	6,4
Relish, 1 EL	20	20	0	4,0	0,0
Rettich, roh	100	14	0,2	1,9	12,9
Rhabarber, gekocht (ohne Zutaten)	100	11	0,1	1,0	8,2
Rharbarber, roh	100	13	0,1	1,4	6,9
Rosenkohl, gekocht	100	31	0,5	2,4	14,5
Rosenkohl, roh	100	36	0,3	3,3	7,5
Rote Rübe (Beete), gekocht	100	25	0,1	5,0	3,6
Rote Rübe (Beete), roh	100	41	0,1	8,4	2,2
Rote Rübe (Beete), Saft	100	36	0	8,0	0,0
Rotkohl, roh	100	21	0,2	3,2	8,6
Rucola, roh	100	24	0,7	2,1	26,3
Sauerampfer, roh	100	25	0,4	2,0	14,4
Sauerkraut, abgetropft, roh	100	17	0,3	0,8	15,9
Schalotten, roh	10	4	0	1,0	0,0
Schnittlauch, roh	100	27	0,7	1,6	23,3
Schoten (Kefen, Zuckererbsen)	100	70	0	12,0	0,0
Schwarzwurzel, gekocht	100	17	0,4	2,0	21,2

	Gramm	kcal	g Fett	KH	% kcal aus Fett
Schwarzwurzel, roh	100	16	0,4	1,6	22,5
Spargel, in Dosen	100	13	0,1	1,0	6,9
Spargel, gekocht	100	13	0,1	1,2	6,9
Spargel, roh	100	18	0,1	2,2	5,0
Spinat, gekocht	100	14	0,3	0,5	19,3
Spinat, roh	100	15	0,3	0,6	18,0
Spinat, tiefgefroren	100	14	0,3	0,5	19,3
Spinatsaft	100	9	0,1	0,5	10,0
Stangensellerie	100	15	0	2,0	0,0
Suppengrün	100	40	0	8,0	0,0
Süßkartoffel (Batate), roh	100	108	0,6	24,1	5,0
Taro, Wasserbrotwurzel	100	105	0	24,0	0,0
Tomaten, in Dosen	100	19	0,2	2,7	9,5
Tomaten, roh	100	17	0,2	2,6	10,6
Tomatenmark, gesalzen	100	39	0,5	5,5	11,5
Tomatenpaprika, Konserve	150	50	0	10,0	0,0
Tomatensaft	100	17	0,1	2,9	5,3
Topinambur, roh	100	30	0,4	4,0	12,0
Wasserkastanien	100	65	0	14,0	0,0
Wegerich, roh (Breit-)	100	25	0,4	1,8	14,4
Weiße Rübe, roh	100	25	0,2	4,7	7,2
Weißkohl, getrocknet (ungeschwefelt)	100	219	1,5	39,0	6,2
Weißkohl, roh	100	24	0,2	4,2	7,5
Wirsing, gekocht	100	25	0,4	3,1	14,4
Wirsing, roh	100	25	0,4	2,4	14,4
Yamsknolle, roh	100	100	0	22,5	0,0
Zucchini, roh	100	19	0,4	2,2	18,9
Zuckererbsenschoten	100	70	0	1,2	0,0
Zuckermais, gedämpft	100	54	1,2	8,0	20,0
Zuckermais, in Dosen	100	110	1,5	21,0	12,3
Zuckermais, roh	100	86	1,2	15,8	12,6
Zwiebel, getrocknet	100	198	0,9	35,3	4,1
Zwiebel, roh	100	28	0,3	4,9	9,6

	Gramm	kcal	g Fett	KH	% kcal aus Fett

Hülsenfrüchte

	Gramm	kcal	g Fett	KH	% kcal aus Fett
Adzukibohnen, roh	60	170	1	32,0	5,3
Alfalfa-Luzerne, Sprossen, frische	100	31	0,7	2,1	20,3
Bohne, weiß, roh	100	238	1,6	34,7	6,1
Bohnensprossen, frische	100	34	0,7	2,3	18,5
Erbse, roh	100	269	1,4	41,2	4,7
Kichererbsen, roh	100	306	5,9	44,3	17,4
Kichererbsen, Sprossen, frische	100	144	0,7	25,5	4,4
Kidneybohnen	100	308	3,3	50,0	9,6
Limabohnen, roh	100	275	1,4	45,0	4,6
Linsen, roh	100	270	1,5	40,6	5,0
Linsensprossen, roh	50	15	0	1,0	0,0
Mungobohnen, roh	100	269	1,2	41,5	4,0
Saubohnen, roh	100	309	2	48,9	5,8
Sojabohnen, roh	100	339	18,3	6,3	48,6
Sojakeime, Sojasprossen	100	50	1	5,0	18,0
Sojafleisch, trocken (i. D.)	100	249	2,2	13,4	8,0
Sojakäse (Tofu)	100	85	4,8	1,9	50,8
Sojamehl, vollfett	100	361	20,6	3,1	51,4
Sojawurst (i. D.)	100	313	27,3	4,3	78,5
Wachtelbohnen	60	200	1	33,0	4,5

Samen und Nüsse

	Gramm	kcal	g Fett	KH	% kcal aus Fett
Cashewnuss	100	569	42	30,5	66,4
Erdnuss	100	570	48,1	8,3	75,9
Erdnuss, geröstet	100	588	49,4	9,4	75,6
Erdnussflocken	100	520	28	54,0	48,5
Erdnusspaste (-mus)	100	630	50	17,0	71,4
Haselnuss	100	647	61	11,4	84,9
Kastanie, Marone	100	196	1,9	41,2	8,7
Kokosmilch (ohne Mark)	100	9	0,2	1,4	20,0
Kokosnuss, reif	100	363	36,5	4,8	90,5
Kokosraspel	100	606	62	6,4	92,1
Kürbiskerne	100	600	50	5,0	75,0
Leinsamen, ungeschält	100	393	30,9	0,0	70,8

	Gramm	kcal	g Fett	KH	% kcal aus Fett
Lupinensamen, ungeschält	100	450	20	30,0	*40,0*
Macadamianuss	100	687	73	0,0	*95,6*
Mandel	100	577	54	3,7	*84,2*
Mohnsamen	100	492	42,2	4,2	*77,2*
Paranuss	100	673	67	3,6	*89,6*
Pekannuss	100	703	72	4,4	*92,2*
Pinienkerne	100	674	60	20,5	*80,1*
Pistazienkerne	100	618	51,6	17,5	*75,1*
Sesam-Samen	100	574	50	10,2	*78,4*
Sonnenblumenkerne, geschält	100	596	49	12,3	*74,0*
Walnuss	100	666	62	12,1	*83,8*

Getreide, Mehle und sonstige Mahlprodukte

	Gramm	kcal	g Fett	KH	% kcal aus Fett
Amaranth	100	369	8,8	56,8	21,5
Buchweizen, Grütze	100	337	1,6	72,6	4,3
Buchweizen, Korn, geschält	100	341	1,7	71,3	4,5
Buchweizen, Vollmehl	100	354	2,7	70,7	6,9
Cornflakes (Maisflocken)	100	500	0	100,0	0,0
Gerste, Korn	100	315	2,1	63,3	6,0
Gerste, Graupen	100	338	1,4	71,0	3,7
Gerste, Vollkornmehl	100	348	1,9	72,0	4,9
Getreidesprossen, frisch, im Durchschnitt	100	68	0,4	13,0	5,3
Grünkern (Dinkel), Korn	100	324	2,7	63,2	7,5
Grünkern, Mehl (Dinkel)	100	336	2,5	64,0	6,7
Hafer, Flocken (Vollkorn)	100	352	7	58,7	17,9
Hafer, Flocken, Instant	100	351	7,7	57,2	19,7
Hafer, Kleie	100	310	8,5	40,5	24,7
Hirse, Korn	100	354	3,9	69,0	9,9
Hirse, Vollkornflocken, 1 geh. EL	12	40	0	9,0	0,0
Mais, Grieß (Polenta)	100	339	8,8	73,5	23,4
Mais, Korn	100	331	3,8	65,0	10,3
Mais, Popcorn (roh)	100	368	5	68,0	12,2
Mais, Vollmehl	100	329	2,8	66,3	7,7
Paniermehl	100	349	0,1	72,0	0,3

	Gramm	kcal	g Fett	KH	% kcal aus Fett
Popcorn, Puffmais, Puffreis, Rice Crispies	100	250	0	50,0	0,0
Quinoa	100	338	5	58,5	13,3
Reis, Korn, Naturreis	100	347	2,2	74,1	5,7
Reis, Mehl	100	352	0,7	79,1	1,8
Reis, poliert, parboiled, gekocht	100	106	0,2	24,0	1,7
Reis, poliert, parboiled, roh	100	344	0,5	78,4	1,3
Reis, poliert, roh	100	347	0,6	78,4	1,6
Roggen, Flocken	100	307	1,7	61,0	5,0
Roggen, Keime, getrocknet	100	400	11,2	32,7	25,2
Roggen, Korn	100	296	1,7	60,7	5,2
Roggen, Mehl, Type 1150	100	319	1,3	67,8	3,7
Roggen, Mehl, Type 815	100	321	1	71,0	2,8
Roggen, Mehl, Type 997	100	312	1,1	68,0	3,2
Roggen, Vollkornmehl/ Backschrot, Type 1800	100	293	1,5	59,0	4,6
Sago, Tapioka (Cassave)	100	350	0	85,0	0,0
Sojaflocken, vollfett, 1 geh. EL	10	50	3	3,0	54,0
Sojamehl, halbfett, 1 geh. EL	15	50	1	4,0	18,0
Sojaschrot, 1 geh. EL	10	40	2	1,0	45,0
Speisekleie	100	176	4,3	16,3	22,0
Weizen, Grieß	100	328	1	69,0	2,7
Weizen, Keime, getrocknet	100	320	9,2	30,6	25,9
Weizen, Kleie	100	178	4,7	18,0	23,8
Weizen, Korn	100	308	2	61,0	5,8
Weizen, Mehl Type 1050	100	331	1,8	67,0	4,9
Weizen, Mehl Type 405	100	335	1	71,0	2,7
Weizen, Mehl Type 550	100	337	1,1	70,8	2,9
Weizen, Vollkornmehl/ Backschrot, Type 1700	100	302	2	59,7	6,0
Wildreis, 1 geh. EL	15	50	0	11,0	0,0

Stärkemehle

	Gramm	kcal	g Fett	KH	% kcal aus Fett
Stärke, Kartoffel	100	336	0,1	83,1	0,3
Stärke, Mais	100	346	0,1	85,9	0,3
Stärke, Reis	100	343	0	85,0	0,0
Stärke, Weizen	100	347	0,1	86,1	0,3

	Gramm	kcal	g Fett	KH	% kcal aus Fett

Backmehle und -teige

Backmischungen, nach Anweisung verzehrfertig zubereitet

	Gramm	kcal	g Fett	KH	% kcal aus Fett
Biskuit	100	320	4	64,0	11,3
Hefeteig	100	303	7	52,0	20,8
Zitronenkuchen (*)	100	360	12	58,0	30,0
Gewürzkuchen (*)	100	390	15	58,0	34,6
Marmorkuchen (*)	100	381	15,9	52,0	37,6
Rührteig (*)	100	430	19	58,0	39,8
Sachertorte	100	365	17,5	42,4	43,2
Nusskuchen	100	417	23,8	43,2	51,4

Backteige, Backwaren tiefgefroren, backfertig

	Gramm	kcal	g Fett	KH	% kcal aus Fett
Hefeteig	100	270	6	47,0	20,0
Pizzateig	100	258	6,4	43,0	22,3
Apfeltaschen	100	268	8	45,0	26,9
Käsekuchen	100	230	8	30,0	31,3
Mohnkuchen	100	355	17	42,0	43,1
Apfelstrudel	100	230	12	28,0	47,0
Blätterteig	100	375	25	33,0	60,0

Brote und Brötchen

	Gramm	kcal	g Fett	KH	% kcal aus Fett
Baguette	100	260	0,7	55,4	2,4
Grahambrot	100	201	1	39,7	4,5
Knäckebrot	100	318	1,5	66,0	4,2
Laugenbrezel/-brötchen	100	226	1,8	45,3	7,2
Mehrkornbrot	100	216	1,6	42,8	6,7
Pumpernickel	100	185	1	36,5	4,9
Roggen, Brot	100	219	1	45,7	4,1
Roggen, Mischbrot	100	212	1,1	43,7	4,7
Roggen, Mischbrot mit Kleie	100	207	1,5	42,1	6,5
Roggen, Schrot- und Vollkornbrot	100	195	1,2	38,8	5,5

(*) Diese Backmischungen funktionieren auch mit 1,5%igem Jogurt, dann sind die Kuchen LOW FETT 30.

	Gramm	kcal	g Fett	KH	% kcal aus Fett
Vollkornbrot mit Sonnenblumenkernen	100	231	3,9	39,9	15,2
Weißbrot	100	236	1,2	48,0	4,6
Weizen, Brötchen (Semmeln)	100	274	1,9	55,5	6,2
Weizen, Mischbrot	100	224	1,1	47,7	4,4
Weizen, Schrot- und Vollkornbrot	100	204	1	41,0	4,4
Weizen, Toastbrot	100	262	4,5	48,0	15,5

Fein- und Dauerbackwaren

Biskuit (Löffel-)	100	407	5	82,0	11,1
Butterkeks	100	422	10	75,0	21,3
Früchtebrot	100	289	8,6	46,3	26,8
Hefegebäck, einfach	100	249	6,6	39,0	23,9
Obstkuchen, Hefeteig	100	176	3,5	32,2	17,9
Obsttortenboden, verzehrfertig	100	349	5	68,0	12,9
Russisch Brot	100	388	1	88,2	2,3
Salzstangen, Salzbrezeln	100	347	0,5	76,0	1,3
Tortenboden	100	346	5,2	68,3	13,5
Vollkorn-Fladenbrot	100	367	3	75,0	7,4
Vollkornzwieback	100	364	8	56,0	19,8
Zwieback, eifrei	100	368	4	73,1	9,8
Apfelkuchen, gedeckt	100	203	7,5	31,2	*33,3*
Berliner Pfannkuchen	100	317	11,8	44,0	*33,5*
Butterkuchen	100	366	16,8	47,6	*41,3*
Gewürzkuchen	100	335	12,5	49,2	*33,6*
Kleingebäck, gemischt	100	515	26,7	62,0	*46,7*
Mandelmakronen	100	376	24	35,0	*57,4*
Müslikeks	100	443	19	60,0	*38,6*
Nusskuchen	100	436	29,1	36,9	*60,1*
Sahnetorte	100	365	25	30,0	*61,6*
Vollkornkeks i. D.	100	440	20	55,0	*40,9*
Waffelmischung	100	472	20	68,0	*38,1*
Weihnachtsstollen, sächsischer	100	346	13	51,5	*33,8*

	Gramm	kcal	g Fett	KH	% kcal aus Fett
Frühstücksflocken					
Corn-Flakes	100	355	0,6	79,6	1,5
Früchte-Müsli, ohne Zucker (i. D.)	100	363	8,8	60,2	21,8
Kleieflocken, gezuckert	100	243	3	42,0	11,1
Müsli-Mischung, Trockenprodukt (i. D.)	100	394	10	67,0	22,8
Schoko-Müsli (i. D.)	100	399	11,5	63,8	25,9
Teigwaren					
Eier-Teigwaren (Nudeln), roh	100	360	3	70,0	7,5
Glasnudeln	50	80	0	20,0	0,0
Spaghetti, eifrei, roh	100	362	1,2	75,2	3,0
Vollkornnudeln, roh	100	343	3	64,0	7,9
Verschiedenes					
Gelatine	100	338	0,1	0,0	0,3
Bäckerhefe	100	78	1,2	0,0	13,8
Bierhefe (getrocknet)	100	229	4,2	0,0	16,5
Senf (süß)	100	114	3,5	13	27,6
Senf (scharf)	100	102	6,3	5,3	55,6
Senf, Dijon	100	159	13	4	73,6
Obst und Produkte aus Obst					
Acerola, Konzentrat, fest	100	261	1,2	57,0	4,1
Acerola, roh	100	16	0,2	2,6	11,3
Acerola, Saft	100	22	0,3	4,5	12,3
Ananas, in Dosen	100	66	0,2	15,2	2,7
Ananas, roh	100	55	0,2	12,4	3,3
Ananas, Saft	100	53	0,1	12,0	1,7
Apfel, -dicksaft	100	250	0	60,0	0,0
Apfel, Gelee	100	258	0	64,0	0,0
Apfel, getrocknet (geschwefelt)	100	255	1,6	57,0	5,6
Apfel, Mus	100	79	0,1	19,2	1,1

	Gramm	kcal	g Fett	KH	% kcal aus Fett
Apfel, Saft	100	57	0	11,7	0,0
Apfel, ungeschält, roh	100	54	0,6	11,4	10,0
Apfelbanane	100	100	0	11,0	0,0
Apfelsine, Konfitüre	100	259	0	63,6	0,0
Apfelsine, roh	100	42	0,2	8,3	4,3
Apfelsine, Saft, frisch gepresst	100	46	0,2	9,4	3,9
Apfelsine, Saft, Handel, o. Z.	100	44	0,2	9,0	4,1
Apfelsine, Saft, Konzentrat	100	212	1,5	47,1	6,4
Aprikosen, getrocknet	100	240	0,5	47,9	1,9
Aprikosen, in Dosen	100	71	0,1	17,0	1,3
Aprikosen, Konfitüre	100	248	0,1	60,6	0,4
Aprikosen, Nektar, ca. 40 % Fruchtanteil	100	60	0,1	14,4	1,5
Aprikosen, roh	100	45	0,1	8,5	2,0
Avocado, roh	100	221	23,5	0,4	95,7
Banane, getrocknet	100	326	0,8	75,2	2,2
Banane, roh	100	94	0,2	21,4	1,9
Birne, -dicksaft	100	275	0	65,0	0,0
Birne, getrocknet	100	213	1,8	46,0	7,6
Birne, in Dosen	100	67	0,2	16,0	2,7
Birne, Nektar, 40 % Fruchtanteil	100	55	0,2	12,9	3,3
Birne, roh	100	55	0,3	12,7	4,9
Boysenberries	100	30	0	7,0	0,0
Brombeere, Konfitüre	100	259	0,4	63,1	1,4
Brombeere, roh	100	44	1	6,2	20,5
Brombeere, Saft	100	38	0,6	7,8	14,2
Brotfrucht, roh	100	110	0	25,0	0,0
Carissa (Natal-Pflaume)	100	80	0	20,0	0,0
Cashew-Apfel	100	55	1	11,0	16,4
Chagote	125	30	0	7,0	0,0
Cherimoya (Anone)	100	63	0,3	13,6	4,3
Cocktailkirsche, 1 Stück	3	8	0	2,0	0,0
Dattel, getrocknet	100	277	0,5	65,2	1,6
Dattel, -mark, pur, ohne Zuckerzusatz	100	200	0	45,0	0,0
Durian, exot. Frucht	100	140	2	29,0	12,9
Ebereschenfrucht, süß	100	85	0	18,0	0,0

	Gramm	kcal	g Fett	KH	% kcal aus Fett
Erdbeeren, in Dosen	100	77	0,2	18,1	2,3
Erdbeeren, Konfitüre	100	256	0,2	62,6	0,7
Erdbeeren, roh	100	32	0,4	5,5	11,3
Erdbeeren, tiefgefroren	100	33	0,4	6,5	10,9
Feige, getrocknet	100	247	1,3	54,0	4,7
Feige, kandiert	100	296	0,2	70,0	0,6
Feige, roh	100	60	0,4	12,9	6,0
Granatapfel, roh	100	74	0,6	16,7	7,3
Grapefruit, roh	100	45	0,2	7,5	4,0
Grapefruit, Saft	100	36	0,1	7,2	2,5
Grapefruit, Saft in Dosen, gesüßt	100	58	0,1	13,7	1,6
Grapefruit, Saft in Dosen, ungesüßt	100	47	0,1	10,1	1,9
Guave in Dosen, mit Sirup	100	65	0	15,7	0,0
Guave, roh	100	28	0,5	6,0	16,1
Hagebutten, Fleisch, Schale	100	89	0,7	18,7	7,1
Hagebutten, Konfitüre	100	252	0	62,3	0,0
Hagebutten, roh	100	91	0	16,2	0,0
Heidelbeere, Konfitüre	100	257	0	63,6	0,0
Heidelbeeren, in Dosen, gesüßt	100	73	0,5	16,0	6,2
Heidelbeeren, in Dosen, o. Z.	100	24	0,4	3,9	15,0
Heidelbeeren, roh	100	37	0,6	6,1	14,6
Heidelbeeren, tiefgefroren, ungesüßt	100	83	0,5	19,0	5,4
Himbeere, Gelee	100	242	0	59,9	0,0
Himbeeren in Dosen, gesüßt	100	70	0,3	16,0	3,9
Himbeeren in Dosen, o. Z.	100	26	0,1	5,5	3,5
Himbeeren, roh	100	33	0,3	4,8	8,2
Himbeersaft, frisch gepresst	100	28	0	5,5	0,0
Himbeersirup	100	263	0	65,8	0,0
Holunderbeeren, schwarz, roh	100	54	1,7	6,5	28,3
Holunderbeeren, schwarz, Saft	100	38	0	6,8	0,0
Honigmelone, roh, Fruchtfleisch	100	54	0,1	12,4	1,7
Ingwer, roh	100	50	0	10,0	0,0
Jaboticaba, roh	100	70	2	7,0	25,7

	Gramm	kcal	g Fett	KH	% kcal aus Fett
Jackfrucht, roh	100	45	0	8,0	0,0
Johannisbeere, Gelee, rot	100	247	0	60,6	0,0
Johannisbeere, Nektar, rot	100	61	0	12,4	0,0
Johannisbeere, Nektar, schw.	100	64	0	13,0	0,0
Johannisbeeren, Konfitüre, rot	100	257	0,2	62,2	0,7
Johannisbeeren, rot	100	33	0,2	4,9	5,5
Johannisbeeren, schwarz	100	39	0,2	6,1	4,6
Johannnisbeeren, weiß	100	30	0	6,7	0,0
Jujube, chin. Dattel, roh	100	105	0	24,0	0,0
Kaki	100	72	0,3	16,5	3,8
Kaktusfeigen	100	38	0,7	7,1	16,6
Kapstachelbeeren (Ananaskirschen)	125	90	1	17,0	10,0
Karambole	100	23	0,45	3,5	17,6
Kirschen, sauer, roh	100	53	0,5	9,9	8,5
Kirschen, süß, roh	100	63	0,3	13,3	4,3
Kirschen, im Glas	100	83	0,2	19,6	2,2
Kirschen, Konfitüre	100	250	0,1	60,8	0,4
Kiwi	100	53	0,56	10,8	9,5
Korinthen, schwarz und rot, getrocknet	100	259	0	63,1	0,0
Kulturheidelbeeren	100	83	0,5	19,0	5,4
Kumquat, roh	100	61	0,3	14,6	4,4
Litchi	100	75	0,3	17,0	3,6
Loganbeere, roh, ganze Frucht	100	64	0	15,0	0,0
Loganbeeren, in Dosen	100	107	0	26,2	0,0
Mandarinen, roh	100	46	0,3	10,2	5,9
Mandarinensaft	100	46	0,3	9,6	5,9
Mandarinensaft, ungesüßte Handelsware	100	44	0,2	10,1	4,1
Mango, in Dosen	100	82	0	20,3	0,0
Mango, roh	100	59	0,5	12,8	7,6
Maulbeere, roh, ganze Frucht	100	38	0	8,1	0,0
Melone, grün, roh	100	25	0	5,3	0,0
Mirabellen, roh	100	67	0,2	15,0	2,7
Mispel, roh	100	44	0	10,6	0,0
Moosbeere, roh	100	35	0,7	3,9	18,0
Nektarinen, roh, ohne Stein	100	53	0	12,4	0,0

	Gramm	kcal	g Fett	KH	% kcal aus Fett
Papaya, roh	100	32	0,1	7,1	2,8
Passionsfrucht, roh, ohne Schale	100	63	0,4	9,5	5,7
Pfirsiche, getrocknet	100	244	0,6	53,9	2,2
Pfirsiche, in Dosen	100	69	0,1	16,5	1,3
Pfirsiche, roh	100	43	0,1	9,4	2,1
Pflaumen, in Dosen	100	75	0,1	18,1	1,2
Pflaumen, getrocknet	100	222	0,6	47,4	2,4
Pflaumen, Konfitüre	100	242	0	59,6	0,0
Pflaumen, roh	100	49	0,2	10,2	3,7
Preiselbeeren, in Dosen, o. Z.	100	34	0,6	6,5	15,9
Preiselbeeren, roh	100	35	0,5	6,2	12,9
Preiselbeeren, in Dosen, gesüßt	100	182	0,3	44,4	1,5
Quitten, Konfitüre	100	238	0	58,3	0,0
Quitten, roh	100	38	0,5	7,3	11,8
Reineclaude	100	56	0	12,3	0,0
Rosinen, Rum (Fertigprodukt)	25	60	0	17,0	0,0
Sandornmark, Konserve	100	100	0	0,0	0,0
Stachelbeeren, roh	100	37	0,2	7,0	4,9
Stachelbeeren in Dosen, heavy sirup	100	90	0,1	21,8	1,0
Sultaninen, getrocknet, ganze Frucht	100	266	0	64,7	0,0
Wassermelone	100	37	0,2	8,3	4,9
Weintrauben, getrocknet (Rosinen)	100	260	0,5	68,0	1,7
Weintrauben, roh	100	68	0,3	15,2	4,0
Weintraubensaft	100	68	0	16,6	0,0
Zitrone, roh, geschält	100	36	0,6	3,2	15,0
Zitrone, Saft	100	27	0,1	2,4	3,3

	Gramm	kcal	g Fett	KH	% kcal aus Fett

Milch

	Gramm	kcal	g Fett	KH	% kcal aus Fett
Kuhmilch, H-Milch, entrahmt	100	35	0,1	4,9	2,6
Trinkmilch, entrahmt	100	35	0,1	4,9	2,6
Kuhmilch, H-Milch, 1,5 % Fett	100	47	1,5	4,9	28,7
Stutenmilch	100	47	1,5	6,2	28,7
Trinkmilch, fettarm, 1,5 % Fett	100	47	1,5	4,9	28,7
Schwedenmilch, 3,5 % Fett	100	64	3,2	4,8	*45,0*
Kuhmilch, H-Milch, 3,5 % Fett	100	64	3,5	4,8	*49,2*
Trinkmilch, 3,5 % Fett	100	64	3,5	4,8	*49,2*
Ziegenmilch	100	69	3,9	4,8	*50,9*
Rohmilch, Vorzugsmilch	100	67	3,8	4,8	*51,0*
Schafmilch	100	97	6,3	4,7	*58,5*

Milchprodukte

	Gramm	kcal	g Fett	KH	% kcal aus Fett
Buttermilch	100	35	0,5	4,0	12,9
Buttermilch, Frucht	100	62,5	0,5	10,5	7,2
Buttermilchpulver	100	380	5,5	44,0	13,0
Dickmilch, entrahmt	100	32	0,1	4,2	2,8
Jogurt aus Magermilch	100	32	0,1	4,2	2,8
Jogurt, 1,5 % Fett, mit Früchten, gezuckert	100	78	1,3	13,6	15,0
Jogurt, 1,5 % Fett	100	48	1,5	4,1	30,0
Jogurt, 3,5 % Fett, mit Früchten, gezuckert	100	94	3,1	13,5	29,7
Kakaotrunk aus Magermilch	100	52	0,3	8,9	5,2
Kefir, 1,5 % Fett	100	48	1,6	3,2	30,0
Kefir, Frucht, 1,5 % Fett	100	82,5	1,5	14,0	16,4
Kondensmagerm., m. Z.	100	269	0,2	56,7	0,7
Kondensmagerm., o. Z.	100	83	0,2	12,1	2,2
Kondensmilch, 4 % Fett	100	128	4,1	13,3	28,8
Kondensmilch, gezuckert, 8 % Fett	100	320	8,8	51,9	24,8
Milchpudding	100	94	1,2	18,0	11,5
Molke, süß	100	24	0,2	4,7	7,5
Molkepulver	100	345	2,9	68,2	7,6

	Gramm	kcal	g Fett	KH	% kcal aus Fett
Trockenmilchpulver, mager	100	348	1	49,4	2,6
Crème fraîche, 30 % Fett, 1 EL	15	45	4	0,0	80,0
Crème fraîche, 40 % Fett	100	378	40	2,5	95,2
Dickmilch, Trinkmilch, 3,5 % Fett	100	61	3,5	4,0	51,6
Jogurt, 3,5 % Fett	100	61	3,5	4,0	51,6
Kefir aus Trinkmilch, 3,5 % Fett	100	61	3,5	4,0	51,6
Kefir, 10 % Fett	100	124	9,6	4,0	69,7
Kefir, Frucht, 3,5 % Fett	100	100	3,5	13,5	31,5
Kondensmilch, 10 % Fett	100	176	10,1	12,5	51,6
Kondensmilch, 7,5 % Fett	100	133	7,6	9,6	51,4
Sahne, 10 % Fett	100	123	10,5	4,1	76,8
Sahne, 30 % Fett	100	309	31,7	3,4	92,3
saure Sahne, 10 % Fett	100	117	10	3,7	76,9
saure Sahne, extra	100	187	18	3,4	86,6
Schlagsahne, extra	100	346	36	3,2	93,6
Schmand, 24 % Fett	100	239	24	3,2	90,4
Trockenmilchpulver, voll	100	493	27	37,1	49,3

Käse

Frischkäse und Speisequark

	Gramm	kcal	g Fett	KH	% kcal aus Fett
Fruchtquark, 10 % Fett i. Tr.	100	115	2	13,0	15,7
Fruchtquark, 20 % Fett i. Tr.	100	124	3,7	12,7	26,9
Hüttenkäse, Cottage Cheese, 20 % Fett i. Tr.	100	100	2	3,0	18,0
Kräuterquark, 10 % Fett i. Tr.	100	90	2	2,0	20,0
Schichtkäse, 10 % Fett i. Tr.	100	88	2,4	3,8	24,5
Speisequark, mager	100	72	0,3	3,2	3,8
Doppelrahmfrischkäse	100	340	31,5	2,6	83,4
Frischkäsezubereitung mit Kräutern, 20 % Fett i. Tr.	100	134	7,5	3,3	50,4
Frischkäsezubereitung mit Kräutern, 60 % Fett i. Tr.	100	251	23	2,4	82,5
Fruchtquark, 40 % Fett i. Tr.	100	205	11	15,0	48,3
Körniger Frischkäse	100	81	2,9	0,0	32,2
Kräuterquark, 20 % Fett i. Tr.	100	105	4	5,0	34,3

	Gramm	kcal	g Fett	KH	% kcal aus Fett
Kräuterquark, 40% Fett i. Tr.	100	155	10	4,0	*58,1*
Mascarpone	100	460	47,5	3,6	*92,9*
Ricotta, 20% Fett i. Tr.	30	55	5	0,0	*81,8*
Robiola, 75% Fett i. Tr.	100	333	33	1,9	*89,2*
Schafskäse, 40% Fett i. Tr.	30	65	5	0,0	*69,2*
Schichtkäse, 20% Fett i. Tr.	100	95	5	4,0	*47,4*
Schichtkäse, 40% Fett i. Tr.	100	150	11	3,0	*66,0*
Schichtkäse, 50% Fett i. Tr.	100	175	14,5	2,9	*74,6*
Speisequark, 20% Fett i. Tr.	100	109	5,1	2,7	*42,1*
Speisequark, 40% Fett i. Tr.	100	160	11,4	2,6	*64,1*

Hartkäse, Schmelzkäse, Schnittkäse und Weichkäse

	Gramm	kcal	g Fett	KH	% kcal aus Fett
Allgäuer Hartkäse, 50% Fett i. Tr.	30	120	10	0,0	*75,0*
Appenzeller, 50% Fett i. Tr.	100	386	31,6	0,0	*73,7*
Back-Camembert, 45% Fett i. Tr.	100	229	17	0,0	*66,8*
Bavaria Blue, 70% Fett i. Tr.	100	413	40	0,0	*87,2*
Bel Paese	100	373	30,2	0,0	*72,9*
Bergkäse, 45% Fett i. Tr.	100	386	30	0,0	*69,9*
Bleu d'Auvergne, 50% Fett i. Tr.	100	358	29,6	0,0	*74,4*
Bleu de Bresse, 50% Fett i. Tr.	100	358	29,6	0,0	*74,4*
Brie, 50% Fett i. Tr.	100	345	27,9	0,1	*72,8*
Butterkäse, 30% Fett i. Tr.	100	244	15,4	0,0	*56,8*
Butterkäse, 60% Fett i. Tr.	100	380	34,7	0,0	*82,2*
Cambozola, 70% Fett i. Tr.	100	413	40	0,0	*87,2*
Camembert, 30% Fett i. Tr.	100	216	13,5	0,0	*56,3*
Camembert, 45% Fett i. Tr.	100	285	22,3	0,1	*70,4*
Camembert, 60% Fett i. Tr.	100	378	34	0,0	*81,0*
Chester (Cheddar), 50% Fett i. Tr.	100	397	32,2	0,4	*73,0*
Danablu (dän. Edelpilzkäse), 60% Fett i. Tr.	30	130	12	0,0	*83,1*
Danbo (dän. Steppenkäse), 50% Fett i. Tr.	30	100	8	0,0	*72,0*
Edamer, 30% Fett i. Tr.	100	251	16,2	0,0	*58,1*

	Gramm	kcal	g Fett	KH	% kcal aus Fett
Edamer, 45 % Fett i. Tr.	100	354	28,3	0,0	71,9
Edelpilzkäse, 60 % Fett i. Tr.	100	355	29,8	0,0	75,5
Emmentaler, 45 % Fett i. Tr.	100	398	31,2	0,0	70,6
Favorel, Danbo, 45 % Fett i. Tr.	100	325	25,4	0,0	70,3
Feta, 40 % Fett i. Tr.	100	218	16	0,0	66,1
Feta, 45 % Fett i. Tr.	100	237	18,1	0,5	68,7
Geheimratskäse, 45 % Fett i. Tr.	30	100	8	0,0	72,0
Gorgonzola	100	360	31,2	0,0	78,0
Gouda, 40 % Fett i. Tr.	100	300	22,3	0,0	66,9
Gouda, deutscher, 48 % Fett i. Tr.	100	343	28	0,0	73,5
Gruyère, 45 % Fett i. Tr.	100	399	32,1	0,0	72,4
Hardanger, 45 % Fett i. Tr.	30	100	8	0,0	72,0
Harzer, Korbkäse, Mainzer Handkäse	100	126	0,7	0,0	5,0
Havarti, Dänischer Tilsiter, 45 % Fett i. Tr.	30	105	8	1,0	68,6
Hobelkäse, 50 % Fett i. Tr.	100	474	38	0,0	72,2
Jarlsberg, 45 % Fett i. Tr.	100	349	26,9	0,0	69,4
Käsepastete mit Walnüssen, 50 % Fett i. Tr.	100	314	28	3,1	80,3
Klosterkäse, 60 % Fett i. Tr.	30	115	10	0,0	78,3
Kochkäse, 10 % Fett i. Tr.	100	101	3	3,8	26,7
Kochkäse, 40 % Fett i. Tr.	100	187	13,9	3,4	66,9
Leerdamer, 45 % Fett i. Tr.	100	352	27,6	0,0	70,6
Leicester, 50 % Fett i. Tr.	30	125	6	0,0	43,2
Limburger, 20 % Fett i. Tr.	100	183	8,6	0,0	42,3
Limburger, 40 % Fett i. Tr.	100	267	19,7	0,0	66,4
Lindenberger, 45 % Fett i. Tr.	100	386	28,9	0,0	67,4
Lindenberger, light, 30 % Fett i. Tr	100	286	18	0,0	56,6
Maasdamer, 45 % Fett i. Tr.	30	105	8	0,0	68,6
Maaslander, 50 % Fett i. Tr.	100	355	29,6	0,0	75,0
Morbier, 40 % Fett i. Tr.	100	297	22,4	0,0	67,9
Mozzarella	100	225	19,8	0,0	79,2
Münsterkäse, 45 % Fett i. Tr.	30	85	7	0,0	74,1

	Gramm	kcal	g Fett	KH	% kcal aus Fett
Palmarello, 50 % Fett i. Tr.	30	110	9	0,0	73,6
Parmesan, 37 % Fett i. Tr.	100	375	25,8	0,1	61,9
Provolone	100	365	28,9	0,0	71,3
Pyrenäenkäse, 50 % Fett i. Tr.	100	356	29,6	0,0	74,8
Raclette, 48 % Fett i. Tr.	100	343	28	0,0	73,5
Räucherkäse, 50 % Fett i. Tr.	30	110	9	0,0	73,6
Rauch-Schinken-Käse, 45 % Fett i. Tr.	30	95	7	0,0	66,3
Reibekäse, 45 % Fett i. Tr.	100	386	30	0,0	69,9
Romadur, 20 % Fett i. Tr.	100	187	9	0,0	43,3
Romadur, 30 % Fett i. Tr.	100	226	14,1	0,0	56,2
Roquefort, 50 % Fett i. Tr.	30	110	9	0,0	73,6
Rottaler, 45 % Fett i. Tr.	30	100	8	0,0	72,0
Saint Paulin, 45 % Fett i. Tr.	30	85	7	0,0	74,1
Sbrinz, 48 % Fett i. Tr.	30	130	10	0,0	69,2
Schmelzkäse, 20 % Fett i. Tr.	100	188	10	7,5	47,9
Schmelzkäse, 30 % Fett i. Tr.	100	209	14	5,7	60,3
Schmelzkäse, 45 % Fett i. Tr.	100	270	23,6	0,0	78,7
Schmelzkäse, Scheibletten, 20 % Fett i. Tr.	100	207	11	5,0	47,8
Schmelzkäse, Zubereitung mit Champignons oder Schinken, 40 % Fett i. Tr.	100	251	19	5,0	68,1
Steinbuscher, 45 % Fett i. Tr.	30	90	7	0,0	70,0
Steppenkäse, 45 % Fett i. Tr.	100	325	25,4	0,0	70,3
Stilton Blue	30	125	10	0,0	72,0
Tete de Moine, 50 % Fett i. Tr.	100	386	32	0,0	74,6
Tilsiter, 30 % Fett i. Tr.	100	270	17,2	0,0	57,3
Tilsiter, 45 % Fett i. Tr.	100	358	27,7	0,0	69,6
Trappistenkäse, 45 % Fett i. Tr.	100	342	26,8	0,0	70,5
Vacherin, 50 % Fett i. Tr.	30	95	7	0,0	66,3
Weichkäse mit grünem Pfeffer oder Knoblauch, 60 % Fett i. Tr.	100	366	33,2	0,0	81,6
Weinbergkäse, 60 % Fett i. Tr.	30	120	10	0,0	75,0
Weißlacker, 50 % Fett i. Tr.	30	100	8	1,0	72,0
Westberg, 45 % Fett i. Tr.	100	352	27,6	0,0	70,6
Westlight, 30 % Fett i. Tr.	100	271	18,5	0,0	61,4

	Gramm	kcal	g Fett	KH	% kcal aus Fett
Ziegenkäse, Schnittkäse, 48 % Fett i. Tr.	100	329	27	0,0	*73,9*
Ziegenkäse, Weichkäse, 45 % Fett i. Tr.	100	280	21,8	0,0	*70,1*

Eier

	Gramm	kcal	g Fett	KH	% kcal aus Fett
Hühnereiklar, getrocknet	100	343	0,1	8,1	0,3
Hühnereiklar	100	46	0,2	0,0	3,9
1 Eiklar, mittelgroß, 33 g	33	15	0,1	0,0	6,0
1 Eidotter, mittelgroß, 19 g	19	67	6,1	0,1	*81,9*
1 Hühnerei, St. 48 g (Gew.-Kl. S)	48	75	5,4	0,3	*64,8*
1 Hühnerei, St. 58 g (Gew.-Kl. M)	58	90	6,6	0,4	*66,0*
Hühnerei (Gesamtinhalt)	100	156	11,3	0,7	*65,2*
Hühnereigelb	100	353	31,9	0,3	*81,3*
Hühnereigelb, getrocknet	100	669	59,3	2,1	*79,8*
Hühnervollei, getrocknet	100	570	41,8	2,4	*66,0*

Tierische Fette

	Gramm	kcal	g Fett	KH	% kcal aus Fett
Butter (Süß- und Sauerrahm)	100	754	83,2	0,7	*99,3*
Butterschmalz	100	897	99,5	0,0	*99,8*
Gänseschmalz	100	896	99,5	0,0	*99,9*
Hammeltalg	100	747	81,3	0,0	*98,0*
Kräuterbutter, 73 % Fett i. Tr.	100	650	70	0,0	*96,9*
Lebertran	100	899	99,9	0,0	*100,0*
Milchhalbfett	100	388	39,8	3,5	*92,3*
Rindertalg	100	872	96,5	0,0	*99,6*
Schweineschmalz	100	898	99,7	0,0	*99,9*

Pflanzliche Fette und Öle

	Gramm	kcal	g Fett	KH	% kcal aus Fett
Diätmargarine	100	722	80	0,2	*99,7*
Erdnussöl	100	895	99,4	0,2	*100,0*
Frittierfett	100	900	100	0,0	*100,0*
Halbfettmargarine	100	368	40	0,4	*97,8*

	Gramm	kcal	g Fett	KH	% kcal aus Fett
Kakaobutter	100	920	100	0,0	*97,8*
Kokosfett, gereinigt	100	894	99	0,0	*99,7*
Kürbiskernöl	100	900	100	0,0	*100,0*
Leinöl	100	896	99,5	0,0	*99,9*
Maiskeimöl	100	899	99,9	0,0	*100,0*
Margarine (Pflanzenmargarine)	100	722	80	0,4	*99,7*
Mayonnaise, 50% Fett	100	490	52	5,0	*95,5*
Mayonnaise, 80% Fett	100	727	78,9	3,0	*97,7*
Olivenöl	100	897	99,6	0,2	*99,9*
Palmöl	100	898	99,8	0,0	*100,0*
Rapsöl (Rüböl)	100	900	100	0,0	*100,0*
Safloröl (Distelöl)	100	899	99,9	0,0	*100,0*
Sesamöl	100	896	99,5	0,0	*99,9*
Sojaöl	100	899	99,9	0,0	*100,0*
Sonnenblumenöl	100	898	99,8	0,0	*100,0*
Traubenkernöl	100	900	100	0,0	*100,0*
Walnussöl	100	896	99,5	0,0	*99,9*
Weizenkeimöl	100	900	100	0,0	*100,0*

Süßwaren

	Gramm	kcal	g Fett	KH	% kcal aus Fett
Ahornsirup, Grenadine, Fruchtsirup	100	275	0	65,0	*0,0*
Bonbons, Hartkaramellen	100	388	0	97,0	*0,0*
Bonbons, Milchkaramellen	100	393	5	84,0	*11,5*
Gummibärchen	100	328	0	76,0	*0,0*
Gummibärchen, 1 Stück	1,6	5	0	1,2	*0,0*
Kaugummi, 1 Stück	3,3	10	0	2,6	*0,0*
Vollmilchschokolade	100	526	30	56,0	*51,3*
Vollmilchschokolade mit Haselnüssen (20%)	100	556	36,5	47,5	*59,1*

Backzutaten, Süßspeisen

Cremespeisen ohne Kochen

	Gramm	kcal	g Fett	KH	% kcal aus Fett
Backpulver	100	88,2	0	23,5	*0,0*
Bienenhonig im Durchschnitt	100	327	0	81,0	*0,0*
Fruchtcreme, Trockenprodukt	100	322	0	80,0	*0,0*

	Gramm	kcal	g Fett	KH	% kcal aus Fett
Fruchtcreme, verzehrfertig	100	109	3	17,5	24,8
Hefe	100	83	2,3	12,0	24,9
Ingwer, Sirup	100	275	0	70,0	0,0
Kandierte Früchte	100	250	0	62,0	0,0
Konfitüre im Durchschnitt	100	266	0	66,0	0,0
Orangeat	100	305	1	74,0	3,0
Puddingpulver	100	349	0	86,0	0,0
Sanddorn, Sirup, ungesüßt	100	50	0	5,0	0,0
Sanddorn, Vollfruchtkonzentrat	100	240	0	60,0	0,0
Sirup, Rübensirup	100	300	0	80,0	0,0
Tortenguss	100	307,6	0	69,2	0,0
Vanillecreme, Trockenprodukt	100	401	13	69,5	29,2
Zitronat	100	285	1	70,0	3,2
Zucker	100	400	0	100,0	0,0
Zucker, Braun-	100	375	0	95,0	0,0
Zucker, Frucht-	100	400	0	100,0	0,0
Zucker, Gelier-	100	400	0	90,0	0,0
Zucker, Hagel-	100	400	0	100,0	0,0
Zucker, Kandis-	100	400	0	100,0	0,0
Zucker, Milch-	100	400	0	100,0	0,0
Zucker, Puder-	100	375	0	100,0	0,0
Zucker, Rohrsaft-	100	400	0	100,0	0,0
Zucker, Trauben-	100	400	0	100,0	0,0
Zucker, Vanille-	100	375	0	100,0	0,0
Bitterschokolade	100	550	32	62,0	52,4
Blockschokolade	100	550	32	62,0	52,4
Brotaufstrich auf Nussbasis	100	528	31	58,4	52,8
Kakaopulver, schwach entölt	100	340	24	11,0	63,5
Kuvertüre	100	560	55	32,0	88,4
Marzipan	100	493	25	59,0	45,6
Nougat	100	500	24	66,0	43,2
Schokolade, milchfrei	100	479	30	47,0	56,4
Schokoladencreme, Trockenprodukt	100	456	16,5	73,0	32,6
Schokoladencreme, verzehrfertig	100	144	6	19,5	37,5
Vanillecreme, verzehrfertig	100	139	5,5	19,5	35,6

	Gramm	kcal	g Fett	KH	% kcal aus Fett

Pudding und Saucen

	Gramm	kcal	g Fett	KH	% kcal aus Fett
Dessertsauce, verzehrfertig, Frucht	100	200	0	50,0	0,0
Dessertsauce, verzehrfertig, Schoko	100	145	1	32,0	6,2
Götterspeise, Gelee, Trockenprodukt	100	313	0	12,5	0,0
Götterspeise, verzehrfertig, mit Wasser	100	60	0	13,6	0,0
Rote Grütze, Trockenprodukt	100	332	0	83,0	0,0
Rote Grütze, verzehrfertig, mit Wasser	100	85	0	21,0	0,0
Schokopudding, Trockenprodukt	100	320	2,5	70,0	7,0
Schokopudding, verzehrfertig mit Milch	100	127	3,5	21,0	24,8
Vanille-, Mandel-, Sahne- pudding, Trockenprodukt	100	346	0	86,0	0,0
Vanille-, Mandel-, Sahne- pudding, verzehrfertig mit Milch	100	105	3,3	16,0	28,3
Vanillesauce, Trockenprodukt	100	338	0	84,0	0,0
Vanillesauce, verzehrfertig, mit Milch	100	97	3,4	14,0	*31,5*

Diverse Süßigkeiten

	Gramm	kcal	g Fett	KH	% kcal aus Fett
After Eight	100	423	13	74	28
Haribo Bären, Mäuse und Co. i.D.	100	350	0	82	0
Katjes Salmiak-Pastillen	100	314	2	69	6
Katjes Salzige Heringe	100	341	0	79	0
Katjes Katzen und Co.	100	350	0	82	0
Kelloggs Nutri-Grain Apfel	100	370	8	69	19
Kelloggs Nutri-Grain Heidelbeere	100	360	8	69	20
Kelloggs Nutri-Grain Kirsche	100	360	8	69	20

	Gramm	kcal	g Fett	KH	% kcal aus Fett
Kelloggs Squares	100	420	10	79	21
Nesquik Schoko-Sirup	Stk.	275	1	64	3
Nestle Schokokränze	100	439	14	74	28
Nimm 2	100	375	1	93	2
Nimm 2 Lachgummi	100	340	1	72	3
Schneekoppe Butterkeks	100	440	12	75	25
Schneekoppe Feine Sahne Caramel-Bonbons	100	290	9	72	28
Smarties (die großen)	100	451	15	75	30
Sprengel Erfrischungsstäbchen	75	257	7	45	24,51
Storck Campino	100	386	0	95	0
Storck Cola Lemon	100	364	0	90	0
Storck Durchbeißer	100	421	12	79	26
Storck Euca No.1	100	388	0	97	0
Storck Ice fresh	100	390	0	96	0
Storck Mamba	100	388	6	85	14
Storck Mint Chocs	100	426	8	87	17
Storck Vollmilch Brocken	100	415	8	82	17
Super Dickmann's	100	366	9	68	22
Werthers Original	100	430	9	93	19

Kekse & Co.

	Gramm	kcal	g Fett	KH	% kcal aus Fett
Bahlsen ABC	100	393	1	90	2
Bahlsen Akora Edelherb	100	391	10	68	23
Bahlsen Akora Vollmilch	100	387	10	68	23
Bahlsen Bunte Lebkuchen Mischung	100	390	7	77	16
Bahlsen Contessa	100	416	14	67	30
Bahlsen Contessa Minis	100	414	13	69	28
Bahlsen Diät Leibniz Butterkeks	100	434	10	78	21
Bahlsen Düsseldorfer Törtchen	100	410	12	70	26
Bahlsen Grandessa	100	393	10	71	23
Bahlsen Herbstblüten	100	442	13	75	26
Bahlsen Jupiter Edelherb	100	398	11	68	25
Bahlsen Jupiter Vollmilch	100	390	10	69	23

	Gramm	kcal	g Fett	KH	% kcal aus Fett
Bahlsen Lebkuchen Herzen und Sterne	100	403	9	73	20
Bahlsen Lebkuchen-Brezeln	100	403	11	70	25
Bahlsen Leibniz Butterkeks	100	438	11	77	23
Bahlsen Leibniz Minis Butterkeks	100	467	15	75	29
Bahlsen Messino Vollmilch	100	414	14	69	30
Bahlsen Pflümis	100	377	10	66	24
Bahlsen Saftige Schoko Bäumchen	100	405	12	67	27
Bahlsen Sternschnuppen	100	445	15	71	30
Bahlsen Zoo	100	445	12	77	24
Erbacher Dinkel-Früchte-Riegel	100	348	10	51	25
Erbacher Dinkel-Riegel	100	384	12	53	28
Erbacher Dinkelvollkorn-Kekse	100	334	2	63	6
Erbacher Mandel-Kekse	100	321	7	57	19

Weihnachtsgebäck

	Gramm	kcal	g Fett	KH	% kcal aus Fett
Weiss Contrella Lebkuchen mit Schokoladenboden	100	356	5	72	13
Weiss Feine Nürnberger Oblaten Lebkuchen glasiert	100	373	11	61	26
Weiss Feine Nürnberger Oblaten Lebkuchen naturell	100	367	10	60	23
Weiss Lebkuchen Allerlei	100	392	3	74	7
Weiss Lebkuchen Herzen gefüllt	100	342	7	65	18
Weiss NBG'er OLK Schoko	100	378	6	57	14
Weiss Schokoladenlebkuchen, Herze, Sterne, Brezeln	100	366	9	66	21
Weiss ungefüllte Herzle	100	359	4	69	10

	Gramm	kcal	g Fett	KH	% kcal aus Fett
Eiscreme … & Co.					
Fruchteis	100	80	0	20,0	0,0
Milchspeiseis	100	127	3	20,0	21,3
Softeis (zum Beispiel McSunday)	100	115	3	19,0	23,5
bofrost Bunte Seeschlange 108	100	86	0	21	4
bofrost Cola Quetschtüte 108	100	80	0	20	0
bofrost Fruchteis Erdbeer 083	100	102	0	26	0
bofrost Fruchteis Zitrone 083	100	114	0	29	0
bofrost Knallbrause Eis 108	100	136	4	25	26
bofrost Kunterbunt 098	100	87	0	22	0
bofrost Orangen-Fruchteis 099	100	96	0	24	0
eismann Caribi 0039	100	88	1	22	10
eismann Cola-Orange 0064	100	103	1	25	9
eismann Diätbecher Himbeer 0157	100	139	3	19	19
eismann Diätbecher Schoko 0157	100	151	5	18	30
eismann Eddy's Commander 0038	100	100	1	25	9
eismann Eddy's Frucht-Mix 0031	100	105	1	26	9
eismann Eddy's Mini-Ufos 0020	100	104	0	26	0
eismann Eddy's Rennwagen 0159	100	89	1	21	10
eismann Orange Cone 0138	100	223	7	37	28
eismann Zitronen-Sorbet 6807	100	131	1	32	7
Langnese Calippo Cola	St.	87	0	22	0
Langnese Calippo Erdbeer	St.	98	0	24	0
Langnese Calippo Orange	St.	102	0	25	0
Langnese Capri	St.	52	0	13	0
Langnese Colori	St.	23	0	6	0
Langnese Cuja Mara Split	St.	97	3	17	28
Langnese Mister Long	St.	78	0	19	0
Langnese Solero Exotic	St.	114	3	20	24
Langnese Solero Ice	St.	86	0	21	0
Langnese Solero Shots	St.	22	0	5	0

	Gramm	kcal	g Fett	KH	% kcal aus Fett
Langnese Star Wars	St.	47	0	12	0
Langnese Super Twister	St.	106	0	26	0
Langnese Super Twister Choc	St.	121	3	21	22
Langnese Tom&Jerry	St.	39	0	10	0
Motta Carioca	St.	104	3	18	26
Motta Extreme Jogurt Frutti Rossi	St.	176	5	31	26
Motta Happy 5	St.	63	0	15	0
Motta Insect	St.	45	0	11	0
Motta Jimmy E	St.	47	0	11	0
Motta Jimmy O	St.	44	0	11	0
Motta Nestea	St.	56	0	14	0
Motta Pic's Mallows	St.	217	4	43	17
Motta Pirula Tropical	St.	93	0	23	0
Motta Sniepy Kirsch-Cola	St.	111	0	27	0
Motta Wellness Lemon	St.	23	0	6	0
Motta Wellness-Becher Vanille-Schokolade	St.	81	1	18	11
Sanobub Apfel-Sorbet	100	124	4	22	29
Sanobub Calimba Drops	St.	25	0	5	0
Sanobub Drückberger Cola	St.	133	0	31	0
Sanobub Heidelbeer-Sahne	100	144	4	25	25
Sanobub Herzblatt Waldfrucht-Vanille	St.	99	3	16	27
Sanobub Kulli	St.	95	3	14	28
Sanobub Marenga Quark-Orange	St.	154	4	17	23
Sanobub Multivitamin Eis	St.	60	0	14	0
Sanobub Ojo	St.	40	1	6	23
Sanobub Oranga	St.	57	0	14	0
Sanobub Pflaume-Sahne	100	149	4	27	24
Sanobub Rote Grütze Sorbet	100	102	0	24	0
Sanobub Waldmeister	100	152	5	25	30
Sanobub Zitrone, Classic	100	98	0	24	0
Schöller @T 2000	100	106	0	25	0
Schöller Beach Cola	100	101	0	25	0
Schöller Beach Kiba Kirsch-Banane	100	98	0	24	0

	Gramm	kcal	g Fett	KH	% kcal aus Fett
Schöller Caretta-Orange	100	96	0	23	0
Schöller Kaktus	100	139	3	28	19
Schöller Larry	100	86	0	20	0
Schöller Manhattan Freezer Cherry	100	160	4	28	23
Schöller Milk Flip	100	125	3	19	22
Schöller Racer	100	91	0	22	0
Schöller Tropsy	100	98	0	24	0
Schöller-Mövenpick Amarena Cream	100	177	5	25	25
Schöller-Mövenpick Citronen Sorbet	100	123	0	29	0
Eiscreme	100	160	10	15,0	56,3
Rahm-, Sahneeis	100	220	17	15,0	69,5

Gewürze und Würzzutaten

	Gramm	kcal	g Fett	KH	% kcal aus Fett
Essig (Obst-/Weinessig), 1 EL	15	2	0	0,0	0,0
Ingwerwurzel, frisch, 1 kleines Stück	10	6	0	1,0	0,0
Kapern, eingelegt	10	1	0	0,0	0,0
Kerbel, frisch, gehackt, 1 geh. TL	2	1	0	0,0	0,0
Ketschup	100	116	0	28,0	0,0
Knoblauch, 1 Zehe	2	3	0	0,8	0,0
Mango-Chutney	100	150	0	40,0	0,0
Meerrettich, frisch	100	60	0	20,0	0,0
Meerrettich, Glas	100	190	1,9	1,9	9,0
Petersilie, frisch, gehackt, 1 geh. TL	2	1	0	0,0	0,0
Pfeffer, grün, roh	10	1	0	0,0	0,0
Remoulade	100	720	8	0,0	10,0
Salbei, frisch	1	1	0	0,0	0,0
Schalotten	10	4	0	1,0	0,0
Schnittlauch, frisch, gehackt, 1 geh. TL	2	1	0	0,0	0,0
Semmelbrösel	100	300	0	60,0	0,0
Sojasauce	100	75	0	5,0	0,0

	Gramm	kcal	g Fett	KH	% kcal aus Fett
Anis	100	357	15,9	35,4	*40,1*
Kreuzkümmel	100	408	22,3	34,0	*49,2*
Sardellenpaste	100	195	11,3	8,2	*52,2*
Parmesan Streukäse, 35 % Fett i. Tr., 1 gestr. EL	10	40	3	0,0	*67,5*

Alkoholische Getränke

Alkohol hat zwar kein Fett, aber 7 (leere) Kalorien. Da der Körper dieses Zellgift schnell wieder loswerden will, blockiert Alkohol auch noch die Leber: Bis der Alkohol abgebaut ist, läuft die Fettverbrennung auf einem deutlich schlechteren Level. Zudem macht er hemmungslos und gefräßig.

Bier					
Alkoholfreies Bier	250	65	0	13,0	0,0
Altbier	250	100	0	7,0	0,0
Berliner Weiße, mit Schuss	250	150	0	25,0	0,0
Diät Pils	250	100	0,0	2,0	0,0
Exportbier	250	105	0,0	8,0	0,0
Lagerbier (Vollbier), hell	250	100	0,0	7,0	0,0
Malzbier	250	135	0,0	27,0	0,0
Märzenbier	250	105	0,0	8,0	0,0
Pils	250	105	0,0	8,0	0,0
Starkbier (Doppelbock)	250	150	0,0	10,0	0,0
Weißbier, Weizenbier	500	190	0,0	15,0	0,0
Obstwein					
Apfelwein	200	90	0,0	5,0	0,0
Cidre	200	80	0,0	7,0	0,0
Federweißer	200	150	0,0	24,0	0,0
Johannisbeerwein	125	95	0,0	6,0	0,0
Wein					
Bordeaux	125	95	0,0	0,0	0,0
Burgunder	125	100	0,0	0,0	0,0
Le Filou rouge	125	95	0,0	0,0	0,0
Plavac, halbtrocken	125	100	0,0	0,0	0,0
Plavac, trocken	125	90	0,0	0,0	0,0
Rosé	125	90	0,0	3,0	0,0
Rotwein, leichte Qualität	125	80	0,0	3,0	0,0

	Gramm	kcal	g Fett	KH	% kcal aus Fett
Rotwein, schwere Qualität	125	95	0,0	3,0	0,0
Weinschorle	125	45	0,0	2,0	0,0
Weißwein, leichte Qualität	125	85	0,0	1,0	0,0
Weißwein, mittlere Qualität	125	85	0,0	3,0	0,0
Schaumweine, Sekt , Champagner					
Champagner	100	90	0,0	4,0	0,0
Diabetiker-Sekt	100	80	0,0	2,0	0,0
Sekt, 1 Piccolo	200	180	0,0	8,0	0,0
Sekt, halbtrocken	100	90	0,0	4,0	0,0
Sekt, süß	100	110	0,0	11,0	0,0
Sekt, trocken	100	75	0,0	1,0	0,0
Süßwein					
Dessertwein i. D.	5	80	0,0	7,0	0,0
Madeira (Likörwein)	5	85	0,0	5,0	0,0
Malaga (spanischer Wein)	5	80	0,0	9,0	0,0
Portwein i. D.	5	80	0,0	6,0	0,0
Reiswein	5	60	0,0	2,0	0,0
Sherry, süß	5	70	0,0	3,0	0,0
Sherry, trocken	5	60	0,0	1,0	0,0
Tokayer	5	80	0,0	7,0	0,0
Wermut, süß	5	80	0,0	8,0	0,0
Wermut, trocken	5	60	0,0	3,0	0,0
Likörwein					
Anisette, 42 Vol.-%	2	75	0,0	7,0	0,0
Apricot Brandy, 35 Vol.-%	2	65	0,0	6,0	0,0
Benedictine, 43 Vol.-%	2	70	0,0	5,0	0,0
Campari Bitter, 25 Vol.-%	2	50	0,0	5,0	0,0
Cherry-Brandy, 30 Vol.-%	2	50	0,0	4,0	0,0
Cointreau, 40 Vol.-%	2	75	0,0	6,0	0,0
Curacao, 35 Vol.-%	2	60	0,0	6,0	0,0
Danziger Goldwasser, 38 Vol.-%	2	65	0,0	6,0	0,0
Eierlikör, 20 Vol.-%	2	55	0,0	6,0	0,0
Fruchtsaftlikör, 30 Vol.-%	2	60	0,0	6,0	0,0
Grand Marnier, 40 Vol.-%	2	75	0,0	6,0	0,0
Kräuterlikör, 32 Vol.-%	2	50	0,0	3,0	0,0
Kümmel, 30 Vol.-%	2	60	0,0	6,0	0,0
Likör i. D.	2	65	0,0	6,0	0,0

	Gramm	kcal	g Fett	KH	% kcal aus Fett
Pfefferminzlikör, 30 Vol.-%	2	70	0,0	9,0	0,0
Underberg, 49 Vol.-%, 1 kl. Flasche	3	100	0,0	8,0	0,0
Weinhaltige Getränke					
Bowle, Ananas	200	160	0,0	4,0	0,0
Bowle, Erdbeer	200	200	0,0	10,0	0,0
Bowle, Feuerzangen	200	320	0,0	44,0	0,0
Bowle, Gurken	200	150	0,0	5,0	0,0
Bowle, Mai	200	150	0,0	1,0	0,0
Bowle, Pfirsich	200	170	0,0	8,0	0,0
Glühwein	200	185	0,0	19,0	0,0
Kalte Ente	200	180	0,0	6,0	0,0
Kullerpfirsich	200	200	0,0	20,0	0,0
Sangria	200	200	0,0	13,0	0,0

Zum guten Schluss

Sie haben es geschafft. Sie haben dieses Buch gelesen. Lassen Sie es sacken und lesen Sie die Passage über die Lebensmittel noch einmal gründlich durch. Machen Sie sich dann daran, Ihren Kühlschrank zu »entfetten«.

Gönnen Sie sich wieder den Genuss, mit Vergnügen selbst zu kochen. Die Rezepte in diesem Buch, aber auch die in unseren zahlreichen LOW FAT 30-Kochbüchern werden Ihnen Anregungen für die nächsten Jahre geben; und jede Wette: Da sind so viele zukünftige Lieblingsgerichte von Ihnen und Ihrer Familie drin, dass Sie sich in ein oder zwei Jahren fragen werden, wozu Sie früher eigentlich das ganze Fett verbraten haben.

Besuchen Sie unsere Internetseiten oder werden Sie Mitglied in einer unserer vielen regionalen Abnehmgruppen von LOW FETT 30-konkret. Da bekommen Sie Motivation, konkrete Anleitung und ab und an den nötigen Stupser, der Sie davon abhält, wieder in Ihre alten Gewohnheiten zurückzufallen. Da treffen Sie auf Gleichgesinnte, die wie Sie das Problem haben, dass ihnen der Start in fettarme Ernährung und gezielte Bewegung schwer fällt.

Motivieren Sie sich gegenseitig. Sagen Sie sich: Heute ist der erste Tag vom Rest meines Lebens – und handeln Sie danach. Seien Sie lieb zu sich und haben Sie so viel Verständnis, wie Sie es für andere Menschen entwickeln. Aber lassen Sie sich faule Ausreden nicht durchgehen. Und seien Sie lästig gegenüber der Industrie, damit sie zumindest Nährwertangaben auf die Packungen schreibt und zusätzlich unser Label verwendet – denn dann wissen Sie: Ja, das hat wenig Fett, aber vollen Geschmack. Nerven Sie Ihren Betriebsrat wegen des Kantinenfraßes. Motzen Sie in der Muckibude, wenn man Ihnen nicht zumindest eine Polar-Pulsuhr für ein Probetraining anbietet und wenn man versucht, Sie zu überfordern.

Seien Sie selbstbewusster, energischer – und gleichzeitig liebevoller zu sich selbst. Dann werden Sie das werden, was alle sind, die selbstbewusst und energisch sind und ihren Wert kennen: Schlank!

Wir wünschen Ihnen viel Spaß und viel Erfolg und vor allem ab sofort:

GENUSS OHNE REUE !!!

Anmerkung

LOW FETT 30 ist ein eingetragenes Warenzeichen. Damit können Sie sicher sein, dass alle Produkte, Dienstleistungen, Angebote, Bücher und Artikel, in denen LOW FETT 30 vorkommt, mit UNS zusammenhängen.

Denn längst nicht in allen Büchern ist LOW FAT gleich LOW FETT 30. Und nicht jeder »Fettburner«-Kurs eignet sich zur Fettverbrennung; aber wenn LOW FETT 30/LOW FAT 30 draufsteht, dann ist es richtig! Das gilt für die geschriebene Variante ebenso wie für unsere beiden Gütesiegel selbst:

Das LOW FETT 30-Label wird bei Non-Food-Produkten und bei unserer gesamten Kommunikation eingesetzt, das GO FETT 30-Label ist wegen der besonderen Vorgaben des Lebensmittelkennzeichnungsrechts für Lebensmittel reserviert. Damit unbedarfte Verbraucher nicht meinen, es handle sich etwa um eine fettreduzierte Variante, haben wir uns für GO entschieden. Da geht's auch hin!!!

Noch ein Tipp zur Aussprache: Das LOW von LOW FETT 30 spricht sich »LO«.

Unser besonderer Dank gilt allen, die sich bereit erklärt haben, bei diesem Buch mitzumachen: Allen LOW FETT 30-Usern, allen unseren medizinischen Beratern und allen Einsendern von Rezepten (denken Sie sich bitte die jeweils weibliche Bezeichnung der jeweiligen Gattung dazu).

Ansonsten: Ein herzhaftes Dankeschön an alle Heavy-User und Extrem-Chatter auf unseren Internetseiten – bleibt uns treu!

Unsere Experten

Prof. Dr. med. H.E. Reis
Der Facharzt für Innere Medizin erhielt 1973 den Schöller-Jungkmann-Preis der Deutschen Gesellschaft fü r Endokrinologie, im gleichen Jahr, in dem er sich am Klinikum Essen fü r das Fach Innere Medizin habilitierte. Nach mehrjähriger Tätigkeit als Oberarzt in einem Wuppertaler Klinikum übernahm er die Leitung der 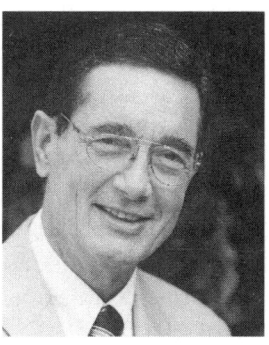 Abteilung Medizinische Klinik I des Krankenhauses Maria Hilf, Franziskushaus, in Mönchengladbach. 1981 erfolgte seine Ernennung zum APL Professor des Klinikums Essen.

Prof. Reis steht seit 1999 der Rheinisch-Westfälischen Gesellschaft für Innere Medizin vor. In seiner wenigen Freizeit betreibt Prof. Reis selbst seit Jahren aktiv Sport – und ist einer der Befürworter der ersten Stunde des LOW FETT 30-Konzeptes, das er bereits vielen Patienten ans Herz gelegt hat.

Dr. med. Dirk Lümkemann
Der Sportmediziner und Diplom-Sportlehrer war nach ärztlicher Tätigkeit in einem universitären Institut für Sport- und Präventivmedizin mehrere Jahre Leiter der Abteilung für betriebliche Gesundheitsförderung der SPAR Handels-AG. Dr. Dirk Lümkemann ist Generalsekretär der Deutschen Gesellschaft für Sportmedizin und Prävention (Deutscher Sportärztebund) e.V. und im Vorstand des Hamburger Sportärztebundes. Außerdem berät er Unternehmen auf den Gebieten Gesund-

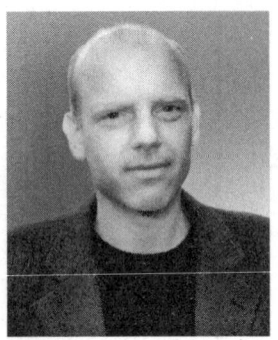

heitsförderung, Ernährung sowie körperliche Aktivität und leitet seit 1994 Gesundheitsseminare für Führungskräfte.

Dem von ihm initiierten Unternehmensnetzwerk zur betrieblichen Gesundheitsförderung in der Europäischen Union »Unternehmen für Gesundheit e. V.« sind namhafte deutsche Wirtschaftskonzerne beigetreten. Darüber hinaus besitzt Dr. Dirk Lümkemann einen sportmedizinischen Lehrauftrag an der Universität Hamburg, ist Autor zahlreicher Publikationen zu den Themen Sportmedizin, Gesundheitsförderung und Prävention und hält Vorträge auf Fachkongressen.

Dr. Renate Harnacke

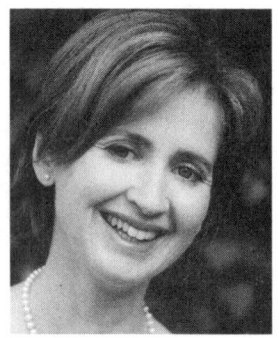

Die Ärztin für Kinderheilkunde und Jugendmedizin promovierte 1985 in Aachen. Von 1985 bis 1990 durchlief sie verschiedene Stationen an Krankenhäusern und arbeitete vor ihrer Niederlassung als Kinderärztin in Mönchengladbach in der Kindercardiologie der RWTH Aachen.

Das berufliche Steckenpferd von Dr. Renate Harnacke – Mutter von zwei Kindern – gilt den Bereichen Prävention und Ernährung sowie der Behandlung chronischer Erkrankungen.

Eberhard Lauer, Orthopäde, Diplomsportlehrer und Sportmediziner aus Leidenschaft, und

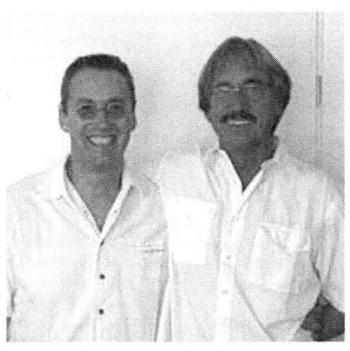

Dr. med. Manfred Schlüter, Orthopäde und als Operateur häufig mit den Folgen falscher Ernährung konfrontiert,

sind seit 1994 nach gemeinsamer klinischer Ausbildung zusammen als Fachärzte für Orthopädie in Leverkusen niedergelassen. Getreu ihrem Motto »Keep on moving« empfehlen sie ihren Patienten besonders vielseitige sportliche Aktivitäten zur Alterungsprophylaxe.

Sachregister

Rezeptregister

RAT UND HiLFE?
TiPPS UND TRICKS!

Abnehmen kann richtig Spaß machen

Denn bei uns lernen Sie, wieder bedarfsgerecht zu essen. Wir zeigen Ihnen, wie Sie sich besser fühlen, machen Ihnen Lust auf Bewegung und Sie erreichen locker und gesund Ihr persönliches Zielgewicht.

Unter **www.lowfett.de** finden Sie jede Menge netter Leute, die mit LOW FETT 30 abnehmen. Ob Sie noch ein paar zusätzliche Information brauchen oder einfach nur einen Trainingspartner suchen, auf unseren Internetseiten finden Sie es.

Abnehmen in Gruppen

Sie brauchen eine Gruppe, die Sie motiviert und auch auffängt, wenn es mal nicht weitergeht? Dann sind Sie bei LOW FETT 30-konkret bestens aufgehoben. Die Adressen und Treffpunkte der LOW FETT 30-Gruppen erfahren Sie unter: **09360 – 993899.**

Bewerbungen erwünscht

Falls Sie professionell LOW FETT 30-Gruppen leiten wollen, können Sie sich ebenfalls unter dieser Telefonnummer über die Möglichkeiten informieren.

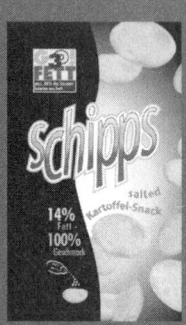

Die LOW FETT 30-Sensation: Kartoffel-Chips ohne Reue

nur 14 Gramm Fett
toller Geschmack
schlanker Knabberspaß

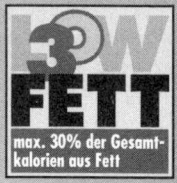

max. 30% der Gesamtkalorien aus Fett

WIR FREUEN UNS AUF SIE!
IHR LOW FETT 30-TEAM